Volkskrankheiten
natürlich
heilen

≡FID Gesundheit

IMPRESSUM
© 2016 FID Verlag GmbH, Koblenzer Str. 99,
D-53177 Bonn
Alle Rechte vorbehalten. Nachdruck und Vervielfälti-
gungen sowie Verbreitung durch Bild, Funk, Fernse-
hen und Internet, auch auszugsweise, nur mit
schriftlicher Genehmigung des Verlags.
2. Auflage 2016
Herausgeber: Simon Höcky
Produktmanagement: Yann Leonhard
Redaktion: Beate Rossbach, Dr. Ulrich Fricke
Satz & Layout: www.BrunisArt.de

Bildnachweis: www.fotolia.de
Druck: Görres Druckerei GmbH, 56567 Neuwied
Printed in Germany.
ISBN: 978-3-95443-047-5
Haftungsausschluss:
Alle Beiträge wurden mit Sorgfalt recherchiert und
überprüft. Dennoch erfolgen alle Angaben ohne
Gewähr. Weder die Autorin noch der Verlag können
für die Angaben in diesem Buch eine Haftung
übernehmen. Die hier veröffentlichten Gesund-
heitsinformationen und Tipps können eine ärztliche
Beratung und Betreuung nicht ersetzen.

Liebe Leserin, lieber Leser,

in den letzten Jahren schreibt der Medikamentenkonsum in Deutschland stetig neue Rekordzahlen. Von 2004 bis 2012, also innerhalb von nur acht Jahren, ist die Zahl der verordneten Tagesdosen in Deutschland laut einer AOK-Studie um unglaubliche 45 % gestiegen. Doch wen wundert das – verdienen sich die Pharmakonzerne doch eine goldene Nase daran.

Das Problem an der ganzen Sache: Die meisten dieser Medikamente machen Sie nicht gesund – sie unterdrücken nur die Beschwerden. Und viel schlimmer noch: Oft genug haben die bunten Pillen aus dem Chemie-Labor schwere Nebenwirkungen im Gepäck.

Darum freue ich mich, dass Sie mit diesem neuen Buch-Ratgeber einen anderen Weg einschlagen: den Weg der natürlichen Heilung.

In diesem Praxis-Ratgeber erfahren Sie, welche sanften, wirkungsvollen Heilmittel die Naturheilkunde bei Volkskrankheiten wie Arthrose, Bluthochdruck oder Diabetes im Angebot hat. Hier finden Sie endlich eine detaillierte, leicht verständliche Anleitung, welche Natur-Medizin bei welcher Krankheit die beste Wahl ist – und ganz viele praktische Tipps, die Sie sofort anwenden können.

Ich wünsche Ihnen viel Freude beim Lesen und hoffe, dass Sie die heilenden Kräfte der Natur bald selbst erleben werden!

Herzlichst,
Ihr

Simon Höcky, Herausgeber

Inhalt

Inhalt

Arthrose

Gelenkverschleiß: Das können Sie tun

Jeder zweite Deutsche hat schon ab dem 35. Lebensjahr mit Verschleißerscheinungen an den Gelenken Probleme, bei den über 60-Jährigen ist fast jeder davon betroffen.

Arthrose ist eine Abnutzung des Gelenkknorpels

Die Aufgabe von Gelenken ist es, verschiedene Knochen so miteinander zu verbinden, dass sie beweglich werden. Dabei sind die Knochen zwar fest, aber außerordentlich lebendig, und ihre Substanz wird ständig auf- bzw. abgebaut.

Die Knochenenden der Gelenkanteile sind von einer feinen Gelenkinnenhaut überzogen, die sehr schmerzempfindlich ist und deren Blutgefäße die Knochen mit Nährstoffen versorgen. Gleichzeitig sondert dieses feine Häutchen auch die Gelenkflüssigkeit (Synovia) ab, die im Gelenkspalt wie eine Art Gleitschmiere wirkt.

Damit nun nicht ein Knochen auf dem anderen reibt, sind sowohl das eine Ende eines Gelenkknochens (Gelenkkopf) als auch das andere Ende (Gelenkpfanne) mit einer schützenden Knorpelschicht überzogen, die wie ein Stoßdämpfer funktioniert.

Wenn die Knorpelschicht dünner wird (siehe Zeichnung auf Seite 10), kommt es zu einer ständigen Reibung der Knochen: Eine schmerzhafte Arthrose ist entstanden.

Die typischen Arthrose-Beschwerden sind:

- Anlaufschmerzen zu Beginn einer Bewegung nach einer Ruhephase
- Belastungsschmerzen nach längerer Beanspruchung
- Steifigkeit der Gelenke am Morgen
- Reiben oder Knacken in den betroffenen Gelenken bei bestimmten Bewegungen

Wenn das Hüftgelenk von einer Arthrose befallen ist, kommt es auch zu Beschwerden beim Abwärtssteigen von Treppen und bei Drehbewegungen wie etwa beim Aussteigen aus dem Auto.

Die Ursache: Ein Missverhältnis von Belastung und Belastbarkeit

Zwar tritt eine Arthrose häufiger im höheren Lebensalter auf, dennoch ist das Alter nicht der Grund für ihre Entstehung. Vielmehr führen verschiedene Faktoren dazu, dass der Knorpel stärker belastet wird, als er aushalten kann, und sich dadurch im Laufe der Zeit abnutzt.

Der Knorpelverschleiß wird begünstigt durch:
- Bewegungsmangel
- Übergewicht
- Fehlstellungen wie z. B. X- oder O-Beine
- berufliche Überlastungen (z. B. PC-Arbeit bei Daumenarthrose)
- sportliche Überbeanspruchung durch Druckbelastungen (z. B. beim Tennis oder Squash)
- Stoffwechselerkrankungen wie Schilddrüsenkrankheiten, Diabetes oder Gicht
- vitalstoffarme Ernährung

So entsteht Arthrose

Knorpel   Gelenkspalt   Knochenvorsprung   Knochenzyste

gesundes Gelenk ❶   Stadium 1 ❷   Stadium 2 ❸   Stadium 3 ❹

Gesunde Gelenke sind an ihren Enden von Knorpel überzogen. Der zwischen den Gelenkanteilen liegende Gelenkspalt sorgt für gute Beweglichkeit ❶. Im ersten Stadium einer Arthrose wird die Knorpelschicht dünner ❷; der Gelenkspalt wird dadurch schmäler, und es entstehen Knochenvorsprünge ❸. Im dritten Stadium liegen die Gelenkknochen fast aufeinander, und es bilden sich im Knochen mit Flüssigkeit gefüllte Hohlräume ❹.

Aber auch langfristig eingenommene Medikamente können den Gelenkknorpel schädigen. Hierzu zählen unter anderem Kortison, einige Antibiotika (Gyrasehemmer wie Cirpfloxazin) und Medikamente zur Hemmung der Blutgerinnung.

Durch Bewegung wird der Knorpel ernährt

Eine der Hauptursachen dafür, dass zunehmend jüngere Menschen an Arthrose leiden, ist Bewegungsmangel. Knorpel enthält keine Blutgefäße, sondern wird über die Gelenkflüssigkeit ernährt. Gleichzeitig nimmt die Synovia auch Abfallprodukte aus dem Knorpelstoffwechsel auf und transportiert sie ab.

Damit die Ver- und die Entsorgung optimal funktionieren, ist Bewegung notwendig, denn nur bei Belastung wird die Gelenkflüssigkeit geradezu in den Knorpel gedrückt. Anhaltender Bewegungsmangel führt daher zwangsläufig zu einer Unterversorgung des Knorpels mit Nähr- und Vitalstoffen. Regelmäßige Bewegung und Sport, der die Gelenke nicht überlastet, sowie gezielte Übungen für Ihre Gelenke sind daher nicht nur eine der wichtigsten vorbeugenden Maßnahmen, sondern auch unverzichtbarer Bestandteil der Therapie.

Arthrose entwickelt sich schleichend

Am Anfang sind es häufig nur ein leichtes Stechen in der Hüfte nach längerem Gehen, ein Ziehen im Knie beim Treppensteigen oder kleine Stiche in den Fingern bei der Hand- und der Gartenarbeit. Wenn Sie jetzt nicht auf diese warnenden Frühzeichen achten und aktiv werden, schreiten die Knorpelzerstörung und damit auch die Gelenkschädigung fort.

Am Ende droht die völlige Bewegungsunfähigkeit des betroffenen Gelenks, die nur noch durch eine Operation und einen künstlichen Gelenkersatz behoben werden kann. Bei mehr als 100.000 Menschen mit einer Hüftarthrose und weit über 70.000 Patienten mit einer Kniegelenksarthrose wird jährlich in Deutschland ein solcher operativer Eingriff notwendig.

Die Gelenkzerstörung kann aufgehalten werden

Eine Therapie, die das geschädigte Gelenk wieder in seinen gesunden Zustand zurückversetzt, gibt es leider nicht. Allerdings kann der fortschreitenden Gelenkzerstörung Einhalt geboten werden. Schulmedizinisch werden vor allem Schmerzmittel, Krankengymnastik und orthopädische Hilfsmittel eingesetzt. Die Naturheilkunde versucht dagegen, den „unterernährten" Knorpel wieder zu kräftigen und die Schmerzen natürlich zu lindern.

Diese Naturheilverfahren haben sich bei Arthrose bewährt:

- Phytotherapie
- Homöopathie
- Vitalstofftherapie
- Bewegungsübungen
- Akupunktur
- Wärme- und Kälteanwendungen
- Elektrotherapien (z. B. TENS, Magnetfeld-, Reizstrom- oder Kernspinresonanztherapie)

Vorbeugend wirkungsvoll und bei bereits bestehender Arthrose unterstützend ist auch eine gelenkfreundliche Ernährung (siehe Seite 15 ff.).

Stoppen Sie den Knorpelabbau rechtzeitig

Vielleicht fällt Ihnen erst jetzt beim Lesen auf, dass Sie ja auch ein paar kleine Beschwerden an einzelnen Gelenken haben. Ob das schon eine beginnende Arthrose

Über die Hälfte aller Arthrosen sind sowohl bei Männern als auch bei Frauen in den Kniegelenken. An zweiter Stelle liegen die Fingergelenke.

ist, können Sie mit unserem Selbsttest unten herausfinden. Falls Sie noch keine Beschwerden haben, finden Sie im Anschluss wertvolle Tipps, wie Sie Ihre Gelenke auch weiterhin mit natürlichen Maßnahmen gesund und fit erhalten.

Wenn Sie schon Gelenkschmerzen haben, sollten Sie die Beschwerden nicht einfach tapfer aushalten, sondern so schnell wie möglich aktiv werden. Welche natürlichen Methoden dabei am erfolgreichsten sind, erfahren Sie hier. Und selbst wenn der Verschleiß schon sehr weit fortgeschritten ist, können neue knorpelerhaltende Operationstechniken den Einsatz künstlicher Gelenke noch verhindern.

Das Wichtigste ist in jedem Fall, dass Sie aktiv werden, damit die Gelenkerkrankung nicht zur täglichen Qual wird und Ihre Lebensqualität dadurch erheblich eingeschränkt.

Testen Sie sich selbst: Wie groß ist Ihr Arthrose-Risiko?

Mit unserem Selbsttest können Sie herausfinden, ob Sie ein erhöhtes Arthrose-Risiko haben oder vielleicht sogar schon von der Gelenkerkrankung betroffen sind. Beantworten Sie dazu in Ruhe die folgenden zehn Fragen und zählen Sie anschließend Ihre Ja-Antworten zusammen.

1. Leiden Sie gelegentlich an Schmerzen in den Knien oder in der Hüfte, z. B. beim Treppensteigen oder bei anderen körperlichen Belastungen? . . . . ☐ ja ☐ nein

2. Haben Sie starkes Übergewicht? . . . . ☐ ja ☐ nein

3. Mussten Sie schon mal mehrere Monate lang Kortison einnehmen? . . . . ☐ ja ☐ nein

4. Haben oder hatten Sie einen Beruf, in dem Sie häufig im Knien arbeiten oder schwer heben bzw. tragen mussten? . . . . ☐ ja ☐ nein

5. Knirschen oder reiben Gelenke bei Ihnen manchmal oder öfter bei bestimmten Bewegungen? . . . . ☐ ja ☐ nein

6. Hatten Sie schon einmal Gelenkverletzungen wie Knochenbrüche und schwere Verstauchungen oder Operationen, z. B. am Meniskus oder an den Bändern? . . ☐ ja ☐ nein

7. Leiden oder litten nahe Verwandte von Ihnen an Gelenkerkrankungen? . . . . ☐ ja ☐ nein

8. Fühlen sich Ihre Finger, Kniegelenke und/oder Hüften morgens steif an? . . . . ☐ ja ☐ nein

9. Treiben Sie weniger als zweimal wöchentlich eine halbe Stunde Sport? . . . . ☐ ja ☐ nein

10. Kennen Sie sogenannte Anlaufschmerzen, bei denen Gelenke zu Beginn der Bewegung schmerzen? . . . . ☐ ja ☐ nein

Gesamtzahl Ja-Antworten . . . . ☐

Auswertung

0 bis 3 Ja-Antworten: Nach unserem Test scheint Ihr Arthrose-Risiko recht gering zu sein. Damit Ihre Gelenke auch weiterhin fit bleiben, sollten Sie auf ein gesundes Körpergewicht achten und sich mindestens zweimal wöchentlich eine halbe Stunde lang aktiv körperlich betätigen.

4 bis 6 Ja-Antworten: Ihr Test-Ergebnis spricht für ein erhöhtes Arthrose-Risiko. Unterstützen Sie die Gesundheit Ihrer Gelenke mit gezielten gelenkstärkenden Übungen (siehe Seite 29 ff.), und bauen Sie eventuelles Übergewicht ab. Wenn Ihre Gelenke anhaltend schmerzen, sollten Sie unbedingt mit einem Arzt über dieses Problem sprechen.

7 und mehr Ja-Antworten: Aufgrund des vorliegenden Testergebnisses ist es sehr wahrscheinlich, dass Ihre Gelenke bereits geschädigt sind. In jedem Fall ist Ihr Risiko für eine Arthrose stark erhöht. Machen Sie unbedingt Gelenkübungen, versorgen Sie Ihren Gelenkknorpel mit Vitalstoffen, und lassen Sie sich ärztlich untersuchen.

Mit Ihrer Ernährung, Bewegung und gelenkschonenden Maßnahmen beugen Sie effektiv vor

Sie selbst können viel dazu beitragen, dass Ihre Gelenke von einer Arthrose verschont bleiben. Und auch wenn sich der Gelenkknorpel bereits verdünnt hat, haben Sie es in der Hand, dem fortschreitenden Verschleiß vorzubeugen. Dabei basiert eine effektive Vorbeugung auf zwei Faktoren: den Gelenkknorpel widerstandsfähig zu erhalten und die Gelenke nicht zu stark zu belasten.

Senken Sie Ihre vermeidbaren Risiken

Zwar besteht für die Entstehung einer Arthrose auch eine erbliche Vorbelastung – alle anderen Risikofaktoren können Sie jedoch selbst beeinflussen.

So vermeiden Sie Risikofaktoren:
- Geben Sie das Rauchen auf.
- Schränken Sie Genussgifte wie Alkohol ein.
- Vermeiden Sie Übergewicht.
- Verzichten Sie auf knorpelschädigende Sportarten, die Stöße oder Druck auf die Gelenke ausüben.
- Tragen Sie nur sehr selten „Stöckelschuhe".
- Vermindern Sie berufsbedingte Überlastungen der Gelenke.
- Lassen Sie Stoffwechselerkrankungen sowie Fehlstellungen der Beine und Hüftgelenke behandeln bzw. ausgleichen.

Auch eine vitalstoffarme, einseitige Ernährung gehört zu den vermeidbaren Risikofaktoren. Stellen Sie daher Ihren Speiseplan auf „gelenkfreundliche" Lebensmittel um, und achten Sie auch auf einen ausgewogenen Flüssigkeits- und Säure-Basen-Haushalt Ihres Körpers.

Der Knorpel benötigt Wasser

Damit der Gelenkknorpel seiner Stoßdämpferfunktion nachkommen kann, muss er elastisch und geschmeidig gehalten werden. Das gelingt zunächst einmal durch einen ausreichenden Wassergehalt, denn wenn der Knorpel austrocknet, verliert er seine Widerstandskraft. Immer dann, wenn Ihr Körper unter Flüssigkeitsmangel leidet, mobilisiert er seine Wasserdepots und entzieht dem Knorpel die Gewebeflüssigkeit. Die dadurch drohende Schädigung nimmt der Körper dabei in Kauf, denn die Wasserversorgung der lebenswichtigen Organe hat Vorrang. Um diesem Schaden durch Flüssig-keitsmangel zu entgehen, sollten Sie unbedingt jeden Tag einen Liter Wasser pro 30 kg Körpergewicht zu sich nehmen.

Mit Lauchgemüse und Brokkoli senken Sie Ihr Arthrose-Risiko

Mit Ihrer Ernährung leisten Sie einen wesentlichen Beitrag zur Gesundheit Ihrer Ge-lenke. Im Jahr 2010 zeigte eine Studie des King's College in London/Großbritannien, dass der regelmäßige Verzehr (mindestens dreimal pro Woche) von Gemüsesorten mit einem hohen Gehalt an Schwefelverbindungen das Arthroserisiko um 30 % sen-ken kann.

Mit diesen Gemüsesorten beugen Sie einer Arthrose vor:

- Lauch
- Kohlgemüse
- Zwiebeln
- Brokkoli

In 2013 belegte eine Studie der Universität von East Anglia in Norwich/Großbri-tannien, dass Brokkoli die Zerstörung des Gelenkknorpels aufhält, da seine Inhalts-stoffe knorpelabbauende Enzyme blockieren. Verantwortlich für diese Wirkung ist

So ist's richtig: Gelenkfreundliches Verhalten im Alltag

- Stellen Sie den **Fahrradsattel** so hoch ein, dass Sie die Knie nicht zu stark beu-gen müssen. Wenn Sie Ihren Fuß auf das untere Pedal stellen, sollte Ihr Bein gestreckt sein.
- Verwenden Sie zum Tragen von Lasten wie schweren Einkäufen einen **Ruck-sack**, um eine übermäßige Belastung der Hand- und Fingergelenke zu vermei-den.
- Gehen Sie beim **Heben** von Lasten immer in die Knie, und kommen Sie mit geradem Rücken nach oben.
- Arbeiten Sie am Computer lieber mit einem sogenannten **Touchpad** als mit einer Maus, um die gelenkbelastenden Drehbewegungen im Daumengelenk zu vermeiden.
- Tragen Sie häufig Schuhe aus weichem Leder mit einem breiteren Absatz. Für Frauen empfehlen Orthopäden einen **5 cm hohen Absatz**.
- Stellen Sie bei langem Sitzen Ihre Füße auf ein **Fußbänkchen**, um den Knorpel im Kniegelenk zu entlasten.

das im Brokkoli reichlich enthaltene Senföl Sulforaphan. Diese Substanz ist auch in Kresse, Meerrettich, Rucola und Radieschen enthalten. Ihren Gelenken zuliebe sollten Sie diese Gemüsesorten am besten täglich auf den Speiseplan setzen.

Vitamin D ist für gesunde Gelenke unverzichtbar

Für den Aufbau einer gesunden Knorpel- und Knochensubstanz benötigt Ihr Körper Vitamin D. Dieses Vitamin ist dafür notwendig, dass Kalzium aus dem Darm aufgenommen werden und in die Gelenkstrukturen eingebaut werden kann. Zwar kann Ihr Körper durch die Einwirkung von Sonnenlicht auch selbst Vitamin D herstellen: Dazu müssen Sie sich allerdings bei Sonnenschein täglich mindestens eine halbe Stunde mit unbedeckten Armen im Sonnenlicht aufhalten. Experten empfehlen inzwischen einheitlich, für eine optimale Versorgung 1.000 I. E. Vitamin D pro Tag einzunehmen. Die entsprechenden Präparate erhalten Sie rezeptfrei in der Apotheke.

Halten Sie Ihren Säure-Basen-Haushalt in der Balance!

Säurebildende Lebensmittel müssen nicht sauer schmecken. Die Säure entsteht vielmehr erst während der im Verdauungsprozess ablaufenden Stoffwechselvorgänge. Welche Lebensmittel dabei Säure bilden und welche eher basisch wirken, sehen Sie hier:

säurebildend	basenbildend
Schweinefleisch	Kartoffeln
Hartkäse	Spinat
Roggenbrot	Bananen
Kuchen	Äpfel
Salami	Salat
Schellfisch	Tomaten
Bier	Weißwein

Bauen Sie Übergewicht und Säuren ab

Wenn Sie ständig etliche Pfunde zu viel mit sich herumtragen, werden Ihre Hüft- und Kniegelenke stark beansprucht. Versuchen Sie daher unbedingt, vorhandenes Übergewicht abzubauen.

Wenn der Körper übersäuert ist, zapft er die zur Neutralisation nötigen Mineralstoffe aus dem Gelenkknorpel ab. Durch diese Basenentnahme wird die Gelenkflüssigkeit dickflüssiger; Schlackenkristalle lagern sich ab und zerstören auf Dauer den Knorpel. Mit Ihrer Ernährung sollten Sie daher unbedingt dazu beitragen, dass Ihr Körper nicht übersäuert. Welche Nahrungsmittel Sie dabei bevorzugen und welche Sie eher sparsam zu sich nehmen sollten, zeigt Ihnen die oben abgebildete Übersicht.

Achten Sie auf das richtige Schuhwerk

Schuhe können zu einem Missverhältnis zwischen Belastung und Belastungsfähigkeit führen. Das betrifft besonders hohe und schmale Absätze. Hierdurch werden Hüft- und Kniegelenke unnatürlich stark belastet.

Ein sehr schmaler Absatz (Pfennigabsatz) übt über 25-mal so viel Druck auf die Sprunggelenke aus wie ein etwas breiterer Absatz. Liebe Damen, auch wenn es modern ist: Tragen Sie sehr hohe schmale Absätze Ihren Gelenken zuliebe nur stundenweise und auf gar keinen Fall täglich.

Auch bei der Wahl Ihrer Sportschuhe gibt es einiges zu beachten. Durch die richtige Dämpfung kann die Aufprallenergie der Ferse um mehr als 60 % vermindert werden, was Ihre Gelenke entlastet und schützt. Zu weiches Schuhmaterial stabilisiert die Füße nicht und strapaziert die Sehnen. Lassen Sie sich daher beim Kauf Ihrer Sportschuhe unbedingt in einem Sportgeschäft von geschulten Fachkräften beraten, und kaufen Sie keine Sportschuhe beim Billig-Discounter.

Gewöhnungsbedürftig, aber gesund: Schuhe mit Abrollsohlen

In den späten 1990er Jahren entwickelte ein Schweizer Ingenieur – inspiriert von der geringen Verletzungsrate der afrikanischen Massai – Schuhe, die das Barfußlaufen im Sand imitieren. Diese Schuhe (MBT, Massai-Barfuß-Technologie) verfügen über eine Abrollsohle, die den Fuß zu einer Abrollbewegung im oberen Sprunggelenk veranlasst. Dadurch werden das untere Sprunggelenk und die übrigen Fußgelenke geschont.

Das Gehen in diesen Schuhen will allerdings geübt werden und ist auch nur auf einem ebenen Untergrund möglich. Entsprechende Schuhe erhalten Sie im Sanitätsfachhandel und im Internet ab etwa 70 €.

Stoßdämpfer

Achten Sie darauf, dass Ihre Sportschuhe eine gute Dämpfung haben, und probieren Sie auch einmal Schuhe mit einer Abrollsohle (MBT-Schuhe) aus.

Die beste Vorbeugung: Bewegung!

„Wer rastet, der rostet" – das trifft ganz besonders auf die Gesundheit der Gelenke zu. Regelmäßige Bewegung versorgt den Gelenkknorpel optimal mit Nährstoffen, kräftigt die das Gelenk umgebende Muskulatur und festigt den Knochen. Zweimal pro Woche jeweils 30 Minuten sollten Sie schon für ein Bewegungsprogramm einplanen. Überfordern Sie sich dabei aber nicht: Ihre Gelenke sollten zwar bewegt, aber nicht belastet werden.

Das sind die besten Sportarten für Ihre Gelenke:
- Schwimmen
- Fahrradfahren
- Nordic Walking
- Wandern
- Tai-Chi
- Skilanglauf

Ungeeignet sind alle Sportarten, bei denen schnelle Drehbewegungen und Stoßbelastungen notwendig werden, wie etwa Tennis, Squash oder Kraft- und Kampfsport. Ungeeignet sind auch Mannschaftssportarten wie Fußball und Handball, da es aufgrund des möglichen Körperkontakts leichter zu Verletzungen der Gelenke und Bänder kommen kann.

Nehmen Sie im Alltag Rücksicht auf Ihre Gelenke

Mit Ihrem Verhalten im Alltag und der Art, wie Sie bestimmte Bewegungen ausführen, können Sie die Gesundheit Ihrer Gelenke ganz entscheidend beeinflussen. Achten Sie auch bei Ihren Freizeitaktivitäten auf Ihre Gelenke. Wandern Sie beispielsweise nicht in Gelände mit starkem Gefälle oder extremen Steigungen. Vermeiden Sie auch Gartenarbeit im Knien, und überlassen Sie das Tragen von schweren Lasten wie etwa bei einem Umzug jungen, kräftigen Menschen.

Von der Diagnose zur Behandlung: Das sollten Sie wissen

Vom kleinen Knorpelschaden bis zur voll ausgebildeten Arthrose vergehen meistens viele Jahre, und nicht selten werden die ersten warnenden Anzeichen gar nicht wahrgenommen. Damit der Gelenkverschleiß rechtzeitig gestoppt werden kann, sollten Sie unbedingt einen Arzt aufsuchen, wenn Sie erste Probleme an Ihren Gelenken bemerken.

Ihre Beschwerden führen zu den Diagnosemethoden

Schmerzen sind das Hauptsymptom einer Arthrose, und die Art und Weise Ihrer Schmerzen führt den Arzt zur richtigen Diagnose. Je nachdem, wann, bei welchen Bewegungen und wo Sie Schmerzen haben, wird der Arzt über die weiteren Diagnoseschritte entscheiden. Es ist also sehr wichtig, dass Sie Ihre Gelenkprobleme so genau

Therapiestufen

Stufe 4 — Ersatz vollständig zerstörter Gelenkflächen durch Teil- bzw. Komplettimplantate

Stufe 3 — gelenkerhaltende operative Maßnahmen zur Glättung von Knorpelschäden und zum Knorpelaufbau

Stufe 2 — Maßnahmen, Hilfsmittel und Geräte zum Schutz der Gelenke sowie schmerzstillende Medikamente mit herkömmlichen Antirheumatika und sogenannten COX-2-Hemmern

Basis — Aufklärung über die Erkrankung, Beratung in Sachen Lebensstil sowie Übungen zur Förderung der Beweglichkeit des Gelenks und zur Stärkung der Muskelkraft wie möglich schildern. Anschließend untersucht der Arzt die Beweglichkeit und Stabilität des betroffenen Gelenks. Danach stehen verschiedenartige Untersuchungsmethoden zur Sicherung der Diagnose zur Verfügung.

Diese Untersuchungen können sinnvoll sein:

- Röntgenaufnahmen zur Feststellung von Fehlstellungen der Gelenkknochen und Verschmälerungen im Gelenkspalt
- Ultraschalluntersuchung zur Darstellung der Sehnen und eventueller Flüssigkeitsansammlungen im Gelenk
- Gelenkspiegelung (Arthroskopie)
- Kernspin- und Computertomographie

Blutuntersuchungen können zwar keine Arthrose nachweisen, sie können jedoch entzündliche Gelenkerkrankungen wie eine rheumatoide Arthritis ausschließen.

Die Therapie kann nur die Beschwerden lindern

Das Ziel jeder Arthrosebehandlung ist es, den Gelenkverschleiß aufzuhalten, die Beschwerden zu lindern und die Lebensqualität zu erhöhen. Das geschädigte Gelenk wieder in seinen ursprünglichen Zustand zurückversetzen kann sie leider nicht.

Diese Behandlungsmöglichkeiten hat die Schulmedizin:

- Physiotherapie
- Medikamente
- orthopädische Hilfsmittel
- gelenkerhaltende Operationen (Arthroskopie, Knorpeltransplantation)
- gelenkersetzende Operationen (Teil- oder Vollprothese)

In der Physiotherapie wird durch gezielte Bewegungsübungen die Beweglichkeit des betroffenen Gelenks erhöht sowie mit speziellen Kraftübungen die Muskulatur um das Gelenk herum gekräftigt.

Arthroskopie am Knie bringt keinen Nutzen

Bei einer Arthroskopie des Kniegelenks führt der Arzt einen feinen Schlauch mit einer Kamera ins Kniegelenk ein. Er kann so nicht nur die Beschaffenheit des Gelenkknorpels genau beurteilen, sondern auch kleine Knorpelschäden wie Auffaserungen sofort beseitigen. Den Nutzen dieser Maßnahme hat das Institut für Qualität und Wirtschaftlichkeit im Gesundheitswesen (IQWiG) genau unter die Lupe genommen. Das im Herbst 2013 veröffentlichte Ergebnis kommt zu dem Schluss, dass die Analyse aller bisher vorliegenden Studien keinen Nutzen dieses Verfahrens zeigen konnte. Im Vergleich zu Injektionen von Hyaluronsäure ins Kniegelenk und sogar zu Scheinoperationen hatten die mit einer Gelenkspiegelung behandelten Patienten keine besondere Schmerzlinderung und auch keine verbesserte Beweglichkeit oder erhöhte Lebensqualität. Ehe Sie sich zu diesem Eingriff entscheiden, sollten Sie daher zumindest eine zweite Meinung einholen.

Hyaluronsäure und Knorpelzellen helfen nur begrenzt

Manche Orthopäden spritzen Hyaluronsäure in das erkrankte Gelenk, die wie ein Wasserpolster zwischen den beiden Gelenkflächen wirken soll. Wissenschaftler der Universität Leeuwarden/Niederlande konnten jedoch im Jahr 2009 bei einer Studie an 85 Patienten mit einer Hüftgelenksarthrose keine Besserung der Beschwerden durch eine Injektion mit Hyaluronsäure im Vergleich zu einem Scheinpräparat feststellen. Die Transplantation von im Labor gezüchteten körpereigenen Knorpelzellen wird nur bis zum 55. Lebensjahr und bei einem Knorpeldefekt von bis zu maximal 10 cm^2 empfohlen. Sie ist daher zwar bei einer Knie- oder Sprunggelenksarthrose erfolgversprechend, bei einer Arthrose des Hüftgelenks jedoch eher nicht.

Schmerzmittel schlagen auf den Magen und das Herz

Fast alle Arthrosepatienten erhalten von ihrem Arzt ein entzündungshemmendes Schmerzmittel (NSAR, nichtsteroidale Antirheumatika). Diese Medikamente (z. B. Ibuprofen, Diclofenac) wirken jedoch nicht nur schmerzlindernd und entzündungshemmend, sie hemmen auch die Produktion des schützenden Magenschleims. Weil dadurch die Magensäure die Magenwände angreifen kann, werden zusätzlich noch sogenannte Säureblocker verordnet. Dennoch entwickelt auf Dauer jeder fünfte derartig behandelte Patient ein Magengeschwür.

Die neue Generation der NSAR wird COX-2-Hemmer genannt und soll magenschonender sein. Allerdings erhöht sich durch diese Medikamente (Celebrex®, Arcoxia®) Ihr Herzinfarktrisiko.

Orthopädische Hilfsmittel verschaffen Ihnen Erleichterung

Wenn Sie aus Angst vor Schmerzen eine Schonhaltung einnehmen und jede Bewegung vermeiden, können orthopädische Hilfsmittel für Sie sinnvoll sein. Denn auch wenn

Sie bereits an Arthrose erkrankt sind, sollten Sie sich unbedingt bewegen. Mit den richtigen Hilfsmitteln werden nicht nur Ihre Gelenke stabilisiert, sondern auch die Schmerzen gelindert.

Diese Hilfsmittel erhalten Ihre Mobilität:
- Bandagen und Gelenkschienen (Orthesen) zur Entlastung und Stabilisierung des Kniegelenks
- Gehstock oder Rollator für ein besseres Gleichgewicht
- Sitzkissen (Arthrodesen) zur Schonung des Hüftgelenks
- Pufferabsätze
- Schuheinlagen und Schuhaußenranderhöhungen
- „helfende Hand" als langstielige Greifhilfe oder Strumpfanzieher

Orthesen müssen von einem Spezialisten angepasst und vom Arzt verordnet werden – dann werden sie von Ihrer Krankenkasse bezahlt.

Orthesen halten Sie beweglich

Eine speziell für Sie angepasste Gelenkstütze stabilisiert Ihr Gelenk, sodass Sie weiterhin Sport treiben und sich aktiv bewegen können.

Foto: medi GmbH & Co KG

Keine Angst vor Operationen am Hüftgelenk!

Wenn Sie unter einer Arthrose im Hüftgelenk leiden, auch im Ruhezustand große Schmerzen haben sowie deshalb täglich zu schmerzstillenden und entzündungshemmenden Medikamenten greifen müssen, sollten Sie sich nicht vor einer operativen Maßnahme scheuen. Solche Eingriffe gehören heute zu den sichersten Operationen überhaupt.

Die sogenannte Teilprothese nach McMinn, bei der lediglich der Kopf des Oberschenkelknochens mit einer Metallkappe versehen wird und der Oberschenkelhals erhalten bleibt, ist der kleinste operative Eingriff. Wenn die Knochendichte allerdings zu gering ist, muss eine Totalendoprothese (TEP) durchgeführt werden. Dabei werden sowohl die Gelenkpfanne als auch der Oberschenkelhals und -kopf durch ein Implantat aus Titan ersetzt.

Wie Sie die Knorpelsubstanz natürlich stärken

Wenn der Gelenkknorpel noch nicht so weit zerstört ist, dass die Knochen geschädigt sind, kann die Naturheilkunde helfen, die Knorpelsubstanz zu stärken. Auch wenn es durch die Reibung zu einer schmerzhaften Entzündung im Gelenk (aktivierte Arthrose) gekommen ist, kennt sie durchaus lindernde Anwendungen.

Die besten natürlichen Methoden bei Arthrose sind:
- Phytotherapie
- Homöopathie, Akupunktur
- Enzymtherapie
- Blutegelbehandlung
- Wärme- und Kältebehandlung
- Taping
- Bewegungstherapie
- Vitalstoffe

Wirkungsvolle warme und kalte Anwendungen haben wir für Sie auf Seite 32 zusammengestellt, die bewährtesten homöopathischen Mittel gegen Arthrose-Beschwerden finden Sie auf Seite 34 und 35.

Heilpflanzen lindern Schmerzen und beheben Schwellungen

Eine Phytotherapie mit ausgewählten Heilpflanzen ist vor allen Dingen schmerzlindernd und kann die Beweglichkeit der betroffenen Gelenke deutlich verbessern. Empfehlenswert ist dabei eine Kombination aus innerlicher und äußerlicher Anwendung. Einreibungen mit Heilpflanzenextrakten erhöhen die Durchblutung des Gelenks, entspannen die Muskulatur und wirken dadurch schmerzlindernd.

Bewährte Heilpflanzen zur äußerlichen Anwendung sind:
- Arnikablüten (z. B. in Dolo Arthrosenex® M, 100 g Salbe ab 5 € ;
  Kneipp® Arnika Salbe S, 100 g ab 6 €)
- Beinwell (z. B. in Kytta-Salbe® f, 150 g ab 10 € ;
  Traumaplant® Creme, 100 g ab 9,50 €)
- Cayennepfefferfrüchte (z. B. in Capsamol® Salbe, 50 g ab 8,50 € ;
  Thermo Bürger® Salbe, 50 g ab 6 €)
- Johanniskraut (Jukunda Johanniskraut Rotöl, 100 ml ab 7 €)
- Fichtennadel, Rosmarin, Kampfer als ätherische Öle

Von den ätherischen Ölen können Sie ein paar Tropfen in etwas Olivenöl geben und das Gelenk damit einreiben.

Akupunktur kann eine Operation hinauszögern

Wenn sich schon Knochenzysten gebildet haben und die Schmerzen unerträglich werden, kann ein künstliches Hüftgelenk der einzige Ausweg sein. Dass diese Operation durch eine Akupunkturbehandlung um Jahre hinausgeschoben werden kann, hat im Jahr 2012 eine Studie der Universität von Plymouth/Großbritannien gezeigt. 90 ältere Patienten mit einer Kniearthrose, die nur noch operativ behandelt werden konnte, erhielten zunächst wöchentlich und später in bis zu sechswöchigen Abständen eine Akupunkturbehandlung des Kniegelenks. Alle Probanden mussten auf einer Skala von 1 bis 10 die Stärke ihrer Schmerzen angeben. Vor Beginn der Behandlungen lag dieser Wert im Durchschnitt bei 6,1.

Nach sechs Monaten hatten sich die Schmerzwerte bei allen Studienteilnehmern verbessert. 31 der Probanden benötigten auch zwei Jahre nach Studienbeginn noch kein künstliches Kniegelenk. Akupunkturbehandlungen bei Kniearthrose werden bei uns inzwischen von den Krankenkassen übernommen.

Diese Heilpflanzen lindern Ihre Gelenkschmerzen		
Heilpflanze	Wirkung	Fertigpräparat
Brennnessel	Hemmung entzündungs-fördernder Gewebshormone	Selenk®, 200 Kapseln ab 29 €; Rheuma-Hek®, 100 Kapseln ab 21,50 €
Teufelskralle	Hemmung knorpelzerstören-der Enzyme	Arthrotabs®,100 Tabletten ab 13,50 €; Doloteffin®, 100 Tabletten ab 25,50 €
Weidenrinde	Hemmung entzündungs-auslösender Prostaglandine	Assalix®, 80 Tabletten ab 22,50 €; Optovit® actiflex, 100 Tabletten ab 40 €
Goldrute	Hemmung entzündungs-fördernder Gewebshormone	Phytodolor®, 100 ml ab 15 €; Diamant Natuur® Goldrute Tropfen, 50 ml ab 10,50 €
Hagebutte	knorpelstabilisierend	Litozin® Hagebutten Trinkgranulat, 30 Stück ab 26 €

Enzyme wirken ähnlich wie Schmerzmittel

Enzyme sind aus Aminosäuren zusammengesetzte Eiweißverbindungen. Sie beschleunigen chemische Reaktionen im Körper und sind für den menschlichen Organismus unverzichtbar. Über 10.000 verschiedene Enzyme sind inzwischen bekannt. Zu medizinischen Zwecken werden sogenannte Proteasen eingesetzt, die in der Lage sind, Eiweißverbindungen wie Entzündungsstoffe zu spalten. Im Fall einer Arthrose kommt es häufig zum Abrieb kleiner Knorpelteilchen, die das Gelenk reizen, sodass sich die Knochenhaut schmerzhaft entzündet. Hier greifen die Proteasen ein, indem sie die Schwellung und die Entzündungsstoffe (Interleukin etc.) vermindern. Dadurch werden die Schmerzen wirkungsvoll reduziert.

Diese Enzyme lindern Arthrosebeschwerden:
- Bromelain aus der Ananas
- Papain aus der Papaya
- Trypsin
- Chymotrypsin

Die beiden letztgenannten Enzyme werden in aufwändigen Verfahren aus der Bauchspeicheldrüse von Nutztieren extrahiert. Wenn Sie unter einem akuten Schmerzschub leiden, sollten Sie Enzyme in Form eines Fertigpräparats (z. B. Phlogenzym®, 100 Tabletten ab 32 €; Bromelain POS®, 60 Tabletten ab 23,50 €) einnehmen.

Knorpelaufbauende Vitalstoffe schützen vor weiterem Abrieb

Chondroitinsulfat besteht aus Aminosäuren, Schwefel- und Zuckerverbindungen und ist ein wesentlicher Bestandteil der Knorpelsubstanz. Dass der Knorpelbaustoff in Form von Nahrungsergänzungsmitteln den Knorpelabbau stoppen kann, hat im Jahr 2011 ein Forscherteam der Universität Montreal/Kanada nachweisen können.

Die Wissenschaftler hatten 69 Patienten mit einer Kniegelenksarthrose täglich 800 mg Chondroitinsulfat gegeben, eine gleich große Kontrollgruppe erhielt ein Scheinmedikament. Nach einem Jahr zeigten Röntgenaufnahmen, dass sich die Knorpelmasse der Probanden mit dem Chondroitinsulfat nur um 1 % verringert hatte. In der Placebo-Gruppe betrug der Substanzverlust 5 %. Welche Präparate zur Erhaltung Ihrer Knorpelgesundheit geeignet sind, haben wir für Sie ebenso wie weitere gelenkstärkende Vitalstoffe in der Tabelle auf Seite 28 zusammengestellt.

Blutegel nehmen die Schmerzen und hemmen Entzündungen

Dass eine Behandlung mit Blutegeln die Schmerzen bei einer Kniegelenksarthrose besser lindert als ein schmerzstillendes Gel (Diclofenac), konnten Forscher der Universität Duisburg-Essen schon 2004 in einer Studie nachweisen. Wenn die kleinen Tierchen sich im Gebiet des erkrankten Gelenks festbeißen, saugen sie nicht nur Blut, sie sondern mit ihrem Speichel auch Substanzen (unter anderem Egline, Bdelline) ab, die entzündungshemmend und schmerzstillend wirken. Durch die anschließende bis zu mehrere Stunden dauernde Nachblutung wird der Stoffwechsel im Behandlungsgebiet so angeregt, dass der Gelenkknorpel besser versorgt wird und Schlacken schneller abtransportiert werden.

Eine Blutegelbehandlung dauert etwa zwei Stunden und kostet – je nach Zahl der verwendeten Tierchen – ungefähr 80 €, die bei einer ambulanten Behandlung leider nicht erstattet werden.

Bunte Bänder lindern Schmerzen

Hoch elastische Pflaster zum Fixieren von Gelenken nennen Sportmediziner Kinesio-Tapes. Da das Tape auf der Haut haftet, kommt es bei jeder Körperbewegung zu einer mechanischen Verschiebung der Haut, wodurch deren Nervenzellen gereizt werden. Dieser Reiz hemmt über Nervenbahnen des Rückenmarks Zellen des Hirnstamms, was die Stärke der Schmerzwahrnehmung vermindert.

Machen Sie eine Wacholderbeeren-Kur

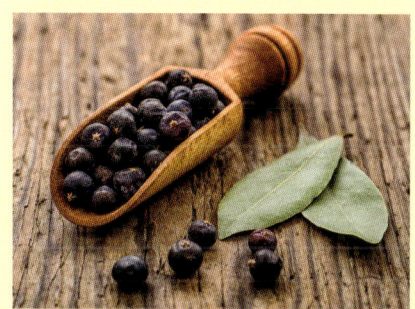

Diese Kur ist eine Empfehlung des „Wasser-Doktors" Sebastian Kneipp. Gehen Sie dabei wie folgt vor:

- Nehmen Sie am Morgen fünf Wacholderbeeren in den Mund, kauen Sie sie gründlich, und schlucken Sie sie schließlich hinunter.
- Nehmen Sie am nächsten Morgen auf dieselbe Weise sechs Wacholderbeeren zu sich.
- Steigern Sie die morgendliche Anzahl der Beeren bis zum 15. Tag täglich um eine Beere.
- Essen Sie anschließend täglich eine Beere weniger.
- Die Kur ist beendet, wenn Sie wieder bei fünf Beeren angelangt sind.

Die besten Vitalstoffe bei Hüftgelenksarthrose

Vitalstoff	Wirkung	Präparate-Beispiele	Tagesdosis
Chondroitin-sulfat	knorpelstärkend	Agilamin®, 270 Kapseln ab 84,50 €; Arthrobel®, 90 Kapseln ab 26 €; Chondron®, 60 Tabletten ab 32 €	600 bis 1.200 mg
Glucosamin-sulfat	Schutz vor Knorpelabbau	Voltaflex®, 180 Tabletten ab 50 €; Glucosaminsulfat Hecht Pharma, 90 Kapseln ab 32 €; Doppelherz Glucosamin-Hydrochlorid, 60 Tabletten ab 17 €	1,5 g
MSM (Methyl-sulfonyl-methan)	Erhöhung der Festigkeit des Gelenkknorpels	MSM Allpharm, 100 Kapseln ab 32,50 €; Arthro Aktiv, 90 Kapseln ab 20,50 €; MSM Hecht Pharma, 60 Kapseln ab 11 €	1 bis 6 g
SAMe (S-Adenosyl-Methionin)	knorpelbildend	Vitamin-Depot® SAM-e, 30 Tabletten ab 50 €; SAME® Gall Pharma, 60 Kapseln ab 42 €; Nutriceutical® SAM-e, 60 Tabletten ab 55 €	0,6 bis 1,2 g
Vitamin C	Radikalfänger, knorpelbildend	Vitamin C ratiopharm®, 60 Kapseln ab 8 €; cetebe®, 180 Kapseln ab 22 €; Additiva Vitamin C, 10 Brausetabletten ab 1 €	0,5 bis 1 g
Vitamin E	Radikalfänger, entzündungs-hemmend	Optovit® fortissimum, 100 Kapseln ab 22 €; Taxofit® Vitamin E, 60 Kapseln ab 8 €; Doppelherz® Vitamin E supra, 40 Kapseln ab 9 €	400 bis 800 I. E.
Vitamin D	knochenfestigend	Vigantoletten® 500, 90 Tabletten ab 3,90 €; Vitamin D_3 Hevert®, 100 Tabletten ab 4,40 €; Vitamin D Wörwag, 50 Tabletten ab 2,85 €	500 bis 1.000 I. E.

Mit Sport und Bewegung bieten Sie der Arthrose Paroli

Arthrose ist kein Grund, auf Bewegung zu verzichten – ganz im Gegenteil. Wenn Sie aus Angst vor Schmerzen eine Schonhaltung einnehmen und die betroffenen Gelenke nicht bewegen, verschlechtert sich der Zustand Ihrer Gelenke nachgewiesenermaßen rapide.

Gezielte Bewegung hält den Gelenkverschleiß in Schach

Körperliche Betätigung, bei der die Gelenke aktiviert, aber nicht belastet werden, regt unter anderem die Durchblutung an, wodurch der Knorpel und das umgebende Bindegewebe besser mit Nährstoffen versorgt werden. Gleichzeitig werden auch Schlacken und eventuelle Entzündungsstoffe schneller abtransportiert.

Wichtige Ziele Ihres Bewegungsprogramms sind:

- Verbesserung der Beweglichkeit der Gelenke
- Kräftigung der Muskulatur
- Verbesserung der Ernährung von Knorpel und Knochen
- Anregung der Produktion von Gelenkschmiere

Gleichzeitig hilft ein Bewegungsprogramm dabei, das Körpergewicht im grünen Bereich und den Kreislauf fit zu halten. Alle Sportarten, die zur Vorbeugung empfohlen werden, sind auch bei einer bereits bestehenden Arthrose hilfreich, um den weiteren Verschleiß aufzuhalten.

Achtung! Wenn Ihre Gelenke bei der sportlichen Betätigung schmerzen, anschwellen oder sich heiß anfühlen, haben Sie sie überlastet. Legen Sie dann unbedingt eine Ruhepause ein.

Die beste Bewegungstherapie: Radfahren

Bei Arthrose in den Hüft- und Kniegelenken eignet sich neben Schwimmen und Aqua-Jogging Radfahren besonders gut. Zum einen sind die Bewegungsabläufe gleichmäßig, zum anderen werden Hüfte und Knie – wie auch im Wasser – vom Körpergewicht entlastet. Wichtig ist allerdings das richtig gewählte und eingestellte Fahrrad. Der Lenker sollte höhenverstellbar und die Sitzposition so justierbar sein, dass Sie mit gerade aufgerichtetem Oberkörper sitzen können. Die Knie dürfen nicht durchgedrückt werden. Fahren Sie auch in einem möglichst kleinen Gang und ver-meiden Sie Ihren Gelenken zuliebe zu starke Steigungen.

Mit gezielten Übungen kräftigen Sie die Stützmuskulatur

Außer Ihrem allgemeinen Bewegungsprogramm sollten Sie zusätzlich unbedingt re-gelmäßig spezielle Bewegungsübungen praktizieren, wenn Sie an einer Arthrose der großen Gelenke wie der Hüfte oder der Knie leiden. Dadurch stärken Sie die stüt-zende Muskulatur, wodurch das erkrankte Gelenk stabilisiert und entlastet wird. Eine entsprechende Übung stellen wir Ihnen unten vor.

Halten Sie Ihre Hände in Bewegung

Bei Arthrose in den kleinen Gelenken an den Händen sollten Sie mehrmals täglich Fingerübungen machen, um die Fingergelenke zu „schmieren" und die -muskeln zu stärken.

Diese Übungen helfen bei Fingerarthrose …

- **Ballrollen:** Drehen Sie einen kleinen Schaumstoffball einige Minuten lang in den Handflächen hin und her.
- **Faust machen:** Rollen Sie Ihre Finger an den Fingerspitzen beginnend ein, sodass sie eine Faust machen und der Daumen am Ende auf den gerollten Fingern liegt. Lösen Sie die Faust anschließend langsam wieder.
- **Finger spreizen:** Legen Sie die Hand flach auf eine ebene Unterlage, und strecken Sie die eng aneinanderliegenden Finger so weit wie möglich durch. Spreizen Sie nun die Finger so weit wie möglich, und führen Sie sie anschließend langsam wieder zurück.

Wiederholen Sie alle Übungen mehrmals hintereinander.

So kräftigen Sie Ihre Hüftmuskulatur

1. Legen Sie sich auf den Rücken, und stel-len Sie die Beine auf. Die Füße stehen dabei so weit wie möglich auseinander, und die Knie berühren sich. Binden Sie in dieser Position in Kniehöhe ein Thera-Band um die Unterschenkel.

2. Bewegen Sie beide Knie gleichzeitig nach außen, und halten Sie die Spannung ein paar Sekunden lang. Führen Sie anschließend die Knie wieder langsam nach innen.

3. Ziehen Sie nun beide Knie wieder nach außen, und heben Sie das Becken leicht an. Halten Sie die Spannung ein paar Sekunden lang. Senken Sie zunächst das Becken ab, und bewegen Sie dann die Knie wieder nach innen.

Die besten Hausmittel für Ihre Gelenke

Die Volksmedizin kennt eine ganze Reihe von Anwendungen, die sowohl gegen Schmerzen als auch gegen eine drohende Gelenkentzündung helfen. Dabei ist es individuell sehr unterschiedlich, was als angenehm und lindernd empfunden wird.

Kälte- und Wärmeanwendungen nehmen Ihnen die Schmerzen

Wärme erhöht die Durchblutung und entspannt die Muskulatur, wodurch der Gelenkknorpel besser ernährt wird. Wärmeanwendungen sind jedoch kontraindiziert, wenn das Gelenk akut entzündet ist. Kälteanwendungen führen dazu, dass sich die Blutgefäße zusammenziehen. Dadurch kommt es zu einer Schmerzlinderung und einer Entzündungshemmung. Kälte hilft Ihnen, wenn das Gelenk entzündet und geschwollen ist (aktivierte Arthrose).

Einige Heilpflanzen enthalten ätherische Öle und andere Inhaltsstoffe, die entzündungshemmend und schmerzlindernd wirken. Probieren Sie einfach aus, was Ihnen und Ihren Gelenken guttut!

Kälteanwendungen

Kalter Quarkwickel
Bestreichen Sie ein Leinentuch fingerdick mit kaltem Speisequark, und umwickeln Sie damit beispielsweise Ihre Hüfte. Lassen Sie den Wickel so lange auf der Haut, bis der Quark durch die Körperwärme getrocknet ist.

Kälteauflage
Wickeln Sie eine Kühlauflage (Cool-Pack) in ein Geschirrtuch, und legen Sie das Päckchen 15 Minuten lang auf das schmerzende Gelenk. Warten Sie anschließend fünf Minuten, und wiederholen Sie anschließend die Kühlung.

Wärmeanwendungen

Warme Fangopackung
Erwärmen Sie eine Fangopackung (ab 11 € in der Apotheke) in der Mikrowelle oder im Backofen, und legen Sie sie etwa 45 °C heiß auf die Hüfte. Lassen Sie die Auflage 15 Minuten lang einwirken.

Feuchtheißer Ölumschlag
Mischen Sie jeweils fünf Tropfen ätherisches Rosmarin-, Lavendel- und Majoranöl (aus der Apotheke), und geben Sie die Mixtur auf ein feuchtheißes Tuch. Legen Sie den Umschlag einmal täglich zehn Minuten lang auf das erkrankte Gelenk.

Durchblutungsfördernde Anwendung

Senfwickel
Verrühren Sie drei bis vier gehäufte Esslöffel schwarzes Senfmehl (Apotheke) mit höchstens 60 °C warmem Wasser zu einem Brei. Tragen Sie diesen gleichmäßig auf eine Kompresse auf, und decken Sie alles mit einer Mullschicht ab. Bei der Auflage darf kein direkter Hautkontakt entstehen! Legen Sie die Kompresse anschließend auf das Gelenk, und schlagen Sie ein wärmendes Tuch darüber. Lassen Sie den Wickel 10 bis 15 Minuten wirken.

Abschwellende Gelenkwickel

Heilerdewickel

Verrühren Sie Heilerde zur äußerlichen Anwendung (aus der Apotheke) so lange mit kaltem Wasser, bis ein dicker Brei entstanden ist. Bestreichen Sie damit das geschwollene Gelenk messerrückendick, und decken Sie ein feuchtes Kompressentuch darüber. Umwickeln Sie alles mit einem trockenen Tuch, und entfernen Sie den Wickel erst, wenn die Heilerde angetrocknet ist.

Beinwell-Umschlag

Übergießen Sie 2 Teelöffel getrockneten Beinwell mit einer Tasse kochendem Wasser, und lassen Sie den Ansatz 15 Minuten ziehen. Tränken Sie mit dem Sud ein Kompressentuch, und wickeln Sie es um das geschwollene Gelenk. Lassen Sie den Umschlag mindestens 20 Minuten einwirken.

Entzündungshemmende Anwendung

Weißkohlwickel

Weißkohl enthält Flavonoide und Senföle; dadurch wirkt er entzündungshemmend. Entfernen Sie die Strünke von 2 bis 3 großen Kohlblättern, und klopfen Sie die Blattrippen flach. Umwickeln Sie nun das schmerzende Knie mit den Blättern, und fixieren Sie die Auflage mit einem Baumwolltuch. Lassen Sie den Wickel über Nacht einwirken.

Schmerzstillende Einreibungen

Kastanien-Tinktur

Sammeln Sie 20 Kastanien, schneiden Sie sie in kleine Würfel, und füllen Sie die Stückchen in ein großes Schraubdeckelglas. Übergießen Sie die Würfel mit 750 ml Gin, und lassen Sie den Ansatz zwei Wochen ziehen. Filtern Sie die Tinktur anschließend in eine dunkle Flasche ab, und reiben Sie bei Bedarf die schmerzenden Gelenke damit ein.

Beinwell-Tinktur

Geben Sie 8 Esslöffel klein geschnittene Beinwellwurzel (aus der Apotheke) in eine helle Flasche, gießen Sie 500 ml Doppelkorn darüber, und lassen Sie die Mixtur sechs bis acht Wochen an einem hellen Ort bei Zimmertemperatur ziehen. Schütteln Sie die Flasche täglich. Wenn die Tinktur eine braune Farbe angenommen hat, ist sie fertig und kann zu schmerzstillenden Gelenkeinreibungen verwendet werden.

Homöopathie für die Gelenke

Homöopathische Mittel können geschädigte Gelenke zwar nicht wieder gesunden lassen, sie können aber entzündungshemmend und schmerzlindernd wirken, sodass Sie chemische Medikamente einsparen können.

Wählen Sie das Mittel anhand Ihrer individuellen Beschwerden

„Das" homöopathische Mittel gegen Arthrosebeschwerden gibt es nicht. Bei der klassisch-homöopathischen Behandlung mit einem Einzelmittel wählen Sie das Mittel vielmehr Ihren persönlichen Beschwerden entsprechend aus.

Im Folgenden finden Sie die homöopathischen Einzelmittel, die sich gegen die Beschwerden bei einer Arthrose am besten bewährt haben. Wenn Sie sich allerdings unsicher sind, können Sie auch zu einem homöopathischen Komplexmittel (z. B. Zeel® comp. N, 250 Tabletten ab 25,50 € ; Arthro Makol®, 100 ml ab 19,50 €) greifen.

Das meistgewählte Mittel: Rhus toxicodendron

Aus den jungen Trieben des Giftsumach wird das als Gelenkmittel bekannte Rhus toxicodendron hergestellt. Es hilft Ihnen, wenn die Schmerzen zu Beginn einer Bewegung am schlimmsten sind und sich bei fortgesetzter Bewegung wieder etwas bessern.

So dosieren Sie richtig

Legen Sie von dem zu Ihren Beschwerden am besten passenden Mittel einmal täglich drei Globuli in der Potenz D12 unter die Zunge. Bei akuten Schmerzen können Sie sich auch aus fünf Globuli der Potenz C30 eine Wasserauflösung zubereiten, von der Sie bis zur Besserung in viertelstündigem Abstand jeweils einen Schluck trinken.

Die Schmerzen selbst sind reißend und meistens mit einer Steifigkeit der betroffenen Gelenke verbunden. Typisch ist auch, dass Wärme die Beschwerden lindert, Nässe und kaltes Wetter sie dagegen verschlimmern.

Causticum hilft, wenn sich die Gelenke wie verrenkt anfühlen

Die Schmerzen werden bei einer Arthrose, die Causticum benötigt, genau umgekehrt wie bei Rhus toxicodendron zu Beginn einer Bewegung gelindert und verbessern sich bei regnerischem Wetter. Die Kniegelenke fühlen sich steif an und schmerzen besonders beim Abwärtsgehen. Häufig haben die Betroffenen das Gefühl, als seien ihre Sehnen zu kurz.

Potenzierte Benzoesäure lindert Knieschmerzen

Wenn Ihre Kniegelenke oder auch die Finger von Arthrose befallen sind, ist Acidum benzoicum ein sehr bewährtes Mittel. Häufig kommt es zu wandernden Gelenkschmerzen, die von den Betroffenen als reißend beschrieben werden. Die Kniegelenke sind oft geschwollen, und bei Bewegung treten knackende Geräusche auf.

Die beste Hilfe: Ihr Konstitutionsmittel

Mit den vorgenannten Einzelmitteln können Sie unbesorgt einen Selbstversuch starten. Tiefgreifender und dauerhafter hilft Ihnen allerdings eine Behandlung mit Ihrem Konstitutionsmittel. Dieses Mittel bestimmt ein erfahrener Homöopath nach einem mindestens einstündigen Gespräch (homöopathische Anamnese). In ihm erfragt der Therapeut alle Informationen über Ihre Gelenkbeschwerden sowie Ihre sonstigen seelischen und körperlichen Befindlichkeiten.

Zusammengenommen ergeben diese individuellen Symptome wie die Teilchen in einem Puzzle ein Bild, dem nach dem Ähnlichkeitsprinzip nur ein homöopathisches Mittel entsprechen kann. Dieses Medikament erhalten Sie dann zunächst einmalig von Ihrem Homöopathen. Erfahrene Behandler finden Sie unter den aufgeführten Adressen auf Seite 299.

Blasenentzündung

Äußerst hilfreich bei Blasenentzündung: Goldrute

Wie Sie eine Blasenentzündung natürlich auskurieren

Brennen und Schmerzen beim Wasserlassen: Jede zweite Frau kennt diese unangenehmen Beschwerden einer Blasenentzündung. Lesen Sie hier, warum ein Antibiotikum häufig verzichtbar ist und wie Sie mit Senfölen, Homöopathie sowie Wärmeanwendungen die Erkrankung natürlich ausheilen.

Fast immer sind Darmkeime die Ursache

Eine Blasenentzündung (medizinisch: Zystitis) ist die Entzündung der Schleimhaut, mit der die Blasenwand ausgekleidet ist. Fast immer wird eine solche Entzündung durch E.-Coli-Bakterien, die im Darm angesiedelt sind, verursacht. Über die Harnröhre gelangen diese Keime dann in Form einer Schmierinfektion in die Blase, wo sie sich festsetzen und vermehren. Da die weibliche Harnröhre näher am Darmausgang liegt und auch kürzer ist als die männliche, sind Frauen in jüngeren Jahren häufiger von einer Zystitis betroffen. Wenn sich bei Männern nach dem 50. Lebensjahr die Prostata vergrößert und es dadurch zu Harnabflussstörungen kommt, haben auch sie häufiger mit dem Blasenproblem zu kämpfen.

Die typischen Anzeichen einer Blasenentzündung sind:
- Schmerzen und/oder Brennen beim Wasserlassen
- häufiger Harndrang
- Schmerzen in der Unterbauchmitte
- das Bedürfnis, auch kleine Mengen Urin zu entleeren
- eventuell Blut im Urin

Viele auslösende Faktoren können Sie vermeiden

Begünstigt wird die Keimansiedlung durch **Unterkühlung**, vor allem durch kalte Füße. Achten Sie auch darauf, dass Sie nicht längere Zeit auf einer kalten Unterlage sitzen. Beim **Geschlechtsverkehr** oder durch falsche Hygiene können die Bakterien ebenfalls in die Harnröhre verschleppt werden. Gehen Sie daher als Frau unbedingt nach dem Geschlechtsverkehr auf Toilette, wenn Sie zu Blasenentzündungen neigen. Trinken Sie anschließend zwei Gläser Wasser, um eventuell eingedrungene Keime auszuspülen. Putzen Sie sich nach dem Toilettengang immer von der Scheide in Richtung Darmausgang ab. Auf diese Weise vermindern Sie das Risiko für eine Schmierinfektion.

Die erste Maßnahme, wenn es Sie erwischt hat: Durchspülen!

Eine Blasenentzündung ist unangenehm, aber nicht gefährlich. Sie können durchaus zunächst versuchen, die Beschwerden in Eigenregie in den Griff zu bekommen.

Zum Arzt müssen Sie nur gehen, wenn Sie
- nach drei Tagen keine Besserung verspüren,
- Blut im Urin haben,
- über 38 °C Fieber bekommen,
- starke Schmerzen im Unterleib oder in der Nierengegend haben.

Beginnen Sie ansonsten bei den ersten Anzeichen der Entzündung mit einer Durchspülungstherapie, indem Sie täglich mindestens zwei Liter stilles Wasser und Tees mit harntreibenden Kräutern trinken.

Diese Heilpflanzen spülen Ihre Blase durch:
- Brennnesselblätter
- Goldrutenkraut
- Schachtelhalmkraut
- Birkenblätter

Fertige Teemischungen, die unter anderem diese Heilkräuter enthalten (z. B. Bad Heilbrunner® Harntee, 8 Beutel ca. 2 €; Heumann Solubitrat® Uro, 30 g ca. 5,50 €; Harntee 400 TAD® N, 150 ml ab 4 €), können Sie in Apotheken und Drogeriemärkten kaufen.

Bärentraubenblätter wirken antibakteriell

Bärentraubenblätter enthalten Arbutin, das von der Darmflora zu Hydrochinon umgewandelt wird. Diese Substanz wirkt desinfizierend und antibakteriell, sodass die Blasenkeime am weiteren Wachstum gehindert werden. Allerdings gelingt die Umwandlung in die antibakterielle Substanz nur, wenn der Urin schwach basisch (pH-

Wert zwischen 5 und 7) ist. Damit die Bärentraubenblätter bzw. deren Extrakte ihre volle Wirksamkeit entfalten können, müssen Sie daher ein wenig nachhelfen und ein Basenpräparat (z. B. Basica® oder 4 Teelöffel Natriumhydrogencarbonat in einem Glas Wasser gelöst) einnehmen. Kontrollieren Sie während dieser Zeit den pH-Wert Ihres Urins mit entsprechenden Teststreifen (z. B. Uralyt®, Neutralyt®).

Achtung! Alkalischer Harn fördert das Bakterienwachstum und greift die Blasenwände an. Beschränken Sie daher die Einnahme von Bärentraubenblätter-Extrakten und Basenpräparaten auf wenige Tage.

Fertigpräparate mit Extrakten aus Bärentraubenblättern (z. B. Arctuvan®, 60 Tabletten ab 8,50 €; Cystinol akut®, 60 Tabletten ab 10 €) erhalten Sie in der Apotheke.

Kresse und Meerrettich sind starke natürliche Antibiotika

Inzwischen haben mehrere Studien nachweisen können, dass Senfölverbindungen bei einer unkomplizierten Blasenentzündung ebenso gut wirken wie ein Antibiotikum. Die in den Senfölen enthaltenen Glukosinolate hemmen das Bakterienwachstum und töten die Keime ab. Reich an Senfölen sind **Kapuzinerkresse** und **Meerrettich**. Extrakte dieser Pflanzen können Sie in Tablettenform einnehmen (Angocin® Anti-Infekt N, 100 Tabletten ab 12 € in der Apotheke).

Diese homöopathischen Mittel lindern die Schmerzen

Wählen Sie das am besten zu Ihren Beschwerden passende Mittel aus, und lassen Sie davon dreimal täglich drei Globuli in der Potenz D12 langsam im Mund zergehen.

- **Berberis** ist hilfreich bei brennenden Schmerzen in der Harnröhre mit dem Gefühl, die Blase würde nicht richtig entleert.
- **Cantharis** beseitigt starke, brennende Schmerzen, die mit häufiger Entleerung kleinster Urinmengen verbunden sind.
- **Dulcamara** ist empfehlenswert, wenn die Blasenentzündung durch feuchte Kälte entstanden ist.
- **Staphisagria** ist das beste homöopathische Mittel, wenn heftiger Geschlechtsverkehr der Auslöser der Infektion ist.

Cranberrys verhindern, dass sich die Keime anheften

Ein internationaler Zusammenschluss forschender Wissenschaftler, die Cochrane-Gesellschaft, hat bereits vor einigen Jahren zehn Studien zur vorbeugenden Wirkung von Cranberrys bei Blasenentzündungen analysiert. Die Ergebnisse waren damals viel versprechend, denn sie zeigten, dass die Entzündungshäufigkeit bei Frauen mit wiederkehrenden Blasenentzündungen durch die amerikanische Preiselbeere um 39 % abgenommen hatte. Eine im Jahr 2010 im Fach-

Mit diesen Anwendungen heilt die Entzündung schneller aus

Wärmeanwendungen steigern die Durchblutung, wirken entspannend und krampflösend.

Eukalyptus-Kompresse
Vermischen Sie 1 Esslöffel süßes Mandelöl mit 1 bis 2 Tropfen ätherischem Eukalyptusöl (beide Zutaten aus der Apotheke). Tränken Sie ein etwa 10 x 10 cm großes Kompressentuch damit, und legen Sie die Auflage auf die Blasengegend. Decken Sie die Kompresse mit einem Leinentuch ab, und legen Sie für eine halbe Stunde eine nicht zu heiße Wärmflasche auf.

Ansteigendes Fußbad
Bereiten Sie sich in einer großen Schüssel ein Fußbad zu, sodass beide Füße bis zu den Knöcheln bedeckt sind, und stellen Sie ein Gefäß mit etwa 1 Liter kochendem Wasser in Reichweite. Gießen Sie nach wenigen Minuten etwas von dem heißen Wasser hinzu, und wiederholen Sie diesen Vorgang ungefähr 15 Minuten lang. Tupfen Sie Ihre Füße anschließend trocken, und ziehen Sie ein Paar Wollsocken an.

Heublumenpackung
In der Apotheke erhalten Sie für etwa 10 € einen fertigen Heublumensack, den Sie in heißem Wasserdampf (über einem Kochtopf) erwärmen können. Legen Sie den warmen Sack zweimal täglich 15 Minuten lang auf Ihren Unterbauch.

blatt *Archives of Internal Medicine* veröffentlichte Analyse eines Forscherteams der Universitäten in Taipeh/Taiwan und Boston/USA von über 400 Studien zu diesem Thema ergab jedoch keine eindeutig vorbeugende Wirkung der Cranberrys.

Unstreitig ist jedoch, dass Cranberrys sogenannte Proanthocyanidine (PAC) enthalten. Diese sekundären Pflanzenstoffe sollen verhindern, dass sich Bakterien an der Blasenwand anheften und dort vermehren können.

Wenn Sie selbst öfter Probleme mit Blasenentzündungen haben, können Sie durchaus einen Versuch mit den Cranberrys in Form von Fertigpräparaten starten.

Ein Tipp zum Schluss: Nach einer überstandenen Blasenentzündung stabilisiert **Preiselbeermuttersaft** durch seine zu den Gerbstoffen zählenden Tannine die Blasenschleimhaut. Eine finnische Studie konnte nachweisen, dass der tägliche Genuss von 50 ml Saft die Rate erneuter Infektionen um 56 % senken konnte. Preiselbeermuttersaft (z. B. von Rabenhorst, 700 ml ab 7 €) erhalten Sie in Apotheken und Reformhäusern.

Bluthochdruck

Das sollten Sie unbedingt über den „stillen Killer" wissen

Bluthochdruck tut nicht weh und kann lange Zeit unbemerkt bleiben. Wie diese „stille" Gefahr entsteht, welche Risikofaktoren den Bluthochdruck begünstigen, woran Sie die ersten Warnzeichen erkennen und wie Sie gegensteuern können, erfahren Sie hier.

Der Blutdruck besteht aus zwei Werten

Die Aufgabe der Arterien ist es, das vom Herzen ausgeworfene Blut in den Körperkreislauf zu transportieren. Dabei wird durch das hindurchströmende Blut ständig ein gewisser Druck auf die Arterienwände ausgeübt. Von Bluthochdruck (med.: Hypertonie) spricht man, wenn der Druck in diesen Gefäßen bestimmte Werte übersteigt (siehe Kasten auf Seite 46).

Gemessen wird der Blutdruck in der Maßeinheit Millimeter Quecksilbersäule (mmHg), wobei zwei Werte ermittelt werden: der obere (systolische) und der untere (diastolische) Blutdruck.

Der systolische Blutdruckwert gibt an, wie hoch der Druck in den Arterien ist, wenn sich das Herz zusammenzieht und das Blut in die Arterien pumpt. Der zweite Wert bezeichnet die Druckverhältnisse, die entstehen, wenn das Herz wieder erschlafft und erneut mit Blut gefüllt wird.

Diese zwei Faktoren beeinflussen den Blutdruck:
1. die Stärke der Herztätigkeit und
2. der Widerstand in den Gefäßen.

Wenn das Herz kräftig pumpt, wird mehr Blutvolumen durch die Arterien gedrückt, wodurch der Blutdruck steigt. Eine stärkere oder schwächere Herztätigkeit kann der

43

gesunde Mensch durch eine Eng- oder Weitstellung der Blutgefäße ausgleichen. Dabei gilt: Je enger die Gefäße, desto höher ist der Widerstand und dadurch auch der Blutdruck.

Ein Enzym-Hormon-System ist das wichtigste Steuerelement

Geregelt werden die Schlagkraft des Herzens und der Durchmesser der Gefäße durch ein Zusammenspiel des nicht vom Willen beeinflussbaren (vegetativen) Nervensystems sowie eines aufeinander abgestimmten Mechanismus aus Enzymen und Hormonen. Dieses sogenannte Renin-Angiotensin-Aldosteron-System ist die eigentliche Steuerzentrale des Blutdrucks, denn es reguliert das Blutvolumen sowie die im Blut gelösten Salze und beeinflusst dadurch maßgeblich den Blutdruck.

So läuft die Reaktionskette zur Blutdruckregulierung ab:
- Bei niedrigem Blutdruck mit verminderter Nierendurchblutung, Natriummangel oder Stress schütten spezielle Nierenzellen das Enzym Renin aus.
- Renin spaltet das Protein Angiotensinogen aus der Leber in Angiotensin I um.
- Das Enzym ACE (Angiotensin converting Enzym) überführt Angiotensin I in das aktive Hormon Angiotensin II.

Angiotensin II führt schließlich zu einer starken Gefäßverengung, zur Ausschüttung der Stresshormone Noradrenalin und Adrenalin sowie zu einer Freisetzung des Hormons Aldosteron aus der Nebenniere.

Aldosteron bewirkt nun, dass in den Nieren Wasser und Natrium zurückgehalten werden sowie Kalium ausgeschieden wird. Dieses komplexe System führt am Ende seiner Reaktionskette zum Blutdruckanstieg. Fast alle schulmedizinischen Blutdrucksenker greifen in dieses System ein und blockieren bestimmte Reaktionsschritte.

Blutdruckschwankungen im Laufe von Tag und Nacht sind normal

Der Blutdruck ist keine konstante Größe und schwankt sowohl im Tag-Nacht-Rhythmus als auch unter äußeren und inneren Einflüssen.

So werden die Werte beispielsweise in der Nacht beim Schlafen abgesenkt und steigen am Tag sowie bei körperlicher Anstrengung an. Auch seelische Belastungen treiben die Werte in die Höhe. Übersteigt der Blutdruck jedoch ständig Werte von

140/90 mmHg, handelt es sich um einen Bluthochdruck (med.: Hypertonie). Nur in bis zu 15 % aller Fälle löst eine Grunderkrankung wie etwa ein Nierenleiden oder eine hormonelle Störung die Hypertonie aus. Für den überwiegenden Teil lässt sich keine direkte Ursache finden. Mediziner sprechen dann von einer primären oder essenziellen Hypertonie. Doch auch wenn es keine organischen Gründe für die Krankheit gibt, sind inzwischen die begünstigenden Faktoren bekannt und wissenschaftlich belegt.

Risikofaktoren für Bluthochdruck sind:
- Übergewicht
- hoher Alkoholkonsum
- Bewegungsmangel
- Rauchen
- zu hoher Kochsalzverbrauch
- chronischer Stress

Diese Faktoren lassen sich gut ausschalten bzw. vermeiden. Hier liegt auch die große Chance für die Vorbeugung. Unvermeidlich ist dagegen eine erbliche Belastung, die

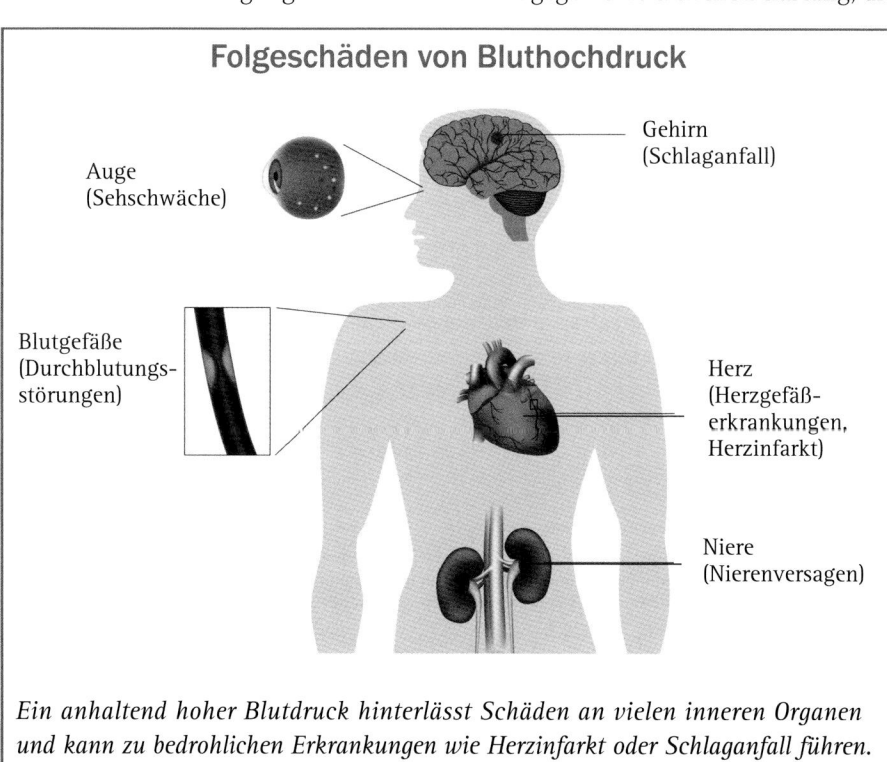

Folgeschäden von Bluthochdruck

Auge
(Sehschwäche)

Gehirn
(Schlaganfall)

Blutgefäße
(Durchblutungs-
störungen)

Herz
(Herzgefäß-
erkrankungen,
Herzinfarkt)

Niere
(Nierenversagen)

Ein anhaltend hoher Blutdruck hinterlässt Schäden an vielen inneren Organen und kann zu bedrohlichen Erkrankungen wie Herzinfarkt oder Schlaganfall führen.

ebenso eine Rolle spielt wie die mit dem Alter abnehmende Elastizität der Gefäß-wände.

Ignorieren Sie die Alarmsignale nicht

Bluthochdruck verursacht lange Zeit nur sehr unspezifische Beschwerden. Daher sollten Sie besonders achtsam sein und schon erste Anzeichen ernst nehmen.

Diese Warnzeichen sollten Sie kennen:

- Ein- und Durchschlafstörungen
- Kopfschmerzen
- innere Unruhe
- Potenzprobleme
- Ohrgeräusche
- Schwindel
- Nasenbluten
- Konzentrationsstörungen

Wenn Sie diese Anzeichen bei sich bemerken, sollten Sie unbedingt Ihren Blutdruck kontrollieren lassen und gegebenenfalls sofort aktiv werden.

Unbehandelt drohen schwere Folgeschäden

Auch wenn Sie vielleicht keinerlei Beschwerden durch erhöhte Blutdruckwerte haben, so richtet der hohe Druck dennoch Schaden in Ihrem Körper an (siehe Zeichnung auf Seite 45). Die bedrohlichsten Folgen der Hypertonie sind dabei sicher der Herzinfarkt oder der Schlaganfall. Damit es bei Ihnen gar nicht erst so weit kommt, sollten Sie unbedingt Ihren Blutdruck im Blick haben sowie bei erhöhten Werten rechtzeitig mit natürlichen Methoden und einer Änderung Ihres Lebensstils gegensteuern.

So wertet die WHO Ihren Blutdruck		
	systolisch (mmHg)	diastolisch (mmHg)
optimal	unter 120	unter 80
normal	unter 130	unter 90
hochnormal	130 bis 139	85 bis 89
leichte Hypertonie	140 bis 159	90 bis 99
mittelschwere Hypertonie	160 bis 179	100 bis 109
schwere Hypertonie	180 und höher	110 und höher

Testen Sie sich selbst:
Wie groß ist Ihr Risiko für Bluthochdruck?

Bluthochdruck gehört zu den Erkrankungen, die zusätzlich zu einer erblichen Veranlagung nicht unerheblich durch den persönlichen Lebensstil verursacht werden. Mit unserem Selbsttest können Sie herausfinden, ob bei Ihnen Faktoren vorliegen, die zu einem erhöhten Bluthochdruckrisiko führen. Beantworten Sie die folgenden Fragen ehrlich, und zählen Sie am Ende Ihre Ja-Antworten zusammen.

1. Liegt Ihr Bauchumfang über 88 cm (bei Frauen) bzw. 102 cm (bei Männern)? . . . . ☐ ja ☐ nein

2. Bestand bei einem oder beiden Elternteilen Bluthochdruck? . . . . ☐ ja ☐ nein

3. Haben Sie beruflich oder privat häufig Stress? . . . . ☐ ja ☐ nein

4. Sind Sie eher ein Bewegungsmuffel, der nicht so gerne Sport treibt? . . . . ☐ ja ☐ nein

5. Rauchen Sie mehr als fünf Zigaretten täglich? . . . . ☐ ja ☐ nein

6. Trinken Sie regelmäßig mehr als zwei alkoholische Getränke pro Tag? . . . . ☐ ja ☐ nein

7. Üben Sie eine sitzende Tätigkeit aus, und bewegen Sie sich eher wenig? . . . . ☐ ja ☐ nein

8. Essen Sie häufig Salziges, und salzen Sie Ihre Speisen eher großzügig nach? . . . . ☐ ja ☐ nein

9. Haben Sie anhaltende nervliche Belastungen wie finanzielle und/oder gesundheitliche Sorgen? . . . . ☐ ja ☐ nein

Ja-Antworten: . . . . ☐

Auswertung

0 bis 2 Ja-Antworten: Ihr Bluthochdruckrisiko ist eher gering. Achten Sie jedoch weiterhin auf eine gesunde Lebensweise mit viel Bewegung und versuchen Sie, Stress zu vermeiden.

3 bis 5 Ja-Antworten: Ihr Risiko, einen Bluthochdruck zu entwickeln, ist erhöht. Zwar können Sie eine erbliche Belastung nicht ändern, bluthochdruckfördernde Faktoren in Ihrem Lebensstil können Sie jedoch vermeiden. Sehen Sie sich genau an, aus welchen Bereichen Ihre Ja-Antworten stammen, und überlegen Sie, welche begünstigenden Faktoren Sie aktiv ausschalten können.

Mehr als 5 Ja-Antworten: Sie haben leider ein recht hohes Risiko für einen Bluthochdruck – vielleicht sind bei Ihnen auch schon zu hohe Blutdruckwerte festgestellt worden. Falls Sie Ihren Blutdruck schon länger nicht mehr gemessen haben, sollten Sie unbedingt einen Arzttermin vereinbaren. Alle vermeidbaren auslösenden Faktoren wie Genussmittel, Bewegungsmangel und eventuelles Übergewicht sollten Sie auszuschalten versuchen.

Gefäße unter Druck und ständig auf 180? Dem können Sie vorbeugen!

Eine eventuelle erbliche Vorbelastung für Bluthochdruck können Sie nicht ändern. Allerdings haben Sie es mit Ihrem Lebensstil in der Hand, wirkungsvoll gegenzusteuern und sonstige Risikofaktoren zu vermeiden.

Die meisten Risikofaktoren können Sie ausschalten

Im Jahr 2012 hat eine finnische Studie mit über 21.000 Teilnehmern ergeben, dass allein durch einen gesunden Lebensstil das persönliche Bluthochdruckrisiko auf ein Drittel gesenkt werden kann.

Dazu sind nach dieser Studie lediglich vier Lebensstilfaktoren zu beachten:
1. weniger als 50 g Alkohol (z. B. ½ Liter Wein) pro Woche
2. mindestens dreimal wöchentlich Bewegung in der Freizeit
3. täglicher Gemüsekonsum
4. Normalgewicht

Wenn Sie diese Vorgaben erfüllen, haben Sie schon sehr wirkungsvoll Vorbeugung gegen Bluthochdruck betrieben. Doch Sie können noch mehr tun, um zu verhindern, dass ein Bluthochdruck entsteht.

Die besten Maßnahmen zur Vorbeugung sind:
- regelmäßiger Sport und Bewegung
- Gewichtsreduktion bei Übergewicht
- Rauchverzicht

- gefäßschützende Ernährung
- moderater Umgang mit Alkohol
- geringer Salzkonsum
- Stressabbau

Wie Sie mit Ihrer Ernährung einem hohen Blutdruck entgegenwirken können, haben wir für Sie im Kasten unten zusammengestellt. Besonderes Augenmerk sollten Sie auf die Auswahl Ihrer Nahrungsfette legen.

Gesättigt? Ungesättigt? Die richtige Kombination zählt!

Tierische Fette, die reichlich gesättigte Fettsäuren enthalten, führen durch die Erhöhung des LDL-Cholesterinspiegels zu Gefäßablagerungen. Dadurch wird die Pumparbeit des Herzens erschwert, und der Druck in den Arterien erhöht sich. Einfach ungesättigte Fettsäuren, die z. B. in Ölen und Nüssen enthalten sind, senken den LDL-Cholesterinspiegel. Mehrfach ungesättigte Fettsäuren in Pflanzenölen und Fisch senken zwar das „böse" LDL-Cholesterin, führen jedoch in großen Mengen zu Oxidationsprozessen, die ihrerseits Gefäßablagerungen (Arteriosklerose) geradezu fördern. Die Deutsche Gesellschaft für Kardiologie empfiehlt daher, nicht mehr als 30 % des täglichen Energiebedarfs durch Fette zu decken, wobei die Zusammenstellung so aussehen sollte:

- 10 bis 20 % einfach ungesättigte Fettsäuren (z. B. in Oliven- oder Rapsöl)
- 10 % mehrfach gesättigte Fettsäuren (z. B. in Sonnenblumen-, Lein- oder Distelöl)
- weniger als 7 % gesättigte Fettsäuren

So ernähren Sie sich blutdruckfreundlich und herzgesund

- Essen Sie zu jeder Mahlzeit eine Portion **Obst oder Gemüse,** und bevorzugen Sie dabei Rohkost oder leicht Gedünstetes.
- Nehmen Sie täglich **fettarme Milchprodukte** wie Buttermilch, Kefir oder Magerquark zu sich.
- Bevorzugen Sie bei Brot, Reis und Nudeln **Vollkornprodukte.**
- Bringen Sie mindestens zweimal wöchentlich **fetten Fisch** wie Lachs, Hering oder Makrele auf den Tisch, der aufgrund seiner Omega-3-Fettsäuren blutdrucksenkend wirkt.
- **Beschränken** Sie Ihren **Fleischverzehr** auf zwei Portionen pro Woche.
- Ersetzen Sie tierische Fette wie Butter oder Schmalz durch **pflanzliche Öle.**

Übergewicht sollten Sie unbedingt abbauen

Zwar ist bekannt, dass Übergewichtige häufiger unter Bluthochdruck leiden als Schlanke: Warum das so ist, konnte jedoch erst 2013 ein Wissenschaftlerteam des Deutschen Instituts für Ernährungsforschung (DIfE) in Potsdam-Rehbrücke nachweisen.

Die Forscher stellten fest, dass bei Übergewichtigen ein bestimmtes Enzym (atriales natriuretisches Peptid, ANP), das für die Regulierung des Blutdrucks zuständig ist, nur unzureichend im Blut zirkuliert. Dieses Enzym sorgt normalerweise dafür, dass sich die Muskulatur der Gefäßwände entspannt und über die Nieren vermehrt Flüssigkeit ausgeschieden wird. Bei korpulenten Menschen produziert der Körper jedoch vermehrt Insulin, und hier liegt der Schlüssel für die blutdrucksteigernde Wirkung des Übergewichts. Denn die Forscher konnten erstmals zeigen, dass Insulin das Enzym ANP im Fettgewebe abbaut, wodurch die blutdrucksenkende Wirkung dieser Substanz verloren geht. Wenn Ihr Body-Mass-Index (BMI) über 30 liegt, sollten Sie daher unbedingt die Reißleine ziehen.

Damit sich kein Druck aufbaut: Lernen Sie, Nein zu sagen

Wenn Sie das nächste Mal eigentlich Nein sagen möchten und Angst haben, doch wieder nachzugeben, sollten Sie folgendermaßen vorgehen:

1. Lassen Sie sich nicht überrumpeln, und bitten Sie sich fünf Minuten Bedenkzeit aus.

2. Überlegen Sie, was Sie davon abhält, Nein zu sagen. Haben Sie Angst davor, nicht mehr gemocht zu werden beziehungsweise als herzlos zu gelten, oder befürchten Sie negative Konsequenzen?

3. Machen Sie sich klar, welchen Preis Sie für das ungewollte Ja zahlen. Sie werden weniger Zeit für Ihre eigenen Dinge haben, unter Stress geraten und sich anschließend schlecht fühlen, weil Sie wieder einmal nachgegeben haben.

4. Geben Sie sich die Erlaubnis zum Nein: Sie sind deshalb kein schlechter Mensch und haben das Recht, für sich selbst gut zu sorgen.

5. Rechtfertigen Sie sich nicht, aber zeigen Sie Verständnis. Sagen Sie beispielsweise: „Es tut mir leid, dass du so überlastet bist, aber ich kann dir heute nicht helfen."

Machen Sie regelmäßige Bewegung zu Ihrem Pflichtprogramm

Ein regelmäßiges Ausdauertraining hält Ihre Arterien elastisch. Dadurch bleiben die Gefäßwände entspannt, was den Druck in den Gefäßen reduziert. Zwar steigt der Blutdruck während des Sports an, er fällt jedoch nach dem Training wieder ab und steigt bei regelmäßiger Aktivität weder bei Belastung noch in Ruhe an.

Die besten Sportarten zum Herz-Kreislauf-Training sind:
- Joggen, Wandern
- Walking, Nordic Walking
- Schwimmen
- Radfahren

Wie Sie Ihr Programm zeitlich am besten aufbauen, zeigt Ihnen der folgende Kasten. Kampf- und Kraftsportarten wie Squash oder Gewichtheben sind zur dauerhaft sanften Blutdrucksenkung eher ungeeignet, denn sie führen zu plötzlichen Blutdruckspitzen.

Diese Trainingseinheiten empfehlen Experten

Wenn Sie mit einem moderaten **Ausdauertraining** beginnen, sollten Sie sich auf keinen Fall überfordern. Beginnen Sie mit kurzen Einheiten, und steigern Sie die Intensität nach dem folgenden Programm:

- 1. Woche: 3-mal 10 Minuten
- 2. Woche: 3-mal 15 Minuten
- 3. bis 6. Woche: 3-mal 20 Minuten
- ab der 7. Woche: 3-mal 30 Minuten

Kontrollieren Sie Ihren Herzschlag während des Trainings mit einer **Pulsuhr**. Den maximalen **Belastungspuls** können Sie nach der Faustregel „220 minus Lebensalter" berechnen. Bei einem moderaten Ausdauertraining sollten Sie jedoch maximal 70 bis 80 % dieses Wertes erreichen.

Hören Sie auf zu rauchen, und trinken Sie wenig Alkohol

Wenn Sie pro Tag mehr als ein Glas Rotwein oder zwei Gläser Bier trinken, erhöht sich die Spannung in Ihren Blutgefäßen und damit auch der Druck. Ebenso blutdruckerhöhend wirkt sich Nikotin aus. Bei jedem Zigarettenzug verengen sich die kleinen Widerstandsgefäße, was den Blutdruck in die Höhe treibt. Lassen Sie sich helfen, wenn Sie den Ausstieg aus der Sucht allein nicht schaffen. Mit Hilfe einer Hypnotherapie oder Akupunkturbehandlung hat schon manch einer das Laster endgültig hinter sich gelassen.

Unterschätzte Gefahr: Zu viel Salz im Essen

Was immer wieder einmal berichtet wurde, hat nun eine aktuelle Studie der Harvard-Universität in Boston/USA bestätigt: Ein zu hoher Salzkonsum lässt den Blutdruck nach oben schnellen und begünstigt dadurch sowohl tödliche Herzinfarkte als auch Schlaganfälle. Die Forscher hatten die Daten von 247 Beobachtungen zum Salzkonsum Erwachsener und 100 klinische Studien über die Auswirkungen von Salz auf den Blutdruck ausgewertet. Es zeigte sich, dass es allein im Jahr 2010 weltweit zu 2,3 Millionen Todesfällen infolge von Herz-Kreislauf-Erkrankungen durch Bluthochdruck gekommen war, die ausschließlich auf einen zu hohen Salzkonsum zurückzuführen waren. Die Wissenschaftler raten nun dazu, pro Tag nicht mehr als 1 Gramm Kochsalz zu verzehren.

Wie das Institut für Risikobewertung (IfR) angibt, nehmen auch die Deutschen zu viel Salz zu sich. Im Schnitt verzehrt jeder deutsche Mann 9 und jede deutsche Frau 6,5 Gramm Salz täglich. Wenn Sie Ihren Gefäßen zuliebe den Salzkonsum einschränken wollen, sollten Sie unbedingt auch das versteckte Salz in Käse, Wurst und Fertiggerichten in Ihre Berechnung mit einkalkulieren.

Hier versteckt sich reichlich Salz:
- Backwaren (z. B. ca. 1,5 g/100 g in Weißbrot und Rosinenstuten)
- Aufschnitt (bis zu 5 g/100 g in Räucherschinken und Salami)
- Fertigprodukte (bis zu 8 g/100 g in Konserven und Ketchup)

Sorgen Sie für einen Ausgleich zu Ärger und Stress

Wir leben in einer hektischen, schnelllebigen Zeit und geraten dadurch leicht unter Druck. Damit sich dieser Druck nicht im wahrsten Sinne des Wortes auf Ihre Blutgefäße überträgt, sollten Sie unbedingt ein entspannendes Gegengewicht schaffen. Respektieren Sie auch Ihre persönlichen Belastungsgrenzen, und muten Sie sich nicht mehr zu, als Sie verkraften. Sagen Sie öfter einmal Nein, wenn Ihnen etwas zu viel wird. Wie das geht, lesen Sie im Kasten auf Seite 49.

Wenn Sie sich unruhig und gestresst fühlen, sollten Sie Entspannungstechniken in Ihren Tagesablauf integrieren.

Mit diesen Entspannungsmethoden bauen Sie Druck ab:
- Meditation
- autogenes Training
- progressive Muskelentspannung
- Yoga

Die Entspannungstechnik Ihrer Wahl erlernen Sie am besten unter professioneller Anleitung, ehe Sie mit dem täglichen Praktizieren beginnen. Entsprechende Kurse werden unter anderem auch von den Krankenkassen angeboten.

Diagnose: Diese Untersuchungen macht der Arzt

Wenn Sie bei sich einen oder mehrere Warnhinweise auf einen zu hohen Blutdruck bemerkt haben, sollten Sie sich mit Ihrem Verdacht an einen Arzt wenden. Er kann leicht und schmerzlos durch gezielte Fragen und Blutdruckmessungen am Oberarm feststellen, ob Sie tatsächlich an einer Hypertonie leiden.

Das ist das Basisprogramm zur Bluthochdruck-Diagnose:
- Erhebung der Krankengeschichte und der Risikofaktoren (Anamnese)
- körperliche Untersuchung mit zweimaliger Blutdruckmessung
- 24-Stunden-Blutdruckmessung
- Laboruntersuchung von Blut und Urin zum Ausschluss von Grund- erkrankungen

2 Messungen an 2 Tagen führen zur Diagnose

Zunächst wird Ihr Arzt Sie bei Verdacht auf Bluthochdruck nach bestehenden Risi- kofaktoren, Ihrer erblichen Belastung und nach Ihrer Krankengeschichte fragen. Da- nach misst er Ihren Blutdruck an beiden Armen. Geringe Unterschiede in den

Messergebnissen sind normal; bei einem Seitenunterschied von mehr als 10 mmHg des oberen Werts wird der Arzt Sie genauer auf eventuelle Gefäßerkrankungen hin untersuchen. In jedem Fall wird nach ein paar Minuten eine zweite Messung an dem Arm vorgenommen, der die höheren Blutdruckwerte ergeben hat. Eine alleinige Messung ist nicht aussagekräftig genug. Manche Patienten zeigen beispielsweise das sogenannte Weißkittel-Phänomen, bei dem der Blutdruck automatisch in die Höhe schnellt, sobald ein Arzt die Messung vornimmt.

Wenn bei diesen ersten Messungen erhöhte Werte ermittelt wurden, muss eine zweite Messung an einem anderen Tag erfolgen, um die vorläufige Diagnose zu erhärten.

Haben die Messergebnisse an beiden Tagen jeweils Werte ergeben, die höher als **140 mmHg systolisch** und/oder 90 mmHg diastolisch sind, liegt nach der Definition der Weltgesundheitsorganisation (WHO) eine **arterielle Hypertonie** vor.

Genauen Aufschluss gibt eine 24-Stunden-Blutdruckmessung

Um festzustellen, ob Ihr Blutdruck wirklich ständig erhöht ist oder ob Sie nur in bestimmten Stresssituationen mit einer Druckerhöhung reagieren, kann Ihr Arzt eine Langzeit-Blutdruckmessung an-ordnen.

Dazu werden Sie mit einer Blutdruck-manschette versehen, die mit einem kleinen Gerät (siehe Foto rechts), das unauffällig am Körper befestigt wird, verbunden ist. Tagsüber pumpt sich die Manschette alle 15 Minuten, in der Nacht jede halbe Stunde automatisch auf: Dann misst das Gerät den Blut-druck und zeichnet ihn auf.

Während dieser 24 Stunden gehen Sie ganz normal Ihrem Tagesablauf nach und protokollieren, was Sie gerade tun und wann Sie sich besonders anstren-gen.

Verkabelt

Mit einer Langzeit-Blutdruckmessung werden alle Schwankungen Ihres Blut-drucks 24 Stunden lang registriert. Das kleine Messgerät tragen Sie ganz un-auffällig am Körper.

Die Daten dieser Langzeitmessung geben Ihrem Arzt Auskunft über die **Schwankungsbreite Ihrer Druckwerte** und die Ausprägung Ihres Hochdrucks. Gleichzeitig zeigen sie ihm auch, wo er mit seiner Behandlung am erfolgreichsten ansetzen kann.

Weitere Untersuchungen schließen Grunderkrankungen aus

Wenn durch die Blutdruckmessungen eindeutig festgestellt worden ist, dass bei Ihnen eine Hypertonie vorliegt, wird Ihr Arzt zunächst anhand von Laboruntersuchungen eine dem Hochdruck zugrunde liegende Erkrankung ausschließen.

Diese Untersuchungen prüfen eine Grunderkrankung:
- Urinuntersuchung auf Art und Menge der Eiweißausscheidung
- Blutuntersuchungen (unter anderem Schilddrüsenhormone, Kalium und Kreatinin)
- Ultraschalluntersuchung des Bauchraums

Haben sich hier keine krankhaften Befunde ergeben, gehören Sie zu den über 90 % der Hochdruckpatienten, die an einer primären Hypertonie leiden. Nun wird Ihr Arzt noch prüfen, ob der hohe, bisher unbehandelte Blutdruck bereits zu Schäden geführt hat.

Ergänzende Tests decken Folgeschäden auf

Wenn Sie schon längere Zeit an einer Hypertonie leiden, ohne es zu wissen, kann der ständig erhöhte Druck bereits Spuren an den verschiedensten Organen hinterlassen haben. Um hier eventuelle Schäden zu finden, können ergänzende Untersuchungen notwendig werden.

Da Bluthochdruck die Gefäße schädigt, kommt es mit der Zeit auch zu Veränderungen an den feinen Blutgefäßen im Auge. Mit einer Spiegelung des Augenhintergrunds kann ein Augenarzt für Sie vollkommen schmerzfrei eventuelle Gefäßveränderungen feststellen.

Auch das Herz wird durch den zu hohen Druck belastet und reagiert darauf mit einer Wandverdickung. Diese Veränderung sieht Ihr Arzt in einer Ultraschalluntersuchung des Herzens.

So wird ein Bluthochdruck schulmedizinisch behandelt

Ziel jeder Behandlung eines zu hohen Blutdrucks ist es, das Risiko für gravierende Folgeerkrankungen wie einen Schlaganfall oder Herzinfarkt zu verringern. Insbesondere wenn weitere Risikofaktoren für Herz-Kreislauf-Erkrankungen wie Diabetes, Rauchen oder Übergewicht vorliegen, kommt der Blutdrucksenkung auf normale Werte eine große Bedeutung zu.

Ohne Ihre Mitwirkung geht es auch in der Schulmedizin nicht

Wenn Ihr Blutdruck dauerhaft zu hoch ist, wird der Arzt Sie zunächst bitten, Ihren Lebensstil anzupassen sowie alle blutdrucksteigernden Faktoren auszuschalten.

Zur Blutdrucksenkung sollten Sie auf jeden Fall

- Ihre Ernährung auf eine salzarme, ausgewogene Kost mit viel Obst und Gemüse sowie wenig tierischen Fetten umstellen,
- eventuelles Übergewicht abbauen,
- zwei- bis dreimal pro Woche mindestens 30 Minuten lang körperlich aktiv sein,
- das Rauchen einstellen,
- wenig Alkohol trinken,
- Stress reduzieren und für ausreichenden Schlaf sorgen.

Bei einem leicht erhöhtem Blutdruck reichen diese Maßnahmen häufig schon aus, um die Werte zu normalisieren. Auch bei höheren Blutdruckwerten unterstützt ein aktiver, gesunder Lebensstil die medikamentöse Behandlung.

Manchmal kommen Sie um Medikamente nicht herum

In der Behandlung eines Bluthochdrucks wird ein **Zielwert** von **unter 140/90 mmHg** angestrebt. Wenn Sie an einem Diabetes leiden, sollte der diastolische Wert nicht höher als 85 sein. Sind diese Werte allein durch eine Änderung des Lebensstils nicht zu erreichen, wird Ihnen Ihr Arzt Medikamente verordnen.

Hierzu stehen ihm **verschiedene** Medikamenten- und **Wirkstoffgruppen** zur Verfügung, die sich in ihren Wirkungen und auch Nebenwirkungen unterscheiden. Eine Zusammenstellung der aktuellsten Medikamente zur Blutdrucksenkung haben wir für Sie in der Übersicht auf Seite 59 zusammengestellt.

Blutdruckmedikamente können am Anfang Beschwerden verursachen

Es ist möglich, dass Sie sich in der ersten Zeit der Einnahme nicht wohl fühlen. Das liegt daran, dass sich Ihr Körper an den erhöhten Blutdruck gewöhnt hat und sich erst langsam **auf die niedrigeren Werte einstellen** muss. Nehmen Sie daher Ihre Medikamente auch in dieser Umstellungsphase regelmäßig nach Plan ein.

Achtung! Setzen Sie nie eigenmächtig vom Arzt verordnete Blutdrucksenker ab. Der anschließende Blutdruckanstieg könnte gefährlich werden.

Wenn Nebenwirkungen wie etwa Reizhusten auftreten, müssen Sie nicht den Helden spielen. Informieren Sie Ihren Arzt darüber, damit er eventuell auf ein anderes Mittel umsteigen kann.

Häufig werden mehrere Mittel miteinander kombiniert

Zu Beginn versucht Ihr Arzt meistens, die gewünschte Blutdrucksenkung mit nur einem Mittel zu erreichen. Häufig ist es jedoch erforderlich, mehrere Medikamentengruppen miteinander zu kombinieren. So benötigt jeder dritte Bluthochdruckpatient drei verschiedene Medikamente, um seine Werte zu normalisieren. Da sich die blutdrucksenkenden Eigenschaften der verschiedenen Substanzen gegenseitig verstärken, können die Mittel meistens auch niedriger dosiert werden, was auch weniger Nebenwirkungen zur Folge hat.

Oft Bestandteil der Pillen-Kombi: „Wassertabletten"

Eine der gängigsten medikamentösen Verordnungen zur Blutdrucksenkung ist die Kombination von einem ACE-Hemmer, A-1-Rezeptor-Antagonisten oder Renin-Hemmer mit einem Diuretikum, das im Volksmund gern Wassertabletten genannt wird.

Diese Tabletten führen zu einer vermehrten Harnproduktion in den Nieren und dadurch auch zu einer erhöhten Flüssigkeitsausscheidung. Der in der Folge entstehende häufige Harndrang wird von vielen Patienten als äußerst lästig empfunden, weshalb sie kaum noch trinken, um nicht so häufig zur Toilette zu müssen.

Achtung! Verringern Sie auf keinen Fall die tägliche Trinkmenge, wenn Sie ein Diuretikum einnehmen. Der Druck in den Blutgefäßen kann nicht gesenkt werden, wenn Sie keine Flüssigkeit zu sich nehmen und die Nieren nicht arbeiten können.

Der letzte Ausweg: Ein operativer Eingriff

Wenn die Zielwerte trotz der Gabe von drei oder mehr Bluthochdruckmitteln, von denen mindestens eines ein Diuretikum ist, nicht erreicht werden, sprechen Mediziner von einer therapieresistenten Hypertonie. Ein solcher, nicht auf Medikamente ansprechender Bluthochdruck liegt bei 20 bis 30 % aller Hypertoniker, besonders aber im höheren Lebensalter und bei starkem Übergewicht, vor. Teilweise ist diese Therapieresistenz die Folge eines ungesunden Lebensstils mit hohem Konsum von Genussmitteln wie Alkohol und Tabak, in manchen Fällen ist auch eine unregelmäßige Medikamenteneinnahme oder eine bisher unbekannte Grunderkrankung die Ursache.

In etwa 5 % der Fälle liegt jedoch eine echte Therapieresistenz vor – und in diesem Fall ist ein operativer Eingriff die letztmögliche Lösung. Hierzu werden Nierennerven, die den Blutdruck in die Höhe treiben, mit Hochfrequenzstrom verödet. Diese sogenannte **renale Denervation** erfolgt mittels eines Katheters, der von der Leiste in die Nierenarterie vorgeschoben wird. Mit dieser neuen Technik, die nur in einigen Hochdruckzentren praktiziert wird, kann der Blutdruck um etwa 25 mmHg gesenkt werden. Allerdings liegen zu dieser Methode noch keine gesicherten Langzeituntersuchungen vor.

Wie Sie Ihren Blutdruck natürlich senken können

Die Schulmedizin sucht nach neuen Wegen, dem Hochdruck Einhalt zu gebieten – und landet bei der Naturheilkunde! Renommierte Forschungszentren wie beispielsweise die Charité in Berlin beschäftigen sich zurzeit verstärkt mit der Wirkung natürlicher Methoden.

Mit diesen Methoden senkt die Naturheilkunde den Blutdruck:
- Ausleitungsverfahren (z. B. Schröpfen, Aderlass)
- Ernährungstherapie
- orthomolekulare Medizin
- Entspannungstechniken
- Sport und Bewegung
- Homöopathie
- Phytotherapie
- Hydrotherapie

Wie Sie mit Ihrer Ernährung gesunde Blutdruckwerte fördern, lesen Sie im Beitrag auf Seite 49. Die bewährtesten homöopathischen Blutdrucksenker haben wir für Sie ab Seite 63 zusammengestellt.

Die aktuellen Blutdrucksenker im Überblick

Wirkstoff	Wirkung	Nebenwirkungen
Diuretika, Thiazide: Hydrochlorothiazid (z. B. HTC, Disalunil®), Indapamid® (z. B. von Stada, ratiopharm)	fördern die Wasser- und Salzausscheidung über die Nieren	häufiger Harndrang
Beta-Blocker: Metoprollol (z. B. Beloc®, zok, Metaprolol von Heumann, Stada), Bisoprolol (z. B. Concor®, Bisaprolol von Stada, AWD)	blockieren die Andockstelle am Herzen für blutdrucksteigernde Stresshormone wie Adrenalin und Noradrenalin	Atemnot, Verlangsamung des Herzschlags
Kalzium-Antagonisten: Amlodipin (z. B. von Stada, Hexal), Verapramil (z. B. Isoptin®, Falicard®), Nitrendipin (z. B. von Stada, AWD)	entspannen die Muskeln der Gefäßwände und des Herzens	Wassereinlagerungen, Kopfschmerzen, Verlangsamung des Herzschlags
ACE-Hemmer: Ramipril (z. B. Delix®, Vesdil®), Lisinopril (z. B. von Sandoz, Stada)	unterdrücken die Bildung des Hormons Angiotensin II, das die Gefäße verengt	Reizhusten
AT-1-Rezeptor-Antagonisten: Valsartan (z. B. Biovas®, Diovan®), Candesartan (z. B. Atacand®, Blopress®)	blockieren die Wirkung des Hormons Angiotensin II an den Andockstellen im Gewebe	so gut wie keine
Renin-Hemmer: Aliskiren (Rasilez)	ähnliche Wirkung wie ACE-Hemmer	Durchfall, Hautausschlag

Warme Wannenbäder halten den Blutdruck in Schach

Bei der Suche nach sanften und dennoch wirkungsvollen Maßnahmen, um einen zu hohen Blutdruck zu vermeiden, sind Forscher der Berliner Charité auf eine ganz einfache Methode gestoßen: warme Vollbäder. Im Rahmen einer Studie aus dem Jahr 2013 stellten die Wissenschaftler fest, dass bereits **zwei warme Wannenbäder** pro Woche ausreichen, um den Blutdruck nachhaltig zu drosseln.

Die Wanne sollte dazu so groß sein, dass Sie bis zum Hals ins Wasser eintauchen können und die Badetemperatur mit etwa 36,5 °C angenehm warm sein. Der blutdrucksenkende Effekt eines solchen Bades entsteht zum einen durch die gefäßerweiternde Wärme, zum anderen auch durch das Gewicht des Wassers, das auf den Körper einwirkt. Durch diesen Druck fließt mehr Blut zum Herzen zurück, was zu einer Dehnung der Herzkammer führt. Das wiederum hat die Ausschüttung von Hormonen zur Folge, die in den Nieren eine verstärkte Wasser- und Kochsalzausschüttung bewirken.

Es stellte sich heraus, dass der blutdruckregulierende Effekt umso länger anhielt, je öfter die Bäder gemacht worden waren. Bereits nach acht Wochen war die Blutdrucksenkung genauso anhaltend wie durch die regelmäßige Einnahme eines Medikaments. Allerdings funktionierte diese Maßnahme nur bei 70 % der Studienteilnehmer. Doch diese Quote trifft genauso auch auf blutdrucksenkende Medikamente zu.

Ein Aderlass nimmt den Druck aus den Gefäßen

Der Aderlass ist eines der ältesten naturheilkundlichen Verfahren und erlebt zurzeit eine echte Renaissance. Vor einigen Monaten haben Forscher der Berliner Charité im Rahmen einer Studie die Wirkung dieser Methode auf Bluthochdruckpatienten untersucht und sind dabei zu erstaunlichen Ergebnissen gekommen.

Die Wissenschaftler hatten 64 übergewichtige Bluthochdruckpatienten in zwei Gruppen aufgeteilt. Die eine Hälfte erhielt zweimal im Abstand von vier Wochen einen Aderlass, bei dem ihnen jeweils 300 ml Blut abgenommen wurden. Die andere Hälfte erhielt keine Therapie und diente als Kontrollgruppe.

Sechs Wochen danach wurden die Blutdruckwerte der beiden Gruppen miteinander verglichen. Dabei zeigte sich, dass der **obere Blutdruckwert** bei den Aderlass-Probanden im Durchschnitt **um 16 mmHg gesunken** war. Das entspricht einer stärkeren Absenkung, als man sie in Studien mit chemischen Blutdrucksenkern wie ACE-Hemmern und Betablockern findet. Eine weitere, größere Studie soll nun klären, ob regelmäßiges Blutspenden eine wirksame Strategie gegen Bluthochdruck sein kann.

Olivenblattextrakt wirkt genauso gut wie ACE-Hemmer

Im Jahr 2011 konnten Forscher der Universität von Jakarta/Indonesien nachweisen, dass Olivenblattextrakte den Blutdruck genauso wirksam senken wie ein ACE-Hemmer (Captopril®). An dieser Studie nahmen 180 Bluthochdruckpatienten teil, deren Werte im Durchschnitt bei 149/93 mmHg lagen.

Gefäßerweiternde Knolle

Knoblauch kann die Arterien erweitern und entspannen. 900 bis 1.200 mg Knoblauchextrakt als Fertigpräparat (z. B. Sapec, Kwai forte) können Ihre Blutdruckbehandlung daher sinnvoll unterstützen.

Die Hälfte der Probanden erhielt acht Wochen lang täglich 500 mg Olivenblattextrakt, die andere Hälfte wurde mit dem ACE-Hemmer behandelt. Die Ergebnisse waren identisch: In beiden Gruppen war der systolische Wert durchschnittlich um 12 mmHg und der diastolische Wert um 5 mmHg gesunken. Verantwortlich für die Wirkung des Pflanzenextrakts ist das in den Olivenblättern enthaltene Oleorupein, das die Produktion von Stickstoffmonoxid (NO) erhöht und die Gefäße erweitert.

Olivenblattextrakt erhalten Sie in Pulver- und Kapselform als Nahrungsergänzungsmittel in der Apotheke.

Bewegung hilft, den Blutdruck zu senken

Das Institut für Qualität und Wirtschaftlichkeit im Gesundheitswesen (IQWiG) hat im Jahr 2011 acht Studien analysiert, die sich mit dem Einfluss von Bewegung und körperlicher Aktivität auf den Blutdruck beschäftigten. In diesen Studien wurde jeweils eine Gruppe von Hochdruckpatienten angewiesen, sich zu bewegen; eine Kontrollgruppe sollte ihre körperliche Aktivität hingegen nicht steigern.

Die Auswirkung dieser Aktivitäten wurde untersucht:

- Radfahren
- Laufen
- Wandern
- Schwimmen

In allen Studien zeigte sich, dass der Blutdruck durch die gesteigerte Bewegung abfiel. Im Durchschnitt sank der obere Wert dabei um etwa 8 mmHg (z. B. von 145/80 auf 137/80).

Eine Beeinflussung des unteren Blutdruckwerts durch die körperliche Aktivität ließ sich aus der Datenanalyse nicht ableiten. Ebenso blieb leider unklar, wie viel und wie häufig man sich bewegen muss, um den Blutdruck um einen bestimmten Wert zu senken.

Die Wissenschaftler sind sich allerdings dennoch einig, dass regelmäßige Bewegung unbedingt zur Therapie eines hohen Blutdrucks gehört.

Setzen Sie auf Meditation und beruhigende Musik

Dass sich Entspannungstechniken wie etwa autogenes Training und Yoga günstig auf einen hohen Blutdruck auswirken, ist in zahlreichen Studien nachgewiesen worden. Besonders geeignet zur begleitenden Hochdrucktherapie scheint allerdings Meditation zu sein. Diese Entspannungsmethode wird auch von der Deutschen Hochdruckliga empfohlen.

Runterfahren

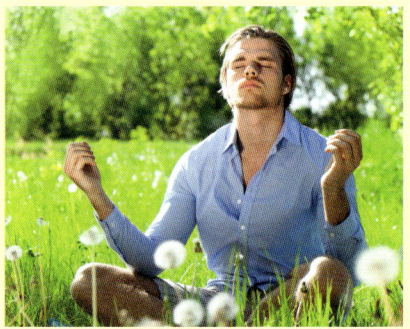

Setzen Sie sich einfach still in einer bequemen Haltung hin, schließen Sie die Augen, und beobachten Sie, wie Ihre Gedanken kommen und gehen. Lassen Sie aufkommende Gedanken sofort los, und verfolgen Sie sie nicht. Werten Sie auch aufkeimende Gefühle und Stimmungen wie etwa Ungeduld oder Unruhe nicht, sondern beobachten Sie nur, was Sie fühlen. Führen Sie diese kleine Meditation einmal täglich zehn Minuten lang durch.

Wie einfach Sie mit dieser Technik arbeiten können, erklären wir Ihnen im Kasten auf Seite 62.

Forscher der Universität von Florenz/Italien haben nachgewiesen, dass sich ein zu hoher Blutdruck auch mit einer **Kombination** aus **klassischer Musik** und **Bauchatmung** senken lässt. Die Wissenschaftler führten ihre Untersuchung mit 48 Bluthochdruckpatienten durch, die zwischen 45 und 70 Jahren alt waren. 28 Probanden wurden angewiesen, täglich 30 Minuten lang klassische keltische oder indische Musik, die rhythmisch und gleichförmig war, zu hören. Dabei sollten die Studienteilnehmer ruhig und langsam in den Bauch atmen.

Die anderen Studienteilnehmer dienten als Kontrollgruppe. Tatsächlich konnten die Forscher in der Musikgruppe bereits nach einer Woche eine leichte Blutdrucksenkung beobachten. Dieser Effekt hatte sich nach vier Wochen noch weiter verstärkt.

Diese homöopathischen Mittel senken den Blutdruck

Träufeln Sie bei einem plötzlichen Blutdruckanstieg von dem ausgewählten Mittel **drei Tropfen** in der **Potenz LM VI** direkt auf die Zunge.

- **Aconitum** ist das beste Mittel bei einem plötzlichen Blutdruckanstieg, der mit Angst und einem harten Puls einhergeht.
- **Arnica** wird Ihnen helfen, wenn Sie durch den Druckanstieg ein hochrotes Gesicht, Ohrensausen und/oder Nasenbluten bekommen.
- **Secale** kommt in Frage, wenn Sie aufgrund der Druckerhöhung frösteln und ein Kribbeln in den Händen oder Beinen verspüren.
- **Viscum** ist angezeigt bei Schwindel, Unruhe und schlechtem Schlaf durch zu hohe Blutdruckwerte.

Für eine dauerhafte Blutdrucksenkung benötigen Sie Ihr konstitutionelles Mittel, das Sie von einem erfahrenen Homöopathen bestimmen lassen sollten.

Studien belegen: Mineralien und Vitamin D sind potente Blutdrucksenker

Häufig wird übersehen, dass ein zu hoher Blutdruck auch durch einen Vitamin- oder Mineralstoffmangel begünstigt wird. Mit der Zufuhr ausgewählter Vitalstoffe können Sie Ihre natürliche Behandlung daher wirkungsvoll unterstützen.

Magnesium sollte immer Teil der Therapie sein

Damit sich die Muskulatur der Gefäßwände entspannen kann, benötigt sie Stickstoffmonoxid (NO), Energie (Adenosintriphosphat, ATP) und Magnesium. Da der Blutdruck durch die Entspannung der Arterien sinkt, wirkt sich die Zufuhr von Magnesium günstig auf einen zu hohen Blutdruck aus.

Das belegte auch eine im Jahr 2012 veröffentlichte Studie der Universität von Hertfordshire/Großbritannien. Die Forscher hatten die Daten von 144 Studien ausgewertet, bei denen die Probanden im Schnitt 430 mg (120 bis 973 mg) Magnesium pro Tag erhalten hatten. Durch diese Substitution wurden sowohl der obere als auch der untere Blutdruck um 3 bis 4 mmHg gesenkt. Größere Effekte ergaben sich bei höheren Dosierungen (über 370 mg pro Tag). Wir empfehlen Ihnen daher, in jedem Fall täglich 400 bis 600 mg Magnesium in Form von Fertigpräparaten zu sich zu nehmen.

Vitamin D hemmt gefäßverengende Botenstoffe

Vitamin D hat eine hormonähnliche Wirkung und unterstützt durch die Hemmung gefäßverengender Botenstoffe (unter anderem Angiotensin II) die Weitstellung der Arterien. Eine dänische Studie mit 130 Hypertoniepatienten wies im Jahr 2012 nach, dass durch die Gabe von 3.000 Internationale Einheiten (I. E.) des Sonnenvitamins der systolische Blutdruck im Vergleich zu einer Gruppe, die ein Scheinmedikament erhalten hatte, um 7 mmHg gesenkt werden konnte. 1.000 I. E. Vitamin D in Form von Fertigpräparaten können Sie durchaus in Eigenregie einnehmen. Höhere Dosen sollten Sie unbedingt mit Ihrem Arzt abstimmen.

Arginin und Coenzym Q10 wirken gefäßerweiternd

Die Innenwände der Blutgefäße sind mit einer feinen Zellschicht ausgekleidet, die Endothel genannt wird. In diesen Zellen findet unter anderem die Bildung des Stickstoffmonoxids (NO) statt, das zur Entspannung der Blutgefäße gebraucht wird. Sowohl das Coenzym Q 10 als auch die Aminosäure Arginin unterstützen die Produktion der Endothelzellen und schaffen dadurch eine wesentliche Voraussetzung zur Blutdrucksenkung. Coenzym Q 10 liefert zusätzlich noch die ebenfalls für die Gefäßentspannung wichtige Energie.

Wie positiv sich Coenzym Q 10 auf einen zu hohen Blutdruck auswirkt, zeigte schon 2007 eine Studie der Universität Melbourne/ Australien. Hier ergab die Auswertung von zwölf Studien eine Senkung des oberen Blutdrucks von 17 mmHg durch die Einnahme von Coenzym Q 10 (100 bis 250 mg pro Tag) im Vergleich zu einer Placebo-Gruppe; der untere Wert sank um 10 mmHg.

Richtiges Messen, richtige Werte

Lassen Sie sich in der Apotheke oder von einem Arzt zeigen, wie Sie das Gerät richtig anlegen.

Oft unterschätzt: Kalium

Kalium reguliert gemeinsam mit Natrium den Flüssigkeitshaushalt. Dabei bindet Natrium als Natriumchlorid im Kochsalz Flüssigkeit, Kalium sorgt als Gegenspieler für eine erhöhte Ausscheidung von Natrium und verringert dadurch die Wasserbindung. Ein ausgewogenes Verhältnis der beiden Mineralien ist daher eine wichtige Maßnahme zur Blutdrucksenkung. Insbesondere wenn Sie Entwässerungstabletten einnehmen, benötigen Sie eine Extraportion Kalium, da die Diurektika häufig die Kalium-Ausscheidung mit dem Urin erhöhen.

Am bequemsten führen Sie den Mineralstoff zu, indem Sie Ihre Speisen mit einem kaliumreichen und gleichzeitig natriumarmen Salz (z. B. Pan-Salz oder Dr. Jacob's Blutdruck-Salz) würzen.

Kalzium stärkt nicht nur Ihre Knochen

Vielleicht denken Sie an feste Knochen und gesunde Zähne, wenn Sie an Kalzium denken. Das ist auch richtig, doch der Vitalstoff kann mehr. Wie eine der größten wissenschaftlichen Ernährungsstudien der USA (DASH-Studie) ergeben hat, kann ein Mangel an diesem Mineralstoff auch einen Bluthochdruck begünstigen. Über 20 Jahre hatten die amerikanischen Wissenschaftler in dieser Studie das Ernährungsverhalten von mehr als 17.000 Erwachsenen beobachtet – im Durchschnitt nahmen die Probanden pro Tag etwa 700 mg Kalzium zu sich. Bei der Auswertung der Daten zeigte sich, dass Studienteilnehmer mit einer durchschnittlichen Kalziumaufnahme von 1.200 mg ein um 40 % geringeres Risiko für Bluthochdruck hatten als die Probanden, die weniger Kalzium zu sich genommen hatten.

Auch wenn es paradox erscheint: Die Gefäßwände entspannen sich

Vielleicht sind Sie jetzt verwirrt, denn in der Schulmedizin werden doch sogenannte Kalzium-Antagonisten gegen Bluthochdruck eingesetzt, damit nicht zu viel Kalzium in die Muskelzellen der Gefäßwände strömt und sich dadurch die Gefäße nicht anspannen.

Doch die Forscher gehen davon aus, dass eigentlich ein Mangel an Kalzium die wirkliche Ursache für die erhöhte Gefäßspannung ist. Durch einen Mangel an diesem Mineral kommt es zu einem Missverhältnis zwischen dem Kalziumgehalt in den Zellen selbst und im extrazellulären Raum. Dadurch verengen sich die Muskelzellen

Diese Vitalstoffe senken den Blutdruck		
Vitalstoff	Wirkung	Tagesdosis*
Kalium	entspannt die Muskulatur der Gefäße	0,5 bis 2 g
Magnesium	entspannt die Muskulatur der Gefäße	400 bis 600 mg
Vitamin D	hemmt gefäßverengende Botenstoffe	1.000 bis 2.000 I. E.
Arginin	regt die Bildung von gefäßerweiterndem Stickstoffmonoxid (NO) an	2 bis 4 g
Omega-3-Fettsäuren	verbessert die Fließeigenschaften des Blutes	2 bis 4 g als Fischöl
Coenzym Q10	liefert Energie in Form von ATP	100 bis 150 mg
* Die angegebenen Dosierungen sollten Sie nicht in Eigenregie einnehmen, sondern mit Ihrem behandelnden Arzt absprechen.		

und damit auch die Gefäße. Wird der Mangel ausgeglichen, kommt das Kalziumverhältnis wieder ins Gleichgewicht, und die Muskelzellen in den Gefäßwänden können sich wieder entspannen.

Achten Sie auf das Kalzium-Phosphat Verhältnis

Untersuchungen zufolge leiden etwa 60 % der Deutschen unter einem Kalziummangel. Das liegt zum Teil an der Ernährung, teilweise aber auch daran, dass wir zu viel Phosphat, beispielsweise in Cola und Schmelzkäse, zu uns nehmen, was dem Körper Kalzium entzieht und den Mangel verstärkt. Achten Sie darauf, dass Sie auch Ihrem Blutdruck zuliebe täglich etwa 1.000 bis 1.200 mg Kalzium zu sich nehmen.

Blutdrucksenker Fischöl

Die blutdrucksenkenden Omega-3-Fettsäuren können Sie entweder mit zwei bis drei Portionen Seefisch pro Woche zu sich nehmen, oder Sie greifen zu Fischölkapseln aus dem Drogeriemarkt.

Kalzium ist reichlich enthalten in:
- Milch, Joghurt, Quark
- Käse (z. B. Emmentaler, Mozzarella, Camembert)
- grüne Gemüse (z. B. Blattspinat, Brokkoli, Porree)
- Kräuter (z. B. Löwenzahn, Petersilie)

Eine ergiebige Quelle sind auch kalziumreiche Mineralwässer (z. B. Steinsieker und Gerolsteiner stille Quelle).

Sesam- und Reiskeimöl senken Ihren Blutdruck

Patienten mit Bluthochdruck können einfache Umstellungen der Lebensweise oft besser helfen als Medikamente. Das zeigt erneut eine Studie der Universität Fukuoka/Japan, die im September 2012 auf dem amerikanischen Herz-Kongress in Washington präsentiert wurde. Die Wissenschaftler behandelten 150 Patienten sechs Wochen lang mit dem Blutdrucksenker Nifedipin (einem Kalziumkanalblocker). Eine gleich große Gruppe verwendete stattdessen täglich 35 g einer Ölmischung aus

Sesam- und Reiskeimöl als Salatdressing. Das Ergebnis: In beiden Gruppen sank der Blutdruck um etwa 15 mmHg (bezogen auf den „oberen", systolischen Wert). Zusätzlicher Nebeneffekt der Ölmischung: Der Cholesterinwert und die Neutralfette (Triglyceride) im Blut sanken um 26 bzw. 13 %.

Die in der Studie verwendete Ölmischung ist in Deutschland nicht auf dem Markt. Sie können sich das Öl jedoch leicht selbst herstellen, indem Sie Sesam- und Reiskeimöl (z. B. aus dem Reformhaus oder Bioladen) zu gleichen Teilen mischen. Beide Öle sind reich an mehrfach ungesättigter Linolsäure. Das trifft z. B. auf Distel- oder Sonnenblumenöl ebenfalls zu. Auch von diesen Ölen ist daher ein ähnlicher Effekt auf Ihren Blutdruck zu erwarten.

Blutdruck-Selbstkontrolle: So machen Sie es richtig

Regelmäßige Messungen des Blutdrucks sind unverzichtbar in der Behandlung des Bluthochdrucks, denn die zu Hause selbst gemessenen Werte sind aussagekräftiger als die beim Arzt ermittelten. Doch was so einfach klingt, hat seine Tücken – und so mancher Fehler bei den Messungen kann zu falschen Werten führen.

Oberarm oder Handgelenk? Sie haben die Wahl

Bei den zur Selbstmessung erhältlichen Blutdruckmessgeräten können Sie im Wesentlichen zwischen zwei Varianten wählen: einem Gerät, das die Werte mittels einer Manschette am Oberarm ermittelt, und einem Gerät, das den Blutdruck am Handgelenk misst. Zwar scheint die Handgelenkmessung auf den ersten Blick am einfachsten – sie führt jedoch aufgrund der möglichen unterschiedlichen Handhaltungen eher zu Messfehlern.

Wenn Sie sich für die Oberarmmessung entscheiden, sollten Sie die Manschette zwei Querfinger oberhalb der Ellenbeuge so anlegen, dass noch ein Finger bequem unter die geschlossene Manschette passt.

Der Messarm sollte immer in Herzhöhe liegen

Am besten messen Sie Ihren Blutdruck zweimal täglich stets zu denselben Tageszeiten. Setzen Sie sich dazu entspannt hin, und schlagen Sie die Beine nicht übereinander, da sonst durch die Muskelanspannung der Blutdruck steigen würde. Warten Sie fünf Minuten, ehe Sie mit der Messung beginnen.

Achten Sie unbedingt darauf, dass sich der Messpunkt an Arm oder Handgelenk in Herzhöhe befindet. Liegt dieser Punkt tiefer, erhalten Sie zu hohe Werte, befindet er sich über dem Herzen, sind die Werte zu niedrig. Als Faustregel gilt: Je 10 cm unterhalb der Herzhöhe gemessen, liegt der obere Blutdruckwert um 8 mmHg zu hoch.

Diese Fehler sollten Sie vermeiden:
- Legen Sie die Manschette nicht über der Kleidung an, da Sie dadurch unzuverlässige Werte erhalten würden.
- Messen Sie Ihren Blutdruck nicht unmittelbar nach dem Essen, da die Werte durch den Verdauungsprozess zu niedrig sind.
- Trinken Sie eine Stunde vor der Messung keinen Kaffee oder Alkohol, und rauchen Sie nicht.
- Lassen Sie den Messarm nicht herabhängen, sondern legen Sie ihn bequem auf einen Tisch, damit der Messpunkt in Herzhöhe ist.

Achten Sie auch darauf, dass die Manschette Ihres Geräts die richtige Breite hat. Die Standardmanschette misst bis zu einem Armumfang von 33 cm korrekt. Wenn Sie stärkere Oberarme haben, benötigen Sie ein Gerät mit einer breiteren Manschette, da sonst zu hohe Werte gemessen werden.

Protokollieren Sie Ihre Messwerte

Tragen Sie Ihre ermittelten Werte in einen Blutdruckpass ein. Einen solchen Pass erhalten Sie kostenlos bei der Deutschen Herzstiftung (Adresse Seite 299).

Nehmen Sie Ihren Blutdruckpass zu Ihren Arztbesuchen immer mit. Anhand der dokumentierten Werte kann Ihr Arzt den Behandlungserfolg kontrollieren und die Dosierung eventuell erforderlicher Medikamente anpassen.

Depression

Wenn die Seele Trauer trägt

Rund 4 Millionen Deutsche leiden zurzeit an einer Depression, und jedes Jahr erkranken zwei von 100 Bundesbürgern neu daran. Doch so quälend die seelische Erkrankung auch ist: Noch nie waren die Heilungschancen so gut, denn mehr als 80 % der Erkrankten werden dauerhaft geheilt.

Eine Depression ist mehr als ein Stimmungstief

Traurigkeit, Mutlosigkeit und Erschöpfung sind ganz normale Gefühle, die jeder von uns in seinem Leben schon einmal erlebt hat. Sie entstehen fast immer als Reaktion auf Probleme oder bestimmte Lebensumstände und verschwinden von selbst, wenn die belastende Situation verarbeitet worden ist.

Eine echte Depression bessert sich jedoch nicht von selbst. Sie ist vielmehr eine ernst zu nehmende psychische Erkrankung, die sich nicht nur in tiefer Niedergeschlagenheit äußert, sondern auch von den unterschiedlichsten körperlichen Beschwerden begleitet werden kann. Dabei hegen die meisten der Betroffenen im Verlauf der Erkrankung Selbstmordgedanken. 10 bis 15 % aller Patienten mit schweren Depressionen setzen diesen Vorsatz auch in die Tat um.

Leider scheuen viele Menschen in depressiven Episoden den Gang zum Arzt, und selbst Hausärzte erkennen aufgrund des vielschichtigen Beschwerdebilds die dahintersteckende Depression nicht immer.

Diese ersten Anzeichen sollten Sie unbedingt ernst nehmen:
- zunehmende Lustlosigkeit
- anhaltende Müdigkeit und Antriebslosigkeit
- unklare Schmerzen (z. B. Kopf- oder Bauchschmerzen)
- Angst
- Schlafstörungen
- Niedergeschlagenheit

- Appetitlosigkeit
- fehlendes sexuelles Interesse

All diese Frühsymptome entstehen nicht plötzlich nach einem belastenden Ereignis. Sie entwickeln sich langsam und führen im Verlauf von mehreren Wochen oder Monaten zu einer depressiven Erkrankung.

Im weiteren Verlauf wird der Alltag zur Qual

Wenn Sie bei den ersten Warnzeichen nicht aktiv werden, gräbt sich das Gefühl der Verzweiflung tiefer ein. Viele Patienten schildern ihren Zustand dann als eine **innere Leere** mit der Unfähigkeit, etwas zu fühlen.

Der Antrieb, überhaupt irgendetwas zu tun, wird immer geringer, und die Betroffenen müssen sich zu den einfachsten Dingen des Alltags regelrecht zwingen. Dabei vernachlässigen sie zunehmend nicht nur die Familie und ihre Freunde, sondern auch sich selbst, weil schon einfache Tätigkeiten wie die körperliche Hygiene oder die Zubereitung der Nahrung zur untragbaren Anstrengung werden. Den Schweregrad der Erkrankung teilen Neurologen und Psychiater anhand folgender Symptome ein:

Hauptsymptome
- depressive Stimmung
- Interessenverlust
- Antriebslosigkeit

Zusatzsymptome
- Konzentrationsstörungen
- vermindertes Selbstwertgefühl
- Schuldgefühle
- verminderter Appetit
- Schlafstörungen
- Selbstmordgedanken
- Pessimismus in Bezug auf die Zukunft

Wenn zwei Haupt- und zwei Zusatzsymptome vorliegen, handelt es sich um eine **leichte depressive Episode**. Eine **mittelschwere depressive Phase** liegt vor, wenn außer zwei Hauptsymptomen noch drei Zusatzsymptome auftreten. Sind alle drei Hauptsymptome und mindestens vier zusätzliche Symptome vorhanden, ist es eine **schwere depressive Episode**.

Mehrere Faktoren führen zum Ausbruch der Krankheit

Damit sich eine Depression entwickeln kann, kommen in der Regel mehrere Faktoren zusammen. So gilt z. B. heute eine **erbliche Belastung** als gesichert, denn Depressionen treten familiär gehäuft auf. Gleichzeitig haben alle Betroffenen eine geringere Toleranz gegen seelische Belastungen und auftretende Probleme (**Vulnerabilität**).

Inzwischen geht die Wissenschaft auch davon aus, dass bei einer Depression eine **Stoffwechselstörung im Gehirn** vorliegt, bei der es zu einem Ungleichgewicht der Nervenbotenstoffe (Serotonin, Dopamin, Noradrenalin, Acetylcholin, Gamma-Aminobuttersäure) kommt. Ausgelöst wird die depressive Episode häufig durch eine kritische oder belastende Lebensphase. Das können etwa der Verlust einer nahe stehenden Person, die Beendigung des Arbeitslebens durch die Pensionierung, chronische Schmerzen oder eine schwere Krankheit sein.

Das können Sie selbst tun, wenn Sie depressiv sind

- Versuchen Sie, aktiv zu bleiben. Geben Sie sich depressiven Gedanken nicht hin, und beschäftigen Sie sich mit positiven Dingen.
- Ziehen Sie sich nicht zurück. Halten Sie Kontakt zu Ihrer Familie und Ihren Freunden, auch wenn Sie sich dazu überwinden müssen.
- Überfordern Sie sich nicht. In einer depressiven Episode ist man nicht so leistungsfähig wie als gesunder Mensch. Tun Sie daher nur das, was Sie auch schaffen können.
- Seien Sie geduldig mit sich selbst. Geben Sie sich nicht die Schuld für Ihre Erkrankung und akzeptieren Sie, dass es bis zur vollständigen Heilung mehrere Monate dauern kann.
- Flüchten Sie sich nicht in vermeintliche Problemlöser. Alkohol oder andere Drogen bringen zwar kurzfristige Erleichterung, verschlimmern aber auf Dauer das Problem.
- Suchen Sie professionelle Hilfe. Verschweigen Sie Ihre Verfassung nicht, und gehen Sie unbedingt zu einem Arzt, wenn Sie warnende Frühzeichen bei sich erkennen.

Organische Krankheiten müssen ausgeschlossen werden

Wenn Sie vermuten, dass Sie an einer depressiven Erkrankung leiden, ist ein Neurologe oder Psychiater Ihr richtiger Ansprechpartner. Zunächst sollte jedoch Ihr Hausarzt organische Erkrankungen mit ähnlicher Symptomatik wie beispielsweise eine Parkinson-Krankheit, Multiple Sklerose oder Schilddrüsenerkrankungen ausschließen.

Durch ein eingehendes Gespräch wird der Facharzt dann den Grad Ihrer depressiven Erkrankung feststellen. Nach der Schwere der Depression richtet sich auch die anschließende Therapie. Bei leichten Formen setzen auch Schulmediziner zunächst auf **Bewegungstherapie, therapeutische Gespräche** und **pflanzliche Präparate**.

Eine Kombination aus Psychotherapie und Antidepressiva sollte gemäß der Behandlungsleitlinie erst bei schweren Depressionen eingesetzt werden. Hier sind die chemischen Medikamente allerdings – insbesondere bei akuter Selbstmordgefährdung – unverzichtbar. In besonders schweren Fällen kann auch ein Klinikaufenthalt erforderlich werden.

Bei leichten und mittelschweren Formen hilft die Naturheilkunde

Wenn Sie sich nicht in einer schweren depressiven Episode befinden, sollten Sie auf die Einnahme chemischer Antidepressiva verzichten. Studien haben klar ergeben, dass die Wirkung dieser Antidepressiva nicht besser ist als die von z. B. Johanniskraut. Kombinieren Sie lieber bewährte natürliche Verfahren, um Ihre Depression zu überwinden.

Diese natürlichen Methoden holen Sie aus dem Seelentief:

- Homöopathie
- Lichttherapie
- Bewegungstherapie
- Ernährungstherapie
- orthomolekulare Medizin
- Phytotherapie

Zwar ist bei einer depressiven Episode eine homöopathische Konstitutionsbehandlung am effektivsten – ein Selbstversuch mit einem Einzelmittel (siehe Kasten auf Seite 77) kann jedoch ebenfalls lohnenswert sein.

Spezielles Licht vertreibt auch im Sommer Depressionen

Früher setzte man die **Lichttherapie** nur bei der sogenannten Winterdepression ein, da man davon ausging, dass der Lichtmangel in den sonnenarmen Monaten die Krankheit auslöst. Jetzt hat jedoch im Jahr 2011 eine Studie der Universität Amsterdam belegt, dass diese Therapie unabhängig von der Jahreszeit jede Depression positiv beeinflusst. Die Forscher setzten 89 depressive Probanden drei Wochen lang jeden Morgen vor einen Leuchtschirm mit 7.500 Lux. Eine gleich große Kontrollgruppe wurde lediglich 50 Lux ausgesetzt. Es zeigte sich, dass durch die starke Beleuchtung die Beschwerden gegenüber der Kontrollgruppe um **21 %** **verbessert** werden konnten. Leuchtschirme zur Lichttherapie erhalten Sie für etwa 200 € im Sanitätshandel.

Mit vollwertiger Ernährung beugen Sie Depressionen vor

Dass es einen eindeutigen Zusammenhang zwischen den Ernährungsgewohnheiten und dem Auftreten einer depressiven Erkrankung gibt, hat ganz aktuell eine Gemeinschaftsstudie mehrerer spanischer Universitäten herausgefunden.

Die Forscher hatten sechs Monate lang die Daten von fast 9.000 Probanden erhoben, die vorher nie psychisch erkrankt waren oder Antidepressiva eingenommen hatten. Innerhalb dieses Zeitraums entwickelten fast 500 der Studienteilnehmer eine Depression. Dabei war das Risiko, an einer Depression zu erkranken, bei den Probanden, die

Diese Vitalstoffe tun Ihrer Seele gut		
Vitalstoff	**Wirkung**	**Tagesdosis**
Vitamin B$_6$	erhöht die Serotoninproduktion	50 mg
Vitamin C	zum Ausgleich des bei Depressionen entstehenden Mangels	1 bis 2 g
Vitamin D	bei Depressionen im Winter	1.000 bis 1.200 I. E.
Magnesium	zum Ausgleich des bei Depressionen entstehenden Mangels	300 bis 600 mg
Omega-3-Fettsäuren	erhöhen die Serotoninproduktion	1 bis 2 g (aus Fischölkapseln)

regelmäßig **Fastfood** gegessen hatten, um **51 %** **höher** als bei denen, die nur selten oder nie zu Hamburger, Pizza & Co. gegriffen hatten.

Die Wissenschaftler vermuten, dass die Transfettsäuren im Fastfood Entzündungsprozesse im Körper auslösen, die vermutlich das Entstehen einer Depression fördern. Allerdings müsse hier weitergeforscht werden. Sicher ist, dass Sie mit Obst, frisch gekochten Fischgerichten, Gemüse und Olivenöl auch etwas Gutes für Ihre Seele tun.

Johanniskraut schlägt Antidepressiva bei leichten Formen

Johanniskraut wirkt stimmungsaufhellend, weil es das Gleichgewicht der Nervenbotenstoffe untereinander ausgleicht. Das in der Heilpflanze enthaltene **Hypericin** erhöht die Konzentration der antidepressiven Botenstoffe Serotonin und Noradrenalin und hat dadurch einen ähnlichen Wirkstoffmechanismus wie die chemischen Antidepressiva.

Eine Studie aus Boston/USA mit 135 Patienten konnte zeigen, dass Johanniskraut bei leichten bis mittelschweren Depressionen sogar besser wirkte als das Antidepressivum Fluoxetin. Damit Sie einen heilenden Effekt haben, benötigen Sie jedoch hoch dosierte Präparate (900 mg pro Tag). Im Drogeriemarkt erhältliche Produkte sind daher nicht geeignet. Die entsprechenden Präparate (z. B. Laif®, Texx®, Johanniskraut AL®) erhalten Sie in der Apotheke.

Sportliche Aktivität setzt Glückshormone frei

Sport fördert nicht nur den Abbau von Stresshormonen, er führt auch zur Ausschüttung körpereigener Morphine (Endorphine). Auch daher gehört ein Bewegungsprogramm unbedingt auf jeden Therapieplan gegen depressive Episoden. Am geeignetsten ist dazu ein **moderater Ausdauersport** wie Joggen, Radfahren oder Nordic Walking.

Meditative Bewegungsformen wie **Yoga** oder **Tai-Chi** haben sich ebenfalls bestens zur Überwindung von Stimmungstiefs bewährt. Wenn Sie sich hierzu einer Gruppe anschließen, fördern Sie gleichzeitig Ihre sozialen Kontakte und durchbrechen die Isolation.

Homöopathische Seelenaufheller

Leichte bis mittelschwere Depressionen sprechen gut auf eine homöopathische Behandlung an. Mit den folgenden Mitteln (3 Globuli täglich in der Potenz C6) können Sie durchaus einen Selbstversuch starten. Wenn sich dadurch nach etwa einer Woche Ihr Befinden nicht gebessert hat, sollten Sie einen erfahrenen Homöopathen aufsuchen.

- **Causticum** ist passend bei stiller Schwermut mit anhaltend traurigen Gedanken. Es bestehen Zukunftsangst und große Unzufriedenheit mit sich selbst.
- **Natrium muriaticum** ist das beste Mittel, wenn die Depression durch eine enttäuschte Liebe oder den Verlust des Partners entstanden ist. Die Betroffenen lehnen Trost und Gesellschaft ab und können nicht weinen.
- **Sepia** kann bei Depressionen in den Wechseljahren helfen. Es kommt zur Ablehnung der eigenen Familienmitglieder, und die Patientinnen weinen heftig, wenn sie von ihrer Krankheit erzählen.
- **Staphisagria** hilft bei Selbstmordgedanken, aber gleichzeitiger Furcht vor dem Tod. Die Depression ist hier häufig eine Folge von verletztem Ehrgefühl und starker Entrüstung darüber.

Diabetes

Diabetes und die Folgen: Das sollten Sie wissen

Eine der größten Volkskrankheiten ist die Zuckerkrankheit, der Diabetes mellitus. Dieser medizinische Fachbegriff kommt aus dem Griechischen und bedeutet wörtlich übersetzt „honigsüßer Durchfluss". Tatsächlich hat auch das in den Adern zirkulierende Blut bei dieser Erkrankung ständig oder zeitweise eine zu hohe Zuckerkonzentration, und sogar der durch die Nieren fließende Urin kann zu süß sein.

Zucker ist der wichtigste Energielieferant

Traubenzucker (Glukose) ist der „Kraftstoff" unserer Körperzellen. Vor allem das Gehirn ist auf die ständige Energiezufuhr in Form von Glukose aus dem Blut angewiesen, aber auch alle anderen Organe und Körpergewebe wie die Muskeln benötigen diese Energie. Daher versucht der Organismus, den **Blutzuckerspiegel konstant** in einer Konzentration zwischen **80 und 120 mg/dl** zu halten, um die notwendige Zuckerversorgung der Körperzellen zu gewährleisten.

Ins Blut gelangt die Glukose bei der Verdauung von mit der Nahrung aufgenommenen Kohlenhydraten, teilweise wird sie auch vom Organismus selbst hergestellt. Wenn die Zuckerkonzentration im Blut einen Schwellenwert von 160 bis 180 mg/dl erreicht, filtert die Niere die Glukose aus dem Blut und scheidet sie mit dem Urin aus.

Insulin sorgt für die Zuckeraufnahme in die Zellen

Damit die Zellen die Zuckermoleküle aus dem Blut aufnehmen können, wird **Insulin** benötigt. Dieses Hormon bilden spezialisierte Zellen der Bauchspeicheldrüse (Beta-Zellen), die das Insulin direkt in die Blutgefäße abgeben, welche es zu den Körperzellen transportieren.

Hier öffnet Insulin wie ein Schlüssel die Kanäle in den Zellmembranen, sodass die Glukose ins Zellinnere gelangen kann. Wenn nicht genügend Zuckermoleküle aus dem Blut in die Zellen geschleust werden können und die Blutzuckerkonzentration dadurch zu hoch wird, ist ein Diabetes entstanden. Anhand der Ursachen werden bei dieser Krankheit grundsätzlich zwei Typen unterschieden.

95 % der Betroffenen haben einen Typ-2-Diabetes

Wenn die Bauchspeicheldrüse nicht mehr genügend oder gar kein Insulin mehr herstellt, kommt es zu einem Typ-1-Diabetes. Diese Form tritt meistens schon in jungen Jahren auf. Sie entsteht auf dem Boden einer genetischen Veranlagung in Kombination mit einer Virusinfektion wie z. B. Masern und einer Autoimmunerkrankung. Bei dieser Diabetes-Form sind die Betroffenen lebenslang auf die Zufuhr von Insulin in Form von Spritzen angewiesen.

Der Löwenanteil der Diabetiker leidet allerdings an einem Typ-2-Diabetes, den man früher auch „Altersdiabetes" nannte, da er sich meistens erst in der zweiten Lebenshälfte manifestiert. Bei dieser Form produziert die Bauchspeicheldrüse zu Beginn der Erkrankung noch genügend Insulin. Hier kommt es durch eine **Unempfindlichkeit der Zellrezeptoren auf Insulin** (Insulinresistenz) zu den erhöhten Blutzuckerwerten.

Eine Insulin-Unempfindlichkeit ist oft ein Lebensstil-Problem

Zwar gibt es nachweislich eine **genetische Veranlagung** für einen Typ-2-Diabetes – meistens entsteht die Insulinresistenz jedoch durch die typischen Auswirkungen unserer Wohlstandsgesellschaft wie Übergewicht oder sogar Fettsucht und Bewegungsmangel.

Man geht heute davon aus, dass zwischen der Entwicklung einer Insulinresistenz und dem Auftreten hoher Blutzuckerwerte viele Jahre bis hin zu Jahrzehnten vergehen. In dieser Zeit kann es bereits zu Schädigungen an den Blutgefäßen, den Nerven oder den Nieren kommen. Wie Studien zeigen,

Türöffner Insulin

- Blutzucker (Glukose)
- Insulin
- Insulinrezeptor
- Signal

Über die Anbindung an Zellrezeptoren sorgt Insulin dafür, dass Glukose in die Zellen gelangen kann. Wenn die Empfindlichkeit der Rezeptoren nachlässt, wird nicht mehr genügend Zucker aus dem Blut ins Zellinnere geschleust: Es entsteht ein Typ-2-Diabetes.

ist das bei 20 bis 40 % der Typ-2-Diabetiker der Fall. Doch eine Insulinresistenz führt nicht nur zum Typ-2-Diabetes, sie begünstigt auch Krankheiten wie Bluthochdruck, Fettstoffwechselstörungen und Herz-Kreislauf-Erkrankungen. Die Kombination dieser Krankheiten wird auch Wohlstandssyndrom oder **Metabolisches Syndrom** genannt.

Achten Sie auf diese warnenden Anzeichen:

- vermehrter Durst
- Juckreiz
- Müdigkeit und Abgeschlagenheit
- Muskelkrämpfe
- nächtlicher Harndrang
- trockene Haut
- erhöhte Infektanfälligkeit

Kleines Diabetes-Lexikon zum Nachschlagen
Diese Begriffe sollten Sie kennen

Angiopathie, diabetische: Schäden an den Gefäßinnenwänden durch Ablagerungen aufgrund der hohen Zuckerkonzentrationen.

Body Mass Index (BMI): Maßeinheit zur Beurteilung des Körpergewichts

So wird der BMI berechnet:

$$BMI = \frac{\text{Körpergewicht in kg}}{(\text{Körpergröße in m})^2}$$

Folgendermaßen wird der BMI bewertet:

< 19:	Untergewicht
20 bis 25:	Normalgewicht
26 bis 30:	Übergewicht
31 bis 40:	Adipositas
> 41:	schwere Adipositas

HbA$_{1c}$: Das sogenannte Blutzucker-Gedächtnis gibt die durchschnittliche Zuckerkonzentration im Blut der letzten acht bis zehn Wochen an und ist der wichtigste Laborwert zur Verlaufskontrolle.

Hyperglykämie: krankhaft erhöhter Blutzucker mit Werten über 140 mg/dl.

Hypoglykämie: Unterzuckerung mit Werten unter 60 mg/dl.

Insulin-Resistenz: Unempfindlichkeit der Zellrezeptoren für Insulin, sodass die Körperzellen den „Türöffner" Insulin nicht erkennen und die Glukose nicht ins Zellinnere hineinlassen.

Nephropathie, diabetische: Störungen der Nierenfunktion durch zuckerbedingte Gefäßschäden.

Neuropathie, diabetische: Schädigungen der Nerven durch Mangelversorgung infolge von zuckerhaltigen Ablagerungen in den Geweben und Gefäßen.

Diese Beschwerden entstehen dadurch, dass trotz ausreichend vorhandenen Insulins nicht mehr genügend Glukose in die Zellen geschleust werden kann. Im Verhältnis zu den hohen Blutzuckerwerten ist jetzt trotz ausreichender Produktion zu wenig Insulin vorhanden (relativer Insulinmangel). Dadurch werden die Rezeptoren auf den Zellen mit der Zeit immer unempfindlicher, und die Bauchspeicheldrüse kann nicht mehr für Ausgleich sorgen.

Dauerhaft erhöhter Blutzucker hinterlässt gravierende Schäden

Besonders kritisch wirkt sich die Insulinresistenz im Fettgewebe des Bauchs aus. Verhindert eine dicke Fettschicht am Bauch die Insulin-Wirkung, entstehen Fettstoffwechselstörungen, Bluthochdruck, Gefäßschäden etc. In erster Linie führen die zu hohen Zuckerkonzentrationen zu Schädigungen an den kleinen (Mikroangiopathien) und großen (Makroangiopathien) Gefäßen sowie an den Nervenfasern.

Das sind die gefürchteten Spätfolgen des Diabetes:
- **Herzinfarkt und Schlaganfall** infolge von zuckerbedingten Gefäßschädigungen
- **diabetischer Fuß** mit nicht heilenden Geschwüren (Ulcus), dauerhaftem Gewebeverlust (diabetisches Gangrän) und drohender Amputation
- **Nervenschäden** (Neuropathie)
- **Schädigung der Augen** mit Netzhautzerstörung und daraus folgender Erblindung
- **Nierenschäden** (Nephropathie) bis hin zum Nierenversagen

Von diesen Folgeerkrankungen werden sowohl der Verlauf als auch die Prognose der Erkrankung maßgeblich bestimmt. Rechtzeitig erkannt und durch eine optimale Behandlung gut eingestellt, müssen diese Folgeschäden jedoch nicht eintreten.

Sie selbst können den Diabetes zum Stillstand bringen

Die wirkungsvollste Behandlung bei Typ-2-Diabetes haben Sie selbst in der Hand. Dabei ist die Therapie ganz einfach.

So besiegen Sie den Typ-2-Diabetes in drei Schritten:
- Bauen Sie Übergewicht ab.
- Stellen Sie Ihre Ernährung um.
- Bewegen Sie sich regelmäßig.

Testen Sie sich selbst:
Wie hoch ist Ihr Diabetes-Risiko?

Mit diesem Test können Sie herausfinden, ob bei Ihnen ein erhöhtes Risiko vorliegt, an einem Typ-2-Diabetes zu erkranken. Beantworten Sie die folgenden Fragen, und zählen Sie anschließend Ihre Ja-Antworten zusammen.

1. Haben Sie nahe Verwandte wie Eltern oder Großeltern, die unter Diabetes leiden? . . . . ☐ ja ☐ nein
2. Haben Sie Übergewicht? . . . . ☐ ja ☐ nein
3. Sind Sie eher ein Bewegungsmuffel und treiben kaum oder nie Sport? . . . . ☐ ja ☐ nein
4. Sind bei Ihnen in letzter Zeit unerklärliche Sehstörungen wie verschwommenes Sehen aufgetreten? . . . . ☐ ja ☐ nein
5. Haben Sie neuerdings viel mehr Durst als früher? . . . . . . ☐ ja ☐ nein
6. Müssen Sie seit einiger Zeit deutlich häufiger und mehr Wasser lassen als sonst? . . . . ☐ ja ☐ nein
7. Leiden Sie unter unerklärlichem Hautjucken? . . . . ☐ ja ☐ nein
8. Haben Sie unbeabsichtigt und ohne ersichtlichen Grund an Gewicht verloren? . . . . ☐ ja ☐ nein
9. Fühlen Sie sich müde und schlapp, ohne dass Sie sich vorher angestrengt haben? . . . . ☐ ja ☐ nein

Gesamtzahl Ja-Antworten: . . . . ☐

Auswertung

0 bis 2 Ja-Antworten: Es ist eher unwahrscheinlich, dass bei Ihnen ein erhöhtes Risiko für einen Typ-2-Diabetes vorliegt. Sorgen Sie mit ausreichender Bewegung, ausgewogener Ernährung und dem Beibehalten eines gesunden Körpergewichts dafür, dass sich Ihr Risiko nicht erhöht.

3 bis 4 Ja-Antworten: Mit dieser Punktzahl liegen Sie leider bereits im Risikobereich oder haben sogar schon zu hohe Blutzuckerwerte. Sprechen Sie Ihren Arzt unbedingt auf Ihren Verdacht an. Er wird daraufhin die notwendigen Untersuchungen veranlassen.

Mehr als 4 Ja-Antworten: Leider ist Ihr Diabetes-Risiko deutlich erhöht. Einige Ihrer Ja-Antworten könnten darauf hindeuten, dass Sie bereits an einem Typ-2-Diabetes erkrankt sind. Lassen Sie unbedingt Ihren Blutzucker kontrollieren, und achten Sie auf einen gesunden Lebensstil.

Mit 3 einfachen Schritten beugen Sie vor und vermeiden Folgeschäden

Ein Typ-2-Diabetes gehört zu den wenigen Erkrankungen, die Sie durch Ihren Lebensstil verhindern können. Auch wenn es in Ihrer Familie eine erbliche Vorbelastung für die Zuckerkrankheit gibt oder wenn Sie übergewichtig sind und sich bisher nicht ausreichend bewegt haben, können Sie dem Ausbruch der Krankheit jederzeit entgegensteuern.

Diese Maßnahmen empfehlen Experten zur Vorbeugung:
- innerhalb von drei Monaten eine Gewichtsabnahme von 5 bis 7 %
- pro Woche mindestens 2,5 Stunden körperliche Aktivität
- höchstens 30 % Fettanteil bei den Mahlzeiten
- nicht mehr als 10 % gesättigte Fettsäuren in der Nahrung
- pro 1.000 verzehrte Kalorien mindestens 15 g faserhaltige Ballaststoffe

Wenn Sie sich an diese Vorgaben halten, können Sie einen Typ-2-Diabetes fast immer verhindern. Und auch wenn die Erkrankung bereits ausgebrochen ist und Ihre Blutzuckerwerte zu hoch sind, helfen diese Maßnahmen, die Erkrankung in ihre Schranken zu weisen und Folgeschäden zu vermeiden. Wie Sie darüber hinaus Folgeerkrankungen wirkungsvoll vorbeugen, erfahren Sie in der Randspalte auf Seite 5. Am besten setzen Sie die Vorgaben der Experten in drei Schritten um.

Schritt 1: Stellen Sie Ihre Ernährung um

Vielleicht denken Sie, dass Sie gegen die Zuckerkrankheit am besten so wenig wie möglich Kohlenhydrate und schon gar keinen Zucker zu sich nehmen sollten. Doch das stimmt nicht – allerdings müssen es die richtigen Kohlenhydrate und der richtige Zucker sein! Das Zauberwort heißt hier **komplexe Kohlenhydrate**. Diese Kohlenhydrate sind ballaststoffreich, weshalb ihre Zuckermoleküle erst verzögert ins Blut abgegeben werden. Auf diese Weise vermeiden Sie Blutzuckerspitzen nach dem Essen, und der Blutzuckerspiegel bleibt in der Balance.

Reich an komplexen Kohlenhydraten sind:
- Vollkornbrot
- Vollkornnudeln
- frisches Obst
- ungeschälter Naturreis
- Quinoa

Hier dürfen Sie ebenso reichlich zugreifen wie bei allen Nahrungsmitteln, die **resistente Stärke** enthalten. Diese Art der Stärke ist den Ballaststoffen sehr ähnlich, denn sie wird vom Organismus ebenfalls nicht verwertet. Die besten Lieferanten für resistente Stärke sind Hülsenfrüchte.

Hülsenfrüchte halten den Blutzucker in der Balance

Kalte gekochte Kartoffeln und Bananen enthalten zwar auch resistente Stärke: Die Spitzenreiter in dieser Kategorie sind jedoch die Hülsenfrüchte. Gleichzeitig liefern sie Ihnen wertvolles Eiweiß und Eisen. **Erbsen, Bohnen, Linsen** und **Sojabohnen** sind daher perfekte Bausteine Ihrer Ernährung zur Vorbeugung der Zuckerkrankheit. Ein weiterer Vorteil von Bohnen & Co.: Sie haben im Gegensatz zu anderen Eiweißlieferanten wie Fleisch relativ wenige Kalorien und helfen Ihnen daher beim Gewichtsmanagement.

Essen Sie nichts mit Geschmacksverstärkern

Geschmacksverstärker stehen im Verdacht, Krankheiten wie Krebs und Alzheimer zu begünstigen. Doch wenn Sie an einem Typ-2-Diabetes leiden, sollten Sie auf diese chemischen Zusatzstoffe noch aus einem anderen Grund verzichten: Geschmacksverstärker animieren Sie dazu, mehr zu essen, als Sie sollten. Eingesetzt werden diese Substanzen in fast allen industriell gefertigten Nahrungsmitteln, um den minderwertigen Geschmack billiger Inhaltsstoffe aufzuwerten und Ihnen Appetit auf mehr zu machen.

Die wichtigsten Geschmacksverstärker heißen:
- Glutamat
- Mononatriumglutamat
- Hefeextrakt
- die E-Nummern 620, 621, 623, 624 und 625

Doch auch hinter Bezeichnungen wie Würze, Würzmittel oder Aroma stecken die chemischen Geschmacksverbesserer. Auf der sicheren Seite sind Sie nur, wenn Sie Ihr Essen aus frischen Zutaten selbst zubereiten.

Schritt 2: Bauen Sie Übergewicht ab

Dass rund 90 % aller Diabetiker übergewichtig sind, liegt vor allem daran, dass sie sich zu fett ernähren und zu wenig bewegen. Um dauerhaft abzuspecken, sollten

Sie daher zunächst Ihren Fettkonsum reduzieren und auf die „richtigen" Fette umsteigen. Grundsätzlich sind die ungesättigten pflanzlichen Fette besser geeignet als die gesättigten tierischen, da sie stoffwechselaktiver sind und das Abnehmen begünstigen. Butter, Schmalz, aber auch gehärtete Margarine streichen Sie am besten von Ihrem Speiseplan und ersetzen sie durch pflanzliche Öle.

Mit diesen Fetten nehmen Sie leichter ab:
- Olivenöl
- Rapsöl
- Weizenkeimöl
- Sonnenblumenöl
- Distelöl
- Kürbiskernöl
- Erdnussöl

Als Brotaufstrich eignen sich Margarineprodukte aus Olivenöl und Avocado. Die gesunden **Omega-3-Fettsäuren** liefert Ihnen fetter Fisch wie Hering, Lachs oder Makrele. Wenn Sie nicht dreimal pro Woche Fisch essen möchten, ist **Leinöl** ein vollwertiger Ersatz dafür.

Schritt 3: Bewegen Sie sich regelmäßig

Falls Sie noch nicht an Diabetes erkrankt sind und einer Risikogruppe angehören, können Sie die Krankheit durch Bewegung verhindern. Hierzu reicht schon ein täglicher Spaziergang von einer halben Stunde.

Wenn Sie Ihren Blutzuckerspiegel langfristig im grünen Bereich halten oder sogar senken möchten, sollten Sie eine Ausdauersportart zu Ihrem Pflichtprogramm machen.

Wie Sie dabei am besten vorgehen, erfahren Sie ab Seite 102. Zusätzlich empfiehlt die Deutsche Diabetes-Stiftung, im Alltag auf mehr Bewegung zu achten. So sei es schon hilfreich, öfter mal die Treppe statt den Fahrstuhl zu nehmen, zu Fuß einkaufen zu gehen oder täglich mit dem Fahrrad zur Arbeit zu radeln.

Reduzieren Sie Stress

Eine Langzeitstudie der Universität Göteborg/Schweden hat über 35 Jahre lang die Daten von 6.828 Männern, die zwischen 1915 und 1925 geboren wurden, analysiert.

Die Anfang 2013 veröffentlichten Ergebnisse dieser Studie ergaben, dass im Verlauf des Beobachtungszeitraums 899 der Studienteilnehmer an einem Typ-2-Diabetes erkrankten. Das entscheidende Studienergebnis war jedoch, dass bei Männern, die dauerhaft unter **Stress** standen, die **Diabetes-Rate um 45 %** erhöht war.

Wenn Sie selbst das Gefühl haben, unter ständiger Anspannung zu stehen, sollten Sie unbedingt eine **Entspannungstechnik** erlernen. Für welche Technik Sie sich dabei entscheiden, hängt davon ab, was Ihnen am besten hilft. Am geeignetsten sind

- Yoga,
- autogenes Training,
- progressive Muskelentspannung und
- Meditation.

Mit dieser Ernährung hat der Diabetes keine Chance

Machen Sie einen Bogen um Light-Produkte
In sogenannten Light- oder Diabetiker-Produkten wird der Zucker durch kalorienhaltige Austauschstoffe wie Sorbit, Isomalt oder Fruktose ersetzt, die Ihre Hungergefühle steigern. In der Schweinemast werden diese Süßstoffe eingesetzt, damit die Tiere mehr fressen. Um ein gesundes Körpergewicht zu halten, sollten Sie daher unbedingt auf diese Substanzen verzichten.

Halten Sie sich beim Alkohol zurück
Beschränken Sie sich auf ein gelegentliches Glas Wein, und wählen Sie dazu eine eher trockene Sorte. Auf Bier und Hochprozentiges sollten Sie ganz verzichten.

Essen Sie täglich 5 Portionen Obst und Gemüse
Wenn Sie Ihre Nahrungszufuhr auf mehrere kleine Portionen über den Tag verteilen, vermeiden Sie Blutzuckerspitzen und drastische Schwankungen in der Zuckerkonzentration.

Essen Sie nicht mehr nach 20 Uhr
Am späteren Abend läuft der Zuckerstoffwechsel nur noch verlangsamt ab, und die Glukose kann dadurch nur noch unzureichend in die Zellen aufgenommen werden.

Lassen Sie sich die entsprechende Technik im Rahmen eines Kurses (z. B. an der Volkshochschule) erklären, und trainieren Sie dann ebenso konsequent wie regelmäßig zu Hause.

Zuckertests führen zur Diagnose und kontrollieren den Verlauf

Diabetes tut nicht weh, und weitaus die meisten Diabetiker haben zu Beginn der Erkrankung keinerlei Beschwerden. Seien Sie daher achtsam für die warnenden Frühzeichen (siehe Seite 81) einer Insulinresistenz und teilen Sie Ihren Verdacht Ihrem Arzt mit, wenn Sie typische Anzeichen bemerken.

Einen ersten Anhalt gibt der Nüchternblutzucker

Um feststellen zu können, ob Ihre Blutzuckerwerte zu hoch sind, benötigt Ihr Arzt zunächst eine Blutuntersuchung. Für diese Untersuchung müssen Sie unbedingt nüchtern sein, das heißt, Sie dürfen seit mindestens acht Stunden nichts gegessen haben. Am Vorabend der Blutentnahme sollten Sie auch keinen Alkohol trinken, da Alkohol die Zuckerwerte erhöht. Wenn Sie nicht gleich zum Arzt gehen möchten, können Sie einen Zuckertest auch in der Apotheke durchführen lassen. Hierzu benötigt der Apotheker lediglich ein kleines Tröpfchen Blut, das er schmerzlos mit einer Lanzette aus dem Ohrläppchen entnimmt. Ergibt diese Untersuchung einen erhöhten Zuckerwert, ist der Gang zum Arzt unverzichtbar.

Diese Untersuchungen macht der Arzt:
- Messung des Nüchternblutzuckers
- Glukosetoleranztest
- Bestimmung des HbA$_{1c}$-Werts
- Bestimmung der Zuckerkonzentration im Urin
- Untersuchung auf Eiweiß im Urin

Der 2-Stunden-Wert sichert die Diagnose

Der Nüchternblutzucker allein ist nicht unbedingt zuverlässig, da die Zuckerkonzentration über Nacht Zeit hatte abzusinken. Genauer ist hier der sogenannte **orale Glukosetoleranztest** (OGTT), bei dem der 2-Stunden-Wert ermittelt wird. Dieser Test wird in jedem Fall durchgeführt, wenn Ihr Nüchternblutzucker Werte zwischen 100 und 125 mg/dl ergeben hat.

Für diesen Belastungstest trinken Sie nach der Bestimmung des Nüchternblutzuckers 75 mg reine Glukose. Zwei Stunden danach wird dann noch einmal der Blutzuckerwert bestimmt. Für beide Messungen wird Blut aus der Vene benötigt, da die Zuckerkonzentration im Blutplasma bestimmt werden muss. Wenn zweimalige Nüchternblutzucker-Messungen Werte über 125 mg/dl ergeben haben und der 2-Stunden-Wert 200 mg/dl oder mehr beträgt, gilt die Diagnose „Diabetes" als gesichert.

Das „Blutzucker-Gedächtnis" ist der wichtigste Wert

Das HbA_{1c} (Glykohämoglobin) ist der Anteil des roten Blutfarbstoffs, der sich untrennbar mit dem Zucker verbindet. Anhand dieses Werts kann Ihr Arzt die durch-

So beugen Sie den Begleiterkrankungen vor

Diabetischer Fuß
Untersuchen Sie Ihre Füße täglich auf Druckstellen, Blasen oder Hautrisse, und vermeiden Sie unbedingt Verletzungen. Manipulieren Sie daher bei der Pediküre nicht mit scharfen Gegenständen an Hühneraugen oder Ähnlichem herum: Gönnen Sie sich lieber regelmäßig eine medizinische Fußpflege.

Herz-Kreislauf-Erkrankungen
Sorgen Sie dafür, dass Ihr Blutdruck Werte von 140/85 mmHg nicht übersteigt. Lassen Sie auch Ihre Blutfettwerte regelmäßig kontrollieren, wobei das Gesamtcholesterin nicht höher als 200 mg/100 ml Blut sein sollte.

Nervenschäden
Alkohol und Zigaretten sind Nervengifte. Schränken Sie daher Ihren Alkoholkonsum auf ein gelegentliches Gläschen am Abend ein, und verzichten Sie ganz aufs Rauchen. Sprechen Sie unverzüglich mit Ihrem Arzt, wenn Sie ein Kribbeln oder sonstige Missempfindungen in Ihren Armen und/oder Beinen spüren.

Augenschäden
Als Typ-2-Diabetiker sollten Sie die Netzhaut Ihrer Augen einmal jährlich von einem Augenarzt untersuchen lassen.

Nierenschädigung
Lassen Sie regelmäßig mit Teststreifen die Eiweißausscheidung in Ihrem Urin überprüfen.

schnittliche Blutzuckerkonzentration in den letzten vier bis sechs Wochen feststellen, weshalb er auch das Blutzucker-Gedächtnis genannt wird. Die Bestimmung des HbA1c-Werts ist weniger zur Diagnosestellung als zur Verlaufskontrolle geeignet, denn er zeigt, wie gut der Blutzucker eingestellt ist. Ziel jeder Therapie ist es, diesen Wert dauerhaft auf unter 6,5 % zu senken.

Urintests sind zur Früherkennung ungeeignet

In jeder Apotheke können Sie Teststreifen kaufen, mit denen Zucker im Urin nachgewiesen werden kann. Allerdings scheidet die Niere erst ab einem Schwellenwert zwischen 160 und 180 mg/dl Zucker im Blut die Glukose mit dem Urin aus. Bis diese Werte erreicht sind, können jedoch bereits erhebliche Folgeschäden durch den zu hohen Blutzuckergehalt entstanden sein. Umgekehrt kann auch durchaus Zucker im Urin nachweisbar sein, obwohl der Blutzucker gar nicht erhöht ist. Der Grund hierfür ist eine Funktionsstörung der Niere (Glukosurie), die den Zucker nicht mehr aus dem Urin zurückresorbieren kann. Auf diese Methode sollten Sie sich daher nicht verlassen, sondern vielmehr bei einem Verdacht die Bluttests bei einem Arzt durchführen lassen.

Eiweiß im Urin ist Ausdruck einer Nierenschädigung

Anhaltend zu hohe Blutzuckerwerte schädigen die Nieren, sodass sie teilweise ihre Filterfunktion verlieren. Dadurch können Eiweiße wie Albumine in den Urin gelangen. Weil Albumine auch bei gesunden Menschen im Urin vorkommen können, gelten erst Werte ab einer Konzentration von 20 Milligramm pro Liter Urin als Anzeichen einer diabetischen Nierenschädigung.

Blutzucker messen will gelernt sein

Blutzuckerselbstmessungen sind ein wesentlicher Baustein der Therapie, denn sie zeigen, wie gut die Behandlung anschlägt. Leider werden hierbei häufig Fehler gemacht, die zu falschen Ergebnissen führen. Dass sie leicht zu vermeiden sind, zeigte eine von der Bundesvereinigung Deutscher Apothekerverbände (ABDA) beauftragte Studie an 462 Patienten mit Typ-2-Diabetes aus dem Jahr 2013, die in 32 deutschen Apotheken durchgeführt wurde.

Bei einem ersten Termin in der Apotheke maßen die Patienten mit dem eigenen Gerät ihren Blutzucker so, wie sie es gewohnt waren. Hier zeigte sich, dass

86 % der Patienten mindestens einen der 26 möglichen **Fehler bei der Messung** begingen. Es folgte eine anschließende fehlerfreie Messung unter Anleitung des Apothekers. Sechs Wochen später kamen die Patienten noch einmal zur Zuckerkontrolle in die Apotheke. Jetzt hatte sich die Anzahl der Fehler halbiert. Damit Sie nicht in die Fehlerfalle tappen, haben wir für Sie im Kasten auf Seite 93 zusammengestellt, was Sie unbedingt beachten sollten.

Gehen Sie regelmäßig zur Vorsorgeuntersuchung!

Wenn Sie älter als 35 Jahre sind, steht Ihnen alle zwei Jahre ein Gesundheits-Check zu, in dessen Rahmen auch der Blutzucker kontrolliert wird. Diese von Ihrer Krankenkasse finanzierte Untersuchung sollten Sie unbedingt durchführen lassen, denn je früher Sie einem Diabetes auf die Spur kommen, desto wirkungsvoller können Sie durch eine Änderung Ihres Lebensstils die Gefahren abwenden.

So behandelt die Schulmedizin den Typ-2-Diabetes

Ziel der Behandlung des Typ-2-Diabetes ist es, Blutzuckerentgleisungen zu vermeiden sowie die Lebenserwartung und die Lebensqualität zu verbessern. Das versucht auch die Schulmedizin zunächst mit einer Ernährungsumstellung, einem Bewegungsprogramm und einer Anleitung zur Gewichtsreduktion zu erreichen.

Liegen Ihre Blutzuckerwerte* noch im Rahmen?		
	Nüchtern-Werte	**2-Stunden-Werte**
Normalwerte	unter 100 mg/dl unter 5,5 mmol/l	unter 140 mg/dl unter 7,8 mmol/l
Grenzbereich (gestörte Glukosetoleranz)	100 bis 120 mg/dl 5,5 bis 6,1 mmol/l	141 bis 200 mg/dl 7,8 bis 11,0 mmol/l
Diabetes	über 120 mg/dl über 7 mmol/l	über 200 mg/dl über 11,1 mmol/l

* Die Angaben beziehen sich auf die Messung des Blutzuckerspiegels im kapillaren Vollblut (Fingerbeere/Ohrläppchen). Die Werte sind in der bisherigen Maßeinheit mg/dl und in der neuen internationalen Einheit mmol/l angegeben.

Die Therapie erfasst auch mögliche Begleiterkrankungen

Sicherlich ist es das oberste Ziel, die Blutzuckerwerte in gesunden Grenzen zu halten. Genauso viel Wert wird bei der Behandlung jedoch auch darauf gelegt, alle Risikofaktoren für Folgeerkrankungen auszuschalten.

Diese Blutwerte sollten erreicht werden:
- HbA1c-Wert unter 6,5
- Blutzucker vor dem Essen unter 120 mg/dl
- Blutzucker nach dem Essen unter 160 mg/dl
- LDL-Cholesterin unter 100 mg/dl
- HDL-Cholesterin unter 40 mg/dl
- Neutralfette unter 150 mg/dl

Der Blutdruck sollte nicht höher als 140/85 mmHg sein und der Urin frei von Eiweiß. Eine wesentliche Voraussetzung dafür ist, dass Sie Ihr Körpergewicht in halbwegs normalen Grenzen halten.

Nicht immer geht es ohne Medikamente

Wenn die Umstellung des Lebenswandels nicht ausreicht, um diese Zielwerte zu erreichen, wird Ihnen der Arzt Medikamente verschreiben, die Sie in Form von Tabletten einnehmen. Grundsätzlich werden dabei nach ihrem Wirkungsmechanismus drei Gruppen unterschieden, die auch miteinander kombiniert werden können.

Die Wirkung kann auf drei Wegen erreicht werden:
- Förderung der Insulinproduktion in der Bauchspeicheldrüse (Sulfonylharnstoffe, Glindine)
- Verbesserung der Rezeptorempfindlichkeit für Insulin (Biguanide, Glitazone)
- Verzögerung der Glukoseaufnahme im Darm (Alpha-Glukosidasehemmer)

Eine Zusammenstellung dieser Medikamente mit ihren Nebenwirkungen zeigt Ihnen die Übersicht auf Seite 96.

Achtung! Setzen Sie niemals eigenmächtig Ihre Blutzuckermedikamente ab, wenn Nebenwirkungen auftreten. Sie könnten dadurch bedrohliche Entgleisungen der Zuckerwerte riskieren. Besprechen Sie daher eventuelle Änderungen der Therapie unbedingt mit Ihrem Arzt.

Blutzucker-Selbstkontrolle: So ist es richtig!

Mit regelmäßigen Blutzuckermessungen können Sie den Verlauf der Erkrankung und den Erfolg Ihrer Therapie kontrollieren. Messen Sie zu Beginn der Behandlung sowie bei jedem Wechsel der Therapie oder der Medikamente täglich vor den Hauptmahlzeiten und bevor Sie zu Bett gehen. Wenn Ihre Werte stabil sind, benötigen Sie nur noch eine gelegentliche Kontrolle.

Für die Messung benötigen Sie:

- Blutzuckermessgerät (um 30 €)
- Einmal-Lanzette
- Teststreifen
- Desinfektionslösung

Alle genannten Utensilien erhalten Sie in der Apotheke. Lassen Sie sich dort auch zeigen, wie Sie das Gerät codieren.

Das sollten Sie unbedingt beachten:

- Waschen Sie sich vor der Messung die Hände mit warmem Wasser.
- Trocknen Sie Ihre Hände anschließend gut ab.
- Cremen Sie sich vor dem Messen nicht ein.
- Desinfizieren Sie die Fingerbeere, und verwenden Sie jede Lanzette nur einmal.
- Stechen Sie seitlich in die Fingerbeere von Ring- oder Zeigefinger, da hier weniger sensible Nerven sind als in der Mitte der Fingerkuppe.
- Drücken oder quetschen Sie die Fingerbeere nicht, da durch das Herauspressen von Gewebeflüssigkeit falsche Messwerte entstehen.
- Lagern Sie Ihre Teststreifen geschützt vor Feuchtigkeit und direkter Sonneneinstrahlung.

Achtung, Blutzuckerkrisen!

Bei einem Typ-2-Diabetes kann es vorkommen, dass die Blutzuckerwerte nach oben oder auch nach unten entgleisen. Diese Komplikationen sollten Sie kennen und bei den ersten Anzeichen unverzüglich handeln.

Unterzuckerung (Hypoglykämie)

Eine gefährliche Nebenwirkung der Diabetesbehandlung ist das Absinken der Blutzuckerwerte unter 50 mg/dl. Hierzu kann es durch falsch dosierte Glindine, Sulfonylharnstoff-Präparate oder Insulin-Injektionen kommen, aber auch infolge ungewohnter körperlicher Anstrengung oder einer zu geringen Kohlenhydratzufuhr.

Das sind die Anzeichen einer leichten Unterzuckerung:
- Schweißausbrüche, feuchte Haut
- Zittern
- Herzklopfen
- Schwäche, weiche Knie

Eine massive Unterzuckerung führt zu Bewusstlosigkeit bis hin zum Koma und ist ein absoluter Notfall, der notärztlich behandelt werden muss! Trinken Sie bei den ersten Anzeichen einer Unterzuckerung sofort süßen Fruchtsaft, und lutschen Sie ein Stück Traubenzucker. Nehmen Sie ärztliche Hilfe in Anspruch, wenn Sie sich nach wenigen Minuten nicht besser fühlen.

Überzuckerung (Hyperglykämie)

Durch einen erhöhten Insulinbedarf (z. B. bei Infektionen oder Operationen) können die Blutzuckerwerte bei einem Typ-2-Diabetes auf 600 bis 1.000 mg/dl ansteigen.

Eine Hyperglykämie macht sich bemerkbar durch:
- Übelkeit, Erbrechen
- Acetongeruch in der Atemluft
- zwanghaft vertiefte Atmung
- Bewusstseinseintrübung

Eine solche Überzuckerung kann bis zum diabetischen Koma fortschreiten und damit lebensbedrohlich werden. Rufen Sie daher unbedingt den Notarzt!

Manchmal benötigen auch Typ-2-Diabetiker Insulin

Falls durch die Medikamente in Kombination mit einer Ernährungsumstellung die Zuckerwerte nicht zufriedenstellend gesenkt werden können, werden auch bei einem Typ-2-Diabetes Insulin-Injektionen eingesetzt. Häufig geschieht das in Form einer Kombinationstherapie mit den Medikamenten. Zum Einsatz kommen dabei vor allem die lang wirksamen Insuline wie z. B. Levemir® oder Glargin®.

Nehmen Sie unbedingt an einer von den Krankenkassen finanzierten Diabetiker-Schulung teil. Hier lernen Sie, Ihr eigener Experte für Ihre Erkrankung zu werden. Sie werden dadurch sicher im Umgang mit Krisensituationen, erhalten wertvolle Ernährungstipps und erlernen den fachgerechten Umgang mit Spritzen sowie mit dem Blutzuckermessgerät. Darüber hinaus werden Sie in der optimalen diabetischen Fußpflege unterrichtet und bekommen hilfreiche Tipps für den Alltag mit der Zuckerkrankheit.

Der perfekte Einstieg in die Ernährungsumstellung: Fasten!

Wenn Sie mit der Umstellung Ihrer Ernährung beginnen wollen, sind ein paar Fastentage die ideale Vorbereitung auf das neue Essverhalten. Bereits nach einem Tag eingeschränkter Nahrungszufuhr hat der Körper die Kohlenhydratspeicher geleert und stellt zur Energiegewinnung auf Fettverbrennung um.

Fasten durchbricht die Insulinresistenz

Diese Fähigkeit der Umstellung ermöglicht es uns, ohne Energieeinbußen über einen längeren Zeitraum zu fasten, wobei schon in den ersten Tagen sowohl die Blutzuckerkonzentration als auch der Blutdruck abfallen. Kurz nachdem der Blutzuckerspiegel gesunken ist, fällt auch der Insulinspiegel ab. Etwa am sechsten Fastentag wird dann die Insulinresistenz durchbrochen, da durch das Fasten der gestörte Stoffwechsel wieder auf eine normale „Grundeinstellung" zurückgestellt wird.

Fasten heißt nicht unbedingt, nichts zu essen

Fasten bedeutet freiwilligen Verzicht auf Nahrung. Für den Start in Ihre Ernährungsumstellung sollen Sie nicht komplett das Essen einstellen und eine sogenannte Nulldiät machen. Ihre Kalorienzufuhr sollte allerdings auf maximal 600 kcal beschränkt sein und vorwiegend aus basischen Nahrungsmitteln bestehen. Zum Frühstück können Sie beispielsweise etwas Magerquark mit einer zerdrückten Banane essen. Zu Mittag darf es eine Pellkartoffel mit Kräuterquark sein. Reichlich zugreifen dürfen Sie bei der basischen Gemüsebrühe, deren Rezept Sie im Kasten auf Seite 98 finden. Auch unbehandelte Gemüsesäfte sind durchaus erlaubt.

Trinken Sie während der Fastentage reichlich. Drei Liter stilles Wasser, Grüntee oder ungesüßter Kräutertee sollten es mindestens sein.

Die wichtigsten Diabetes-Medikamente

	Wirkung	Präparate	Nebenwirkungen	Gegenanzeigen
Glindine	regen die Insulin-produktion nach einer Mahlzeit an und werden daher vor dem Essen eingenommen	NovoNorm®, Starlix®	Gefahr der Unterzuckerung	Nieren- und Leberschwäche
Sulfonyl-harnstoffe	fördern die Frei-setzung von kör-pereigenem Insulin	Euglucon N®, Amaryl®	Gewichtszu-nahme, Verstär-kung einer bestehenden Insulinresistenz	Übergewicht
Biguanide	Verzögerung der Zuckeraufnahme im Darm und Verminderung der Zuckerbildung in der Leber	Gluco-phage®, Metformin ratiopharm®	Unterzuckerung	Leber-, Nieren-, Herzschwäche
Glitazone	Reduzierung der Insulinresistenz	Avandia®, Actos®	Gewichtszu-nahme, Seh-störungen	Herzschwäche
Alpha-Gluko-sidase-hemmer	Verlangsamung der Zuckerauf-nahme im Darm	Distabol®, Glocobay®	Blähungen	chronisch ent-zündliche Darmerkran-kungen

Während der Fastentage dürfen Sie auf keinen Fall

- Fleisch essen,
- Alkohol zu sich nehmen,
- Kaffee trinken,
- Fette verwenden,
- Zucker oder Weißmehl essen,
- rauchen.

Achtung! Wenn Ihre Nieren geschädigt sind, Sie eine Krebserkrankung hatten oder an einer Infektionskrankheit leiden, dürfen Sie nicht fasten.

Beginnen Sie mit einem Entlastungstag

Am ersten Tag Ihrer kleinen Fastenkur sollten Sie sich ausschließlich von leicht verdaulichen, fettarmen Speisen ernähren. Obst, gedünstetes Gemüse, Reis und Kartoffeln sind dazu besonders gut geeignet.

Führen Sie an diesem Tag auch die **Darmentleerung** durch, um Ihren Körper auf die bevorstehende Umstellung einzustimmen. Lösen Sie dazu 30 Gramm Glaubersalz in 0,5 Liter Wasser auf, und trinken Sie die Lösung innerhalb von 20 Minuten. Bleiben Sie in den nächsten Stunden in der Nähe der Toilette, da Sie mehrmals durchfallartige Stuhlentleerungen haben werden.

Nach 6 Tagen beendet ein Aufbautag das Fasten

Damit sich Ihre Verdauungsorgane wieder an die „normale" Arbeit gewöhnen, benötigen sie ein bis zwei Aufbautage. Starten Sie hierzu mit einem Apfel am Morgen. Kauen Sie ihn langsam und mit Bedacht. Mittags dürfen Sie Kartoffeln mit gedünstetem Gemüse essen, am Abend ein Knäckebrot mit Kräuterquark und dazu ein Glas Buttermilch trinken. Am nächsten Tag können Sie langsam wieder mehr Ballaststoffe in Form von Vollkornbrot, Salat oder Gemüse verzehren. Verzichten Sie aber noch ganz auf Fleisch sowie auf tierische Fette wie Butter, und fügen Sie Ihren Speisen stattdessen ein paar Tropfen naturreines Pflanzenöl hinzu.

Mit den Fastentagen verlassen Sie alte Ernährungsmuster

Durch Ihre Fastenwoche werden Sie ein ganz neues Bewusstsein für Ihre Ernährung und Ihren Körper bekommen. Anschließend wird es Ihnen viel leichter fallen, mit alten Ernährungsgewohnheiten zu brechen und mit einer gesunden Vollwertkost dem Diabetes Paroli zu bieten. Als positiven Nebeneffekt stellen Sie auch die Weichen für ein gesünderes Körpergewicht, denn Sie werden in der Fastenwoche ganz sicher ein paar überflüssige Pfunde verlieren.

Die besten natürlichen Methoden zur Blutzuckersenkung

Wenn Sie sich ausreichend bewegen, blutzuckerfreundlich ernähren und ein gesundes Gewicht halten, können Naturheilverfahren dazu beitragen, den Zucker in Schach zu halten.

Heilpflanzen senken den Zuckerspiegel über 3 Wege

Blutzuckersenkende Heilpflanzen können drei verschiedene Effekte haben:
1. Erhöhung der Insulinausschüttung: Efeukürbis (Coccina indica), Gymnema sylvestre
2. Verzögerung der Kohlenhydrataufnahme im Darm: Guarkernmehl
3. Verbesserung der Empfindlichkeit der Rezeptoren für Insulin: Hintonia, Bittermelone

Basische Gemüsebrühe

Das brauchen Sie für 2 Portionen:
- ½ Zwiebel
- ½ Weißkohl
- 2 Möhren
- 1 Lorbeerblatt
- Sojasoße
- 2 Petersilienwurzeln
- 2 Stangen Porree
- 2 kleine Zucchini
- etwas Basilikum
- Pfeffer

So wird's gemacht:
Geben Sie das gewaschene, klein geschnittene Gemüse in einen Topf mit 2 Liter kaltem Wasser. Fügen Sie die Gewürze hinzu, und bringen Sie alles zum Kochen. Damit sich die basischen Mineralien gut lösen, muss die Suppe auf kleiner Flamme mindestens zwei Stunden köcheln. Gießen Sie die Suppe anschließend durch ein Sieb ab, und trinken Sie tagsüber 1 Liter davon verteilt auf mehrere Portionen. Nach Geschmack mit Sojasoße und Pfeffer würzen.

Häufig ist es möglich, durch den Einsatz pflanzlicher Mittel chemische Blutzuckermedikamente einzusparen.

Achtung! Steigen Sie nicht eigenmächtig von chemischen auf natürliche Blutzuckersenker um. Sprechen Sie vorher unbedingt mit Ihrem Arzt, und setzen Sie verordnete Medikamente nicht auf eigene Faust ab.

Pflanzliche Quellstoffe verhindern Blutzuckerspitzen

Guarkernmehl aus dem Samen der indischen Guarbohne verzögert die Aufnahme von Kohlenhydraten im Darm und verhindert dadurch stärker ansteigende Blutzuckerwerte nach dem Essen.

Gesunder Start

Beginnen Sie jede Mahlzeit mit etwas Obst, Gemüse oder einem kleinen Salat. Auf diese Weise kommen Sie spielend auf die empfohlenen fünf Portionen pro Tag und stillen damit bereits einen Teil Ihres Hungers.

Guar quillt im Magen-Darm-Trakt durch die Aufnahme von Flüssigkeit auf, wodurch es zu einer verzögerten Magenentleerung kommt. Gleichzeitig benetzt dieser Quellstoff die Darmwand. Beide Mechanismen zusammen bewirken, dass die Glukose nur sehr langsam ins Blut abgegeben wird.

Wenn Sie Guarpräparate einnehmen, sollten Sie die Dosis einschleichend steigern, um Blähungen und Völlegefühle zu verhindern. Halten Sie auch immer einen Abstand von 30 Minuten zwischen der Einnahme von Guar und anderen Medikamenten ein, um die Resorption der Arzneimittel nicht zu beeinträchtigen.

Zimt und Heidelbeerblätter sind kritisch zu sehen

Vor einigen Jahren wies eine kleine Studie aus Pakistan blutzuckersenkende Effekte durch Zimt nach. Weitere Studien konnten seine Wirkung jedoch nicht eindeutig belegen. Sicher ist, dass von den beiden Zimtarten (Cassia- und Ceylon-Zimt), der chinesische Cassia-Zimt der wirkungsvollere ist. Wenn Sie einen Versuch mit Zimt starten möchten, sollten Sie auf jeden Fall zu einem wässrigen Cassia-Zimtextrakt (Diabetruw®, 60 Kapseln ab 17 €) greifen, da er keine leberschädigenden Cumarine enthält.

Auch für die Wirksamkeit von Heidelbeerblättern gegen hohen Blutzucker gibt es keine Nachweise. Zwar werden in der Naturheilkunde Heidelbeertees traditionell zur Blutdrucksenkung eingesetzt, die Kommission E des ehemaligen Bundesgesundheitsamts bewertet diese Anwendung jedoch negativ.

Studien belegen: Essig senkt Ihren Blutzuckerspiegel!

Seit einigen Jahren richten Forscher der Universitäten von Arizona in Mesa/USA und Lund/Schweden ihr besonderes Augenmerk auf Essig als Blutzuckersenker. Tatsächlich konnten die Wissenschaftler den zuckersenkenden Effekt auch in mehreren Studien nachweisen. Im Jahr 2010 fanden sie heraus, dass schon zwei Esslöffel Essig vor dem Essen blutzuckersenkend wirken. Sie hatten 40 Testpersonen mit Typ-2-Diabetes oder Insulinresistenz vor einer Mahlzeit zwei Esslöffel Essig gegeben. Dadurch war der Blutzuckerspiegel nach der Mahlzeit um 20 % niedriger als nach derselben Mahlzeit einige Tage später, bei der die Probanden keinen Essig eingenommen hatten.

Scheinbar kann Essig Enzyme im Darm hemmen, die normalerweise die Kohlenhydrate der Nahrung zu Zucker verstoffwechseln. Fehlen diese Enzyme, wird bei der Verdauung deutlich weniger Zucker produziert, wodurch der Blutzuckerspiegel langsamer ansteigt.

Ein Schnapsgläschen Essig als Aperitif vor dem Essen sollten Sie sich daher als Diabetiker unbedingt gönnen. Bringen Sie auch häufiger saure Gurken auf den Tisch.

Bewährte Heilpflanzenpräparate zur Blutzuckersenkung

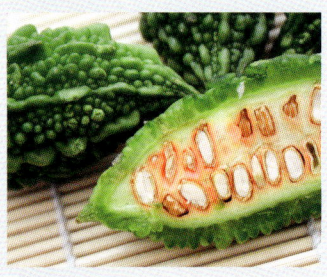

Bittermelone
(Momordica charantia)

- mit **Gymnema sylvestre:** z. B. Good'n Natural Gymnema sylvestre, 90 Tabletten ab 14,95 € ; Herbal acitives Gymnema sylvestre, 60 Kapseln ab 39 €
- mit **Efeukürbis:** Coccinia D®, 60 Kapseln ab 30 € ; Tindola Efeukürbis, 120 Kapseln ab 23 €
- mit **Bittermelone:** Glukokine®, 60 Kapseln ab 36,50 € ; Avitale Bittermelone, 60 Kapseln ab 9 €
- mit **Guarkernmehl:** Guar Verlan®, 50 Beutel ab 13,50 €
- mit **Hintonia:** Sucontral®, 100 ml ab 15 €

Akupunktur kann die Stoffwechsellage verbessern

In der Traditionellen Chinesischen Medizin (TCM) wird der Diabetes „Xiao Tse" genannt, was so viel wie „das zehrende Durst-Syndrom" bedeutet. Ausgehend von der Annahme, dass in einem gesunden Organismus die beiden gegensätzlichen energetischen Kräfte Yin und Yang im Gleichgewicht sind, sieht die TCM den Grund für diese Krankheit in einem Mangel an Yin. Dadurch produziert der Körper Hitze, die wiederum zu einer weiteren Verbrennung von Yin führt. Dadurch kommt es zu übermäßigem Durst und Wasserlassen.

Durch das Nadeln ausgewählter Akupunkturpunkte kann ein erfahrener Therapeut die Yin-Energie aktivieren und dadurch die Funktion der Bauchspeicheldrüse stärken sowie den Zuckerstoffwechsel verbessern. Zu Beginn wird eine wöchentliche Behandlung empfohlen, später können die Abstände zwischen den Sitzungen ausgedehnt werden. Jede Behandlung müssen Sie mit etwa 40 € selbst bezahlen.

Diese Vitalstoffe verbessern die Insulinwirkung und verhindern Spätfolgen

Vitalstoff	Wirkung	Tagesdosis
Chrom	verbessert die Insulinempfindlichkeit	200 bis 600 µg oder 5 bis 10 g Bierhefe
Magnesium	verbessert die Insulinempfindlichkeit	400 bis 600 mg
Zink	wirkt leicht blutzuckersenkend	20 bis 40 mg
Vitamin E	wirkt gefäßschützend	300 bis 500 I. E.
Vitamin C	wirkt leicht blutzuckersenkend und fängt freie Radikale ab	600 bis 1.000 mg
Vitamin-B-Komplex	verhindert Nervenschäden	mindestens 50 mg Vitamin B_1 und B_6

Die angegebenen Tagesdosierungen können Sie mit Präparaten aus dem Drogeriemarkt decken. Höhere therapeutische Dosen sollten Sie nur in Absprache mit Ihrem Arzt einnehmen.

Auch die Homöopathie ist einen Versuch wert

Ein homöopathisches Mittel kann sicherlich keinen Diabetes heilen – Begleitbeschwerden können mit dem passenden Mittel jedoch gelindert und die Behandlung wirkungsvoll unterstützt werden. So hat sich beispielsweise Kreosotum gegen den Juckreiz der Haut bewährt, und Secale kann einen diabetischen Fuß positiv beeinflussen. Diese Mittel sollten Sie in einer niedrigen Potenz wie D6 bis zu dreimal täglich einnehmen.

Eine grundlegende Harmonisierung der Stoffwechsellage können Sie mit einem sogenannten Konstitutionsmittel erreichen. Dieses muss jedoch nach einem ausführlichen Anamnese-Gespräch durch einen erfahrenen Homöopathen bestimmt werden. Die Kosten hierfür werden inzwischen von einigen gesetzlichen Krankenkassen übernommen.

Mit Sport sparen Sie Medikamente und leben länger

Neben der Ernährungsumstellung und einem guten Gewichtsmanagement ist regelmäßige Bewegung die dritte wichtige Säule im Kampf gegen den Typ-2-Diabetes.

Bewegung transportiert den Zucker in die Zellen

Wenn Sie körperlich aktiv werden können, müssen sich Ihre Muskeln bewegen. Dazu benötigen Sie Energie in Form von Glukose. Diesen „Betriebsstoff" holen sich die Muskeln zunächst aus den Zuckerdepots ihrer Zellen.

Sind diese Vorratsspeicher geleert, holen sich die Muskeln aus dem Blut Nachschub, wodurch der Blutzuckerspiegel sinkt. Dieser blutzuckersenkende Effekt hält auch noch bis zu zwei Tage nach dem Training an, denn so lange kann sich die Muskulatur noch von dem Blut bedienen, um die leeren Speicher ihrer Zellen wieder aufzufüllen.

Alles was die Ausdauer trainiert, tut bei Diabetes gut

Wenn Sie Ihren Blutzucker langfristig senken möchten, empfehlen Experten drei- bis viermal wöchentlich 30 bis 60 Minuten aktive körperliche Betätigung. Vielleicht erscheint Ihnen das recht viel, wenn Sie bisher eher ein Bewegungsmuffel waren. Beginnen Sie dann einfach damit, jeden Tag einen Spaziergang von einer Viertelstunde zu machen. Steigern Sie allmählich das Tempo und die Dauer, bis Sie genügend Ausdauer für eine der folgenden Sportarten haben.

Die besten Sportarten bei Typ-2-Diabetes sind:
- Radfahren
- Wandern
- Nordic-Walking
- Joggen
- Schwimmen

Entscheidend für die Wirksamkeit des Ausdauertrainings ist die richtige Belastung. Ob Sie hier das richtige Maß gefunden haben, zeigt Ihnen Ihr Puls.

Überwachen Sie Ihren Puls mit einer Pulsuhr

Der Pulswert, den Sie bei maximaler Belastung nicht überschreiten sollten, wird Maximalpuls genannt. Sie können diesen Wert ganz einfach berechnen, indem Sie Ihr Lebensalter von 220 abziehen. Ein 60-Jähriger hat demnach einen Maximalpuls von 220 minus 60 gleich 160 Schlägen pro Minute. Für Ihr Ausdauertraining sollte Ihr Herzschlag nicht schneller als 70 % dieses Maximalpulses sein. Am Beispiel des 60-Jährigen wäre das ein Pulswert von 112. Wenn Sie Ihren optimalen Trainingspuls ausgerechnet haben, sollten Sie den Herzschlag während Ihres Trainings mit einer Pulsuhr (ab 20 € in Sportgeschäften und im Internet) kontrollieren.

Sportliche Diabetiker leben länger

Bei regelmäßiger sportlicher Betätigung benötigen Sie nicht nur weniger Medikamente zur Blutzuckersenkung, sie werden nachweislich auch länger leben. Ein Team der Universität Wageningen/Niederlande analysierte die Daten von 5.859 Typ-2-Diabetikern und wertete zwölf Studien daraufhin aus, warum einige Diabetiker jünger sterben, während andere älter werden. Das erstaunliche Ergebnis wurde im Jahr 2012 in der Fachzeitschrift *Archives of Internal Medicine* veröffentlicht: Körperlich aktive Diabetiker haben ein um 38 % verringertes Sterberisiko im Vergleich zu ihren unsportlichen Leidensgenossen.

Die Studienleiterin meint, dass nach ihren Auswertungen niemand zum Leistungssportler werden müsse, um diesen schützenden Effekt zu erzielen. Moderate Bewegung reiche bereits völlig aus, um den Blutzucker positiv zu beeinflussen und dadurch lebensverlängernd zu wirken.

Erektile Dysfunktion

Mit Beckenbodengymnastik und L-Arginin helfen Sie Ihrer Männlichkeit auf die Sprünge

Sie sind der Albtraum eines jeden Mannes und niemand spricht gerne darüber, wenn es ihn betrifft: Potenzstörungen (med.: erektile Dysfunktion). Dabei sind sie weit verbreitet. Weil die Dunkelziffer hoch ist, gibt es keine genauen Zahlen, wobei die Angaben bei Männern über 40 Jahren zwischen 30 und 50 % schwanken. Lesen Sie hier, von welchen Potenzmittelchen Sie lieber die Finger lassen sollten und welche natürlichen Mittel oder Maßnahmen Ihnen wirklich zu einem erfüllten Sexualleben verhelfen können.

Ein gelegentliches Versagen der Potenz ist normal

Das für eine Erektion notwendige Zusammenspiel von Nerven, Gefäßen und Muskeln ist störanfällig. Gelegentliche Potenzprobleme sind daher, z. B. bei Stress oder Beziehungskrisen, vollkommen normal. Von einer erektilen Dysfunktion sprechen Mediziner erst, wenn in mehr als 70 % der Versuche über einen Zeitraum von mindestens sechs Monaten keine ausreichende Erektion mehr erreicht werden kann. Starkes **Rauchen** und **Alkoholmissbrauch** können dabei ebenso zu Potenzproblemen führen wie Operationen im Becken (z. B. Prostata-Operation) oder Bandscheibenvorfälle.

Die häufigsten Ursachen für eine erektile Dysfunktion sind:
- Lebensalter ab 40
- organische Erkrankungen (z. B. Bluthochdruck, Arteriosklerose, Nervenstörungen bei Diabetes oder Alkoholmissbrauch)
- psychische Gründe (z. B. Depressionen, anhaltende Partnerschaftsprobleme, Versagensängste)
- Nebenwirkungen von Medikamenten (z. B. Bluthochdruckmittel wie Beta-Blocker und ACE-Hemmer, Antidepressiva, Beruhigungsmittel)

Potenzstörungen können Vorboten eines Herzinfarkts sein

Etwa 70 % aller Fälle von erektiler Dysfunktion haben in der zweiten Lebenshälfte eine körperliche Ursache. Sie sollten daher zunächst Ihr Herz-Kreislauf-System untersuchen und eine Zuckerkrankheit oder Schilddrüsenfunktionsstörung ausschließen lassen. Am häufigsten sind Durchblutungsstörungen aufgrund einer **Arteriosklerose** die Ursache der versiegenden Potenz. Deshalb kann eine erektile Dysfunktion der **Vorbote eines Herzinfarkts oder Schlaganfalls** sein. Lassen Sie daher unbedingt eine eventuelle Grunderkrankung behandeln, ehe Sie zu „Potenzmitteln" greifen. Sollten Medikamente die Potenzstörung auslösen, hilft oft schon der Wechsel des Präparats.

Sprechen Sie vertrauensvoll mit Ihrem Arzt

Bei anhaltenden Erektionsstörungen ist ein Urologe Ihr richtiger Ansprechpartner. Nach einem ausführlichen Gespräch wird er verschiedene Untersuchungen wie etwa Hormonbestimmungen im Blut, Ultraschall der Penisgefäße oder auch einen Schwellkörper-Injektionstest (SKIT) zur Funktionsprüfung der Schwellkörper vornehmen.

So können Potenzprobleme behandelt werden:
schulmedizinisch mit
- erektionsfördernden Medikamenten
- Schwellkörper-Injektionen
- mechanischen Erektionshilfen (z. B. Vakuum-Pumpe, Penisring)

So hilft Ihnen die Homöopathie bei Potenzproblemen

Nehmen Sie das passende Mittel nicht, kurz bevor Sie Geschlechtsverkehr haben möchten, sondern als Kur über mehrere Wochen. Lassen Sie dazu einmal täglich **drei Globuli** in der Potenz C6 auf der Zunge zergehen:

- **Lycopodium** bei schwachen Erektionen mit vorzeitigem Samenerguss
- **China officinalis** gegen Impotenz trotz großen sexuellen Verlangens und Fantasien
- **Agnus castus**, wenn selbst starkes sexuelles Verlangen nicht zur Erektion führt und der Penis kalt und schlaff ist
- **Conium**, wenn Erektionen zu kurz anhalten und es häufig zu unwillkürlichem Samenabgang kommt

naturheilkundlich mit
- Akupunktur
- Homöopathie
- Heilpflanzen
- orthomolekularer Medizin
- Beckenbodengymnastik

Greifen Sie nur zu Viagra & Co., wenn Ihr Herz gesund ist

Schulmedizinisch wird eine erektile Dysfunktion heute in erster Linie mit **Phosphodiesterase-Hemmern** (PDE-5-Hemmer) behandelt, die die glatte Muskulatur in den Schwellkörpern entspannen und den Bluteinstrom erleichtern.

Die bekanntesten Wirkstoffe aus der Stoffklasse der PDE-5-Hemmer sind Sildenafil, Tadalafil und Vardenafil (Viagra®, Cialis®, Levitra®). Kopf- und Magenschmerzen, Gesichtsrötungen sowie Sehstörungen und

So stärken Sie Ihre Potenz

- Alkohol steigert zwar das sexuelle Verlangen, vermindert aber in größeren Mengen auch die Potenz. Belassen Sie es daher bei einem Glas Bier oder Wein.
- Rauchen wirkt gefäßverengend. Beschränken Sie daher Ihren Nikotinkonsum.
- Nehmen Sie sich Zeit für Ihr Liebesspiel, und setzen Sie sich nicht unter Druck.
- Bauen Sie eventuelles Übergewicht ab.
- Wählen Sie für Ihr Fahrrad einen breiten, gut gepolsterten Sattel, damit keine Durchblutungsstörungen im Penis entstehen.

eine verstopfte Nase sind noch die harmlosesten Nebenwirkungen dieser rezeptpflichtigen Medikamente, die Sie selbst bezahlen müssen.

Achtung! Wenn Sie vor weniger als sechs Monaten einen Herzinfarkt oder Schlaganfall hatten, dürfen Sie diese Mittel nicht einnehmen. Nehmen Sie auf keinen Fall PDE-5-Hemmer ein, wenn Sie wegen einer koronaren Herzkrankheit Nitroglyzerin-Spray verwenden oder Blutdrucksenker einnehmen müssen. Ihr Blutdruck könnte so bedenklich absinken, dass Lebensgefahr besteht.

Hüten Sie sich auch vor rezeptfreien Angeboten im Internet. Hier müssen Sie mit Fälschungen rechnen, deren Wirkstoffkonzentration nicht einschätzbar ist.

Penis-Injektionen und Vakuum-Pumpen vertreiben eher die Lust

Denselben Effekt wie die PDE-5-Hemmer hat die sogenannte **Schwellkörper-Autoinjektions-Therapie** (SKAT). Hierbei spritzen Sie sich selbst vor dem Geschlechtsverkehr mit dünnen Nadeln Prostaglandin E1 oder Papaverin direkt in den Schwell-körper des Glieds, um dort die Durchblutung zu erhöhen. Diese Injektionen können zu Schwindelanfällen und Blutdruckabfall führen, dürfen auch bei Herz-Kreislauf-Erkrankungen nicht angewendet werden und verlangen heldenhaften Mut.

Äußerliche Erektionshilfen wie **Vakuum-Pumpen** und auf die Peniswurzel aufge-setzte **Penisringe** führen leicht zu Blutergüssen und lösen Schmerzen aus. Eines haben all diese Methoden gemeinsam: Sie können wahre „Liebestöter" sein und de-gradieren das lustvolle Beisammensein zum technischen Akt. Schon allein aus die-sem Grund raten wir Ihnen davon ab.

Akupunktur und Homöopathie helfen Ihnen natürlich

Nach der Lehre der Traditionellen Chinesischen Medizin (TCM) liegt bei Erektions-problemen eine Schwäche der Nierenenergie vor. Um diese Energie wieder zu stär-

Mit Beckenbodentraining erhöhen Sie die Penisdurchblutung

Beim Beckenbodentraining spannen Sie die Schließmuskeln von Darm und Harn-röhre an und erhöhen dadurch die Durchblutung der Schwellkörper. Trainieren Sie täglich mindestens einmal 15 Minuten lang.

Beckenboden heben

Legen Sie sich auf den Rücken, ziehen Sie die Beine an, und stellen Sie die Füße auf den Boden. Spannen Sie den After-Schließmuskel an, und ziehen Sie ihn in den Körper hinein. Heben Sie nun das Becken zur Decke, bis Oberkörper und Oberschenkel eine Gerade bilden. Verharren Sie zehn Sekunden, senken Sie dann das Becken wieder ab, und lösen Sie die Spannung. Wiederholen Sie die Übung sechsmal.

Anspannen im Sitzen

Setzen Sie sich mit fest geschlossenen Knien auf einen Stuhl. Atmen Sie tief in den Bauch und entspannen Sie Ihren Beckenboden. Spannen Sie beim Ausatmen die Schließmuskeln kräftig an, und lassen Sie Ihren Bauch flach werden. Wieder-holen Sie die Übung sechsmal, und machen Sie dabei abwechselnd ein Hohlkreuz oder einen Rundrücken.

ken, setzen erfahrene Akupunkteure feine Nadeln in den Bereich des Steißbeins und der unteren Wirbelsäule. Nach fünf bis sechs Behandlungen, die Sie mit jeweils etwa 40 € selbst bezahlen müssen, können Sie eine Besserung der Erektionsschwäche erwarten. Welche homöopathischen Mittel Ihre Manneskraft unterstützen, lesen Sie im Kasten auf Seite 106.

Die Wirkung pflanzlicher Mittel ist nicht bewiesen

Zurzeit ist der Markt überschwemmt mit pflanzlichen Mitteln, die die Potenz steigern sollen, wie z. B. **Potenzholz** und **Yohimbin**. Allerdings kann Yohimbin Nebenwirkungen wie Unruhe, Übelkeit und Herzrhythmusstörungen haben. Die Kommission E rät aufgrund der nicht belegten Wirksamkeit und im Fall von Yohimbin wegen erheblicher Nebenwirkungen von der Einnahme dieser pflanzlichen Mittel ab.

Mönchspfeffer (z. B. in Viragil®, 100 ml ab 26 €; Emasex®-A vitex, 100 ml ab 28 €; Agnus castus D2 DHU, 20 ml ab 6 €) und **Maca** (z. B. in Maca 500 Allcura, 200 Kapseln ab 14 €; Androxan® 600, 120 Kapseln ab 59 €; Maca Aktiv 800 Allpharn, 50 Kapseln ab 10 €) werden in der Erfahrungsheilkunde seit Langem gegen Potenzprobleme eingesetzt. Diese Mittel können Ihnen nicht schaden.

Eine Aminosäure fördert die Erektion

Für die Weitstellung der Penisgefäße ist der Botenstoff Stickstoffmonoxid (NO) notwendig, der im Körper aus der Aminosäure L-Arginin gebildet wird. Experten empfehlen daher die tägliche Einnahme von 5 bis 10 g der Aminosäure in Form von Nahrungsergänzungsmitteln (z. B. Prelox®, 60 Tabletten ab 35 €; Amitamin® Vitalitaet M forte, 240 Kapseln ab 68 €; L-Arginin 500 Apozen, 60 Kapseln ab 23 €). Nehmen Sie jedoch nicht mehr als 10 g des Wirkstoffs pro Tag ein, da es sonst zu Magenschmerzen und Übelkeit kommen könnte.

Erschöpfung

So laden Sie Ihren Akku wieder auf, wenn Sie erschöpft sind

Fast jeder Mensch kennt Phasen, in denen er sich abgeschlagen und ausgelaugt fühlt. Meistens geht dieser Zustand von ganz allein wieder vorbei. Wenn die Erschöpfung allerdings zum Dauerzustand wird, ist es Zeit, der Sache auf den Grund zu gehen und aktiv zu werden.

Erschöpfung entsteht durch Energiemangel

Jede körperliche und geistige Anstrengung verbraucht Energie. Mit der Nahrung, durch Erholungsphasen und mit ausreichend Schlaf wird diese Energie wieder ausgeglichen. Doch wenn dieser Ausgleich nicht erfolgt oder zu viel Energie verbraucht wird, reagiert der Körper mit Schwäche und Abgeschlagenheit.

Die Schwäche entsteht durch eine Unterversorgung mit Nährstoffen (vor allem Zucker) und Sauerstoff, deren Bedarf bei körperlicher und seelischer Belastung rapide ansteigt. Meistens hat das Ungleichgewicht zwischen Energiebedarf und Energiezufuhr eindeutige Ursachen.

Das können Auslöser für einen Erschöpfungszustand sein:
- anhaltender Schlafmangel
- Stress
- private oder geschäftliche Sorgen
- Überforderung im Beruf
- überstandene Krankheit
- körperliche Überanstrengung

Manchmal kann sich jedoch auch eine Erkrankung hinter dem Schwächezustand verbergen. Achten Sie deshalb besonders auf die Signale, die Ihr Körper Ihnen sendet.

Lassen Sie sich bei anhaltender Abgeschlagenheit durchchecken

Wenn Sie keine eindeutigen Gründe für Ihren Schwächezustand finden können, ist ein Gang zum Hausarzt unverzichtbar. Anhand von Blutuntersuchungen kann er feststellen, ob etwa eine **Blutarmut** oder eine **Unterfunktion der Schilddrüse** vorliegt. Infektionskrankheiten, Herzschwäche oder ein niedriger Blutdruck können sich ebenso in Erschöpfung und Leistungsschwäche äußern wie Krebserkrankungen. Außerdem muss ein Erschöpfungszustand von Erkrankungen wie einem Burnout-Syndrom oder Chronischen Müdigkeitssyndrom (CFS, chronic fatigue syndrom) abgegrenzt werden. Sind derartige Ursachen ausgeschlossen, können Sie dem Schwächezustand mit Hilfe der Naturheilkunde wirkungsvoll Paroli bieten.

Mit diesen natürlichen Methoden kommen Sie wieder zu Kräften:

- Homöopathie
- Sport und Bewegung
- Kneipp'sche Anwendungen
- Ordnungstherapie
- Schüßler-Salze
- Vitalstoff-Therapie
- Phytotherapie

Diese homöopathischen Mittel holen Sie aus der Erschöpfung

Lassen Sie von dem am besten zu Ihrer Situation passenden Mittel einmalig drei **Globuli** in der **Potenz C30** langsam im Mund zergehen.

- **China** behebt Schwächezustände, die durch Infektionskrankheiten oder Blutverlust entstanden sind.
- **Argentum nitricum** hilft bei Erschöpfung durch Überarbeitung und Sorgen verbunden mit Zittern am ganzen Körper.
- **Arsenicum album** ist gekennzeichnet durch starke Erschöpfung nach Durchfallerkrankungen oder Erbrechen mit Ängstlichkeit und Unruhe.
- **Nux vomica** ist das Mittel der Wahl bei Erschöpfungszuständen durch Überarbeitung, Schlafmangel und gleichzeitigem übermäßigen Konsum von Genussmitteln wie Kaffee, Nikotin oder Alkohol.

Wenn Sie sich bei der Mittelwahl nicht sicher sind, können Sie auch auf ein homöopathisches Komplexmittel (z. B. Manuia® oder Nervoregin® H) zurückgreifen.

Am besten kombinieren Sie mehrere dieser Maßnahmen miteinander. Welche homöopathischen Mittel für eine Selbstbehandlung infrage kommen, haben wir für Sie im Kasten auf Seite 112 zusammengestellt.

Schüßler-Salze führen Ihnen mit Mineralien Energie zu

Der deutsche Arzt Wilhelm Schüßler (1821 bis 1891) war davon überzeugt, dass viele Krankheits- und damit auch Erschöpfungszustände die Folge eines gestörten Mineralhaushalts der Körperzellen seien. Gegen dieses Ungleichgewicht entwickelte er daraufhin die nach ihm benannten Schüßler-Salze.

Bei Mattigkeit und Erschöpfung kann die Zufuhr der richtigen Mineralien Ihren Zellen wieder die Energie zurückgeben, die sie zur Stärkung benötigen. Die beste Wirkung erzielen Sie, wenn Sie mit den Schüßler-Salzen einen Monat lang eine kleine Kur durchführen. Alle Präparate (400 Tabletten jeweils ab 5,50 €), die Sie dazu benötigen, erhalten Sie in der Apotheke; die genaue Durchführung der Kur können Sie im folgenden Kasten nachlesen.

Die Schüßler-Energiekur im Überblick

Nehmen Sie die Mineralsalze vier Wochen lang wie folgt ein:

morgens: Nr. 5 Kalium phosphoricum D6
Dieses Salz beeinflusst besonders Ihre Nerven und Ihre Psyche, da Kalium an allen Nervenaktionen und am Sauerstofftransport zum Gehirn beteiligt ist.

mittags: Nr. 3 Ferrum phosphoricum D12
Durch dieses Salz wird Ihr Immunsystem gestärkt. Gleichzeitig gleicht es einen Eisenmangel der Zellen aus, wodurch die Sauerstoffversorgung verbessert wird.

abends: Nr. 7 Magnesium phosphoricum D6
Mit diesem Salz unterstützen Sie Ihre Muskeln und Nerven, denn Magnesium spielt eine wichtige Rolle bei der Übertragung von Nervenimpulsen.

Lösen Sie von dem jeweiligen Salz drei Tabletten in einem Glas heißen Wasser auf, und trinken Sie die Lösung in kleinen Schlucken. Behalten Sie jeden Schluck einen Moment lang im Mund.

Die wichtigsten Vitalstoffe: Vitamin B_{12} und Coenzym Q10

Vitamin B_{12} gehört zu den wasserlöslichen Vitaminen, die der Körper nicht selbst herstellen kann. Es nimmt sowohl Einfluss auf die Zellteilung als auch auf das Zellwachstum und ist für die Bildung der sauerstofftransportierenden roten Blutkörperchen (Erythrozyten) unverzichtbar. Außerdem wird das Vitamin für den Aufbau der schützenden Nervenscheide (Myelinschicht) benötigt und stärkt die Nervenfunktion. Bei Stress und auch durch eine fleischlose Ernährung kommt es leicht zu einem Mangel an dem Vitalstoff, da er zum einen bei körperlicher und seelischer Belastung in größeren Mengen verbraucht wird und zum anderen vor allem in Fleisch enthalten ist.

Durch die Vitamin B_{12}-Zufuhr in Form eines Fertigpräparats (z. B. Doppelherz® Vitamin B_{12} plus, 10 Trinkampullen ab 12 €; Vitasprint®, 10 Trinkampullen ab 18 €) unterstützen Sie die Nervenfunktion und **erhöhen Ihre Belastbarkeit.**

Coenzym Q10 füllt Ihre körpereigenen Energiespeicher wieder auf, denn die „Energie-Kraftwerke" der Zellen (Mitochondrien) benötigen diesen Vitalstoff für ihre Arbeit. Bei Erschöpfung können Sie hier mit einem Fertigpräparat (z. B. Abtei® Coenzym Q10, 32 Kapseln ab 7 €; Sanomi® Q10, 30 ml ab 36,50 €) nachhelfen.

Ginseng und Mate vertreiben die Schwäche

Die in der asiatischen Ginsengwurzel enthaltenen Ginsenoside erhöhen die körpereigene Stressabwehr, indem sie das Nerven-Hormon-System (Hypothalamus-Hypophysen-Nebennieren-System) regulieren. Dadurch werden sowohl Ihre körperliche als auch Ihre geistige Leistungsfähigkeit gesteigert. Sogar die Kommission E des ehemaligen Bundesgesundheitsamtes empfiehlt die Anwendung von Ginseng bei Schwäche- und Müdigkeitszuständen. Fertigpräparate (z. B. Ginsana®, 30 Kapseln ab 18 €; Doppelherz® Ginseng Aktiv, 500 ml ab 11 €) erhalten Sie in Apotheken und Drogeriemärkten.

Ein aus den Blättern des südamerikanischen Mate-Baums hergestellter Tee erfrischt und belebt Sie auf natürliche Weise. Zwar sind die Blätter auch reich an Vitaminen, Mineralien und Spurenelementen – die anregende Wirkung entsteht jedoch durch das spezielle Koffein. Das Mate-Koffein wird aufgrund der Bindung an andere Wirkstoffe nur langsam und dosiert an das Blut abgegeben. Dadurch ist Mate-Tee viel verträglicher als Kaffee und anhaltender in seiner Wirkung. In Deutschland ist Mate als Arzneimittel zugelassen, Sie erhalten fertigen Tee jedoch im Internethandel, in Bioläden und in den meisten Supermärkten.

Bewegen Sie sich aus dem Formtief

Sport und Bewegung kurbeln den Kreislauf an und erhöhen die Sauerstoffzufuhr. Auch wenn Sie sich zu müde und zu schlapp für mehr Bewegung fühlen: Beginnen Sie trotzdem damit!

Mit diesen moderaten Sportarten überwinden Sie die Müdigkeit:
- Radfahren
- zügiges Spazierengehen
- Joggen
- Walken, Wandern
- Nordic Walking

Versuchen Sie, zwei- bis dreimal wöchentlich mindestens 20 Minuten lang körperlich aktiv zu sein. Damit das Bewegungsprogramm keine Quälerei für Sie wird, sollten Sie eine Sportart wählen, die Ihnen Spaß macht. Sorgen Sie auch im Alltag für mehr Bewegung, indem Sie statt des Lifts die Treppe nehmen und das Auto auch mal in der Garage lassen.

Ein Tipp zum Schluss: Sorgen Sie grundsätzlich für eine ausreichende Flüssigkeitszufuhr, denn nur wenn Ihr Körper gut mit Flüssigkeit versorgt ist, kann er seinen Aufgaben optimal nachkommen. Mindestens zwei Liter Wasser, ungesüßten Kräutertee oder Fruchtschorlen sollten Sie daher pro Tag unbedingt trinken.

Das können Sie tun, um wieder in die Spur zu kommen

- Gehen Sie mindestens einmal täglich **an die frische Luft,** denn Sauerstoff belebt das Gehirn, und Sonnenlicht hebt die Stimmung.
- **Bewegen Sie sich regelmäßig,** und werden Sie sportlich aktiv. Dadurch bauen Sie nicht nur Stresshormone ab, sondern stärken Ihren ganzen Körper.

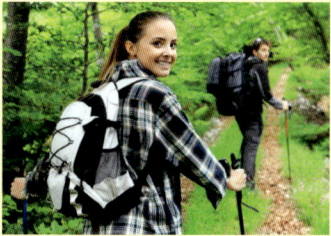

- **Essen Sie lieber häufiger und kleinere Portionen.** Auf diese Weise bekommen Sie öfter einen Energienachschub und vermeiden ein Absinken des Blutzuckerspiegels.
- **Lernen Sie, auch einmal Nein zu sagen.** Sie müssen nicht immer für alle und alles verfügbar sein.
- Sorgen Sie im Sinne der Ordnungstherapie für **ausreichende Nachtruhe** sowie für **Erholungsphasen,** und halten Sie regelmäßige Essenszeiten ein.

Fibromyalgie

Bekämpft die depressiven Verstimmungen bei Fibromyalgie:
Johanniskraut

Fibromyalgie: So durchbrechen Sie den chronischen Schmerz

Etwa 3 Millionen Deutsche leiden nach Angaben der Deutschen Fibromyalgie-Vereinigung an ständigen Schmerzen in Muskeln und Sehnen. Lange Zeit wurde die Fibromyalgie als „eingebildete Krankheit" abgetan, da sie keine im Labor oder auf dem Röntgenbild nachweisbaren Veränderungen hervorruft.

Mehr als nur Muskelschmerzen

Der Begriff „Fibromyalgie" leitet sich von den lateinischen bzw. griechischen Wörtern „fibra", „myos" sowie „algos" ab und bedeutet daher wörtlich übersetzt Faser-Muskel-Schmerz. Dieser Name wurde für die Erkrankung gewählt, da die Betroffenen an anhaltenden Muskel- und Bindegewebsschmerzen leiden.

Zusätzlich kommt es zu einer **Druckschmerzempfindlichkeit** an bestimmten Muskel-Sehnen-Ansätzen. Diese 18 **Tender-Points** genannten Druckpunkte liegen unter anderem am Nacken, an der Schultern, den Hüften und am Rücken. Darüber hinaus kann das Beschwerdebild sehr bunt sein und sowohl körperliche als auch seelische Symptome beinhalten.

Meistens treten zusätzlich noch diese Beschwerden auf:
- Müdigkeit und Erschöpfung
- Schlafstörungen
- Ängstlichkeit
- Depressionen
- Taubheitsgefühle und Missempfindungen („Ameisenlaufen") in Armen oder Beinen
- Konzentrationsstörungen
- Spannungskopfschmerz
- morgendliche Gelenksteifigkeit

117

Bis heute gibt es keine Untersuchung, mit der die Krankheit nachgewiesen werden kann. Deshalb werden zunächst einmal Erkrankungen mit ähnlichen Beschwerden wie beispielsweise eine rheumatoide Arthritis, eine Schilddrüsenfunktionsstörung oder Depressionen ausgeschlossen. Wenn dann noch 11 der 18 Tender-Points druckschmerzhaft reagieren und die Dauer- und Ruheschmerzen in mindestens drei Körperregionen sowie länger als drei Monate bestehen, gilt die Diagnose Fibromyalgie als gesichert.

Ein falsches Schmerzgedächtnis soll die Schmerzen auslösen

Die genauen Ursachen der Fibromyalgie sind bis heute nicht entdeckt worden. Als wahrscheinlich gilt jedoch, dass das Schmerzgedächtnis im Gehirn „falsch programmiert" wurde, sodass die Schmerzen nicht in den Muskeln selbst, sondern durch eine gestörte Schmerzwahrnehmung und -verarbeitung im Gehirn entstehen. Diese Annahme würde auch erklären, warum es an den schmerzenden Körperstellen keine entzündlichen oder krankhaften Veränderungen gibt. Zusätzlich konnte nachgewiesen werden, dass bei Fibromyalgie-Patienten die schmerzunterdrückenden Boten-

---

Diese homöopathischen Mittel lindern die Muskelschmerzen

Suchen Sie aus den folgenden Mitteln das am besten zu Ihren Beschwerden passende aus, und legen Sie davon einmalig **drei Globuli** in der **Potenz C30** trocken unter die Zunge.

- **Bryonia** wird Ihnen helfen, wenn Sie unter reißenden Muskelschmerzen leiden, die sich bei der geringsten Bewegung verschlechtern, und dabei reizbar sowie sehr durstig sind.
- **Rhus toxicodendron** ist angezeigt, wenn die stärksten Schmerzen im Rücken- und Lendenbereich auftreten sowie zu Anfang der Bewegung am heftigsten sind.
- **Arnica** ist gut gewählt, wenn sich Ihr Körper wie zerschlagen anfühlt.
- **Cimicifuga** ist einen Versuch wert, wenn sich Nacken und Rücken steif und verkrampft anfühlen und sich körperliche mit seelischen Beschwerden wie depressiver Verstimmung abwechseln. Das Mittel hat sich besonders bei Frauen in den Wechseljahren bewährt.

stoffe (Serotonin, Tryptophan) nur vermindert ausgeschüttet werden. Gleichzeitig wird jedoch vermehrt die sogenannte Substanz P gebildet, die dem Gehirn Schmerzen von erkrankten Körperstrukturen meldet.

Diese Umstände begünstigen den Ausbruch der Krankheit:
- seelische Überlastung
- Unfälle, Operationen
- berufliche oder familiäre Überforderung
- unbewältigte Konflikte

Durch den engen seelischen Bezug der körperlichen Beschwerden wird die Fibromyalgie auch zu den psychosomatischen Erkrankungen gezählt.

Ärzte verordnen Schmerzmittel und Antidepressiva

Ziel der Behandlung ist es, den Teufelskreis aus Schmerz und Verspannung zu durchbrechen. Das gelingt, wenn das Schmerzgedächtnis „umprogrammiert" wird und wieder vergisst, was es gelernt hat. Dazu verordnen Schulmediziner zunächst Schmerzmittel und Antidepressiva mit dem Wirkstoff Amitriptylin. Muskelentspannende Medikamente haben sich als wirkungslos erwiesen, und die sogenannten nichtsteroidalen Antirheumatika wie Diclofenac und Ibuprofen führen bei den Betroffenen häufig zu Magenbeschwerden. Zusätzlich zur medikamentösen Behandlung setzt auch die Schulmedizin auf physikalische Maßnahmen wie **Bewegungs- und Physiotherapie** sowie **Wärmeanwendungen**.

Akupunktur und Schröpfen nehmen Ihnen den Schmerz

Ganz ohne Nebenwirkungen, aber ebenso effektiv wie Medikamente befreit Sie eine Akupunkturbehandlung von den chronischen Schmerzen. Aus Sicht der Traditionellen Chinesischen Medizin (TCM) liegen die Ursachen der Erkrankung in einem gestörten Fluss der Lebensenergie Qi im Körper. Durch das Nadeln bestimmter auf den Energiebahnen (Meridiane) liegender Punkte kann die Energieblockade gelöst und gleichzeitig die Bildung der Nervenbotenstoffe angeregt werden, was eine Linderung der Schmerzen zur Folge hat.

Ebenso schmerzlindernd wirkt das Schröpfen. Durch den im Schröpfglas entstehenden Unterdruck wird das schmerzende Gewebe angesaugt. Das erhöht die Durchblutung und wirkt schmerzlindernd.

Natürliche Antidepressiva: Johanniskraut und Griffonia

Die bei Fibromyalgie typischen depressiven Verstimmungen können Sie mit hoch dosiertem **Johanniskraut** (z. B. Jarsin® 400, 100 Tabletten ab 28 €; Felis® 650, 30 Kapseln ab 11 €) in den Griff bekommen. Eine weitere Alternative zu chemischen Antidepressiva sind Präparate aus der **Afrikanischen Schwarzbohne** Griffonia. In dieser Pflanze ist das Aminosäurederivat 5-Hydroxy-L-Tryptophan (5-HTP) enthalten, aus dem der Körper durch Stoffwechselvorgänge den Botenstoff Serotonin herstellt. Allerdings dürfen Sie 5-HTP (z. B. von Zein-Pharma, 120 Kapseln ab 28 €; Vitabasix®, 60 Kapseln ab 28,50 €) nicht zusammen mit Johanniskraut einnehmen. Am besten dosieren Sie die pflanzlichen Antidepressiva in Absprache mit Ihrem Arzt.

Entspannen Sie die Muskeln mit Magnesium und Wärmeanwendungen

Magnesium fördert die Entspannung der Muskulatur und wirkt krampflösend sowie ausgleichend auf das Nervensystem. 300 bis 600 mg pro Tag können Sie durchaus in Form von Fertigpräparaten (z. B. Magnesium Verla® N, 200 Dragees ab 10 €; Taxofit® Magnesium 350, 60 Dragees ab 5,70 €; Magnesium Diasporal® 100, 100 Tabletten ab 14 €) einnehmen. Ebenso muskelentspannend kann Wärme wirken. Als besonders wirkungsvoll haben sich hier **Fango- und Paraffinauflagen** sowie **Rotlichtbestrahlungen** erwiesen.

Wenn es Ihnen sehr schwerfällt, die Anspannung fallen zu lassen, sollten Sie eine Entspannungstechnik erlernen. Besonders empfehlenswert bei Fibromyalgie ist die progressive Muskelentspannung nach Jacobson.

Diese Naturheilverfahren haben sich bei Fibromyalgie bewährt

Kältebehandlungen betäuben den Schmerz. Ganzkörperbehandlungen in Kältekammern bei –60 bis –110 °C für zwei bis fünf Minuten sind besonders wirkungsvoll. Auch lokale Kältepackungen werden von vielen Patienten als lindernd empfunden.

Elektrotherapie dient in erster Linie der Schmerzausschaltung. Eine Nervenstimulation mit einem TENS-Gerät ist besonders im Bereich der Tender-Points wirkungsvoll.

Entsäuerung wirkt der in der ständig angespannten Muskulatur entstehenden und abgelagerten Milchsäure entgegen. Neben einer basischen Ernährung mit viel Gemüse, wenig Weißmehl und Zucker helfen hier auch Basenpräparate (z. B. Basica® Instant, 300 g ab 10 €; Neukönigsförder Mineraltabletten®, 200 Tabletten ab 12 €).

Phytotherapie in Form von Einreibungen mit ätherischen Ölen wie Nelken-, Thymian-, Rosmarin- oder Arnikaöl löst die Verspannungen und lindert die Schmerzen. Fertigpräparate (z. B. Dolo-cyl®, 50 ml ab 8 €; Retterspitz® äußerlich, 1.000 ml ab 14 €) erhalten Sie in der Apotheke.

Bewegungstherapie mit Schwimmen, Radfahren und anderen Ausdauersportarten wie Walken oder Joggen erhöht die Durchblutung und wirkt dadurch entsäuernd auf die Muskeln. Gleichzeitig lässt durch die gezielte dynamische Belastung die krampfhafte muskuläre Anspannung nach.

Neuraltherapie kann ganz gezielt die Durchblutung in der verspannten Muskulatur erhöhen und so den gesamten Stoffwechsel in der verkrampften Muskulatur verbessern. Bei dieser Behandlung spritzt der Arzt ein lokales Betäubungsmittel (z. B. Procain) mit feinen Kanülen unter die Haut.

Foto Kältebehandlung und Elektrotherapie: Cryotec

Gesundes Herz

Ihrem Herzen zuliebe: Fakten und Feinde, die Sie kennen sollten

Ein gesundes Herz ist die Grundlage unseres Lebens, denn es ist der Motor für unser gesamtes Kreislaufsystem. Umso alarmierender ist, dass Herzerkrankungen in Deutschland die Todesursache Nummer 1 sind. Jährlich erleiden beispielsweise etwa 300.000 Deutsche einen Herzinfarkt, mehr als 170.000 von ihnen sterben an den Folgen. Grund genug, alles zu vermeiden, was unser unermüdlich arbeitendes Herz belasten könnte.

Unser Herz hält den Kreislauf in Gang

Aus dem Körper fließt das Blut über die Venen zum rechten Vorhof und weiter in die linke Kammer. Von dort aus wird es in die Lunge gepumpt, damit es mit Sauerstoff angereichert werden kann. Das nun sauerstoffreiche Blut fließt über den linken Vorhof in die linke Kammer und wird von dort aus in den Körper gepumpt, um alle Organe, Muskeln sowie das Gehirn mit Sauerstoff und Nährstoffen zu versorgen. Anschließend fließt das nun sauerstoffarme Blut zum Herzen zurück – und es beginnt ein neuer Kreislauf.

Unser Herz arbeitet rund um die Uhr

Durch rhythmisches Zusammenziehen und anschließende Erschlaffung arbeitet unser Herz (siehe Zeichnung auf Seite 124) wie eine Pumpe. Die Anspannung des Herzmuskels wird dabei Systole und die Phase der Erschlaffung Diastole genannt. Während der Systole pumpt das Herz durch Zusammenziehen seines Muskels das Blut in den Lungenkreislauf und in den Körper. In der darauffolgenden Diastole erschlafft der Muskel wieder, wodurch sich die Herzkammern automatisch mit Blut füllen. Die Druckverhältnisse in den Gefäßen während der Systole und der Diastole ergeben unsere Blutdruckwerte. Gesteuert wird das rhythmische Zusammenziehen durch **elektrische Impulse**, die vom sogenannten Schrittmacher des Herzens, dem Sinusknoten, ausgehen. Abweichungen in den Druckverhältnissen, der Pumpfunktion oder in der Erregungsübertragung führen zwangsläufig zu Erkrankungen des Herzens.

Ihr Herzrisiko können Sie weitgehend beeinflussen

Herzerkrankungen gehören zu den Krankheiten, für die eine ganze Reihe Risikofaktoren auslösend wirken können. Nicht ausschalten können Sie ein erhöhtes Risiko durch ein **höheres Lebensalter, männliches Geschlecht** oder **familiäre Belastung**. Doch es gibt auch herzschädigende Faktoren, die Sie selbst beeinflussen können.

Diese Risikofaktoren können Sie abbauen:

- Bluthochdruck
- Übergewicht
- erhöhte Blutfettwerte
- erhöhte Blutzuckerwerte
- Rauchen
- hoher Alkoholkonsum
- mangelnde körperliche Bewegung
- Stress

Kreislaufpumpe Herz

Ein gesundes Herz schlägt in Ruhe etwa 70-mal pro Minute. Bei jedem Schlag werden 80 ml Blut befördert – eine Menge, die mit 6.000 bis 8.000 Litern der Ladung eines Tankwagens entspricht.

Generell gilt: Je mehr Risikofaktoren bei Ihnen vorliegen, umso größer ist die Wahrscheinlichkeit, dass Sie eine Herzkrankheit entwickeln werden. Doch in den Risikofaktoren liegt auch Ihre Chance. Denn mit einer Änderung Ihres persönlichen Lebensstils sowie mit der Unterstützung der Naturheilkunde können Sie die Risiken reduzieren und so eine drohende Erkrankung des Herzens abwenden.

Übergewicht bedeutet Mehrarbeit für Ihr Herz

Je stärker Ihr Übergewicht ist, desto mehr muss Ihr Herz arbeiten, da es ja mehr Körpermasse mit Blut versorgen muss. Daher erhöht sich das Risiko, einen Herzinfarkt zu erleiden, um das Doppelte, wenn Sie mehr als 20 % über dem Normalgewicht liegen. Wie Ihr Zielgewicht sein sollte, können Sie ganz einfach mit dem sogenannten Body-Mass-Index (BMI) berechnen.

So ermitteln Sie Ihren BMI:

$$BMI = \frac{\text{Körpergewicht in kg}}{(\text{Körpergröße in m})^2}$$

Liegt der so ermittelte Wert über 25, spricht man von Übergewicht. Sollte das bei Ihnen der Fall sein, ist eine Reduzierung des Körpergewichts unbedingt angezeigt. Setzen Sie dabei vor allem auf eine vollwertige, fettarme Ernährung sowie viel Sport und Bewegung.

Kleines Lexikon rund ums Herz

- **Angina Pectoris:** anfallsartige, brennende Schmerzen in der Herzgegend, die in den Rücken und die Schulter ausstrahlen
- **Arrhythmie:** Rhythmusstörung des Herzschlags
- **Arterie:** Blutgefäß, das vom Herzen wegführt
- **Arteriosklerose:** durch Ablagerungen an den Gefäßwänden bedingte Verengungen von Arterien
- **Bradykardie:** Herzrhythmusstörung, bei der das Herz weniger als 60-mal pro Minute schlägt
- **Elektrokardiogramm (EKG):** Aufzeichnung der Erregungsleitung am Herzmuskel
  - Belastungs-EKG: Aufzeichnung während körperlicher Anstrengung (z. B. auf dem Fahrradergometer)
  - Langzeit-EKG: Aufzeichnung über 24 Stunden
- **Extrasystolen:** Als Herzstolpern oder Aussetzer spürbare zusätzliche Herzschläge außerhalb des Grundrhythmus
- **Herzfrequenz:** Anzahl der Schläge pro Minute
- **Herzzeitvolumen:** Blutvolumen, das pro Minute vom Herzen in den Kreislauf gepumpt wird
- **Koronararterien:** Arterien, die als sogenannte Herzkranzgefäße das Herz umgeben und diese mit Sauerstoff sowie Nährstoffen versorgen
- **Koronare Herzkrankheit (KHK):** durch Arteriosklerose bedingte Verengung der Herzkranzgefäße mit dadurch bedingter Mangelversorgung des Herzens
- **Tachykardie:** Herzrhythmusstörung, bei der das Herz öfter als 100-mal pro Minute schlägt
- **Ventrikel:** Herzkammer

Bluthochdruck und Stress setzen Herz und Gefäße unter Spannung

Ein anhaltend zu hoher Blutdruck (Werte über 140/90 mmHg) setzt die Gefäßwände unter Druck. Dadurch verdicken sich die Gefäße und verlieren ihre Elastizität. Als Folge davon muss das Herz stärker pumpen und verliert an Kraft. Das kann der Beginn einer Herzschwäche sein und vergrößert außerdem das Risiko für einen Herzinfarkt oder Schlaganfall. Bei **Stress** wird das vegetative Nervensystem aktiviert, und der Körper schüttet Stresshormone (z. B. Adrenalin) aus. Dadurch beschleunigt sich der Herzschlag, der Blutdruck steigt, und das Herz steht unter Belastung.

Ganz ähnliche Effekte hat das **Rauchen,** denn Nikotin lässt das Herz schneller schlagen, verengt die Arterien und erhöht gleichzeitig den Sauerstoffbedarf.

Zucker und Blutfette verstopfen Ihre Gefäße

Zu hohe Blutfettwerte sind eine Gefahr für Ihr Herz. Die größte Rolle spielt dabei das „böse" LDL-Cholesterin. Haben Sie zu viel davon im Blut, kommt es über Entzündungsreaktionen an den Gefäßwänden zu Ablagerungen, und die Arterien werden dadurch verengt. Entscheidend ist dabei noch nicht einmal unbedingt die Höhe des LDL-Cholesterins, sondern der Quotient von LDL und dem „guten" HDL-Cholesterin. Dieser Wert sollte kleiner als 3 sein. Wenn eine Blutuntersuchung zu hohe Blutfettwerte (Cholesterin, Triglyceride) ergeben hat, können Sie weiteren Ablagerungen durch Ihre Ernährung (siehe Seite 144) vorbeugen.

Aber nicht nur Fette, sondern auch Zucker schädigt die Gefäße, besonders die Herzkranzgefäße. Wenn Sie an **Diabetes Typ 2** leiden, sollten Sie Ihre Blutzuckerwerte daher unbedingt im grünen Bereich halten.

Ein ungesunder Lebensstil ist Gift für Ihr Herz

Zu reichliches und zu fettes Essen verstärkt alle vorgenannten Risikofaktoren ebenso wie ein zu hoher Alkoholkonsum. Wenn Sie regelmäßig im Übermaß **alkoholische Getränke** konsumieren, treiben Sie damit Ihren Blutdruck in die Höhe und schaden Ihrem Herzen.

Als Frau sollten Sie daher täglich nicht mehr als 20 Gramm Alkohol zu sich nehmen, was etwa einem Glas Wein oder Bier entspricht. Als Mann dürfen Sie pro Tag zwei

Gläser Wein oder Bier trinken. Beachten Sie bitte auch, dass alkoholische Getränke einen hohen Kaloriengehalt haben und daher schädliches Übergewicht fördern.

Einer der größten Risikofaktoren ist allerdings **Bewegungsmangel**. Wenn Sie Ihr Leben größtenteils im Sitzen verbringen, schwächen Sie dadurch Ihr Herz. Wie Sie mit Sport und Bewegung Ihr Herz kräftigen, können Sie auf Seite 144 lesen.

Testen Sie sich selbst: Wie gesund ist Ihr Herz?

Mit diesem Selbsttest können Sie herausfinden, wie es um Ihre Herzgesundheit steht. Beantworten Sie dazu die folgenden Fragen, kreuzen Sie die entsprechende Antwort an, und zählen Sie anschließend Ihre Ja-Antworten zusammen.

1. Haben Sie Verwandte ersten Grades (Eltern, Geschwister), bei denen schon mal ein Herzinfarkt oder Schlaganfall aufgetreten ist?. . . . . ☐ ja ☐ nein

2. Rauchen Sie?. . . . . ☐ ja ☐ nein

3. Sind Sie weniger als dreimal wöchentlich je 20 Minuten körperlich aktiv?. ☐ ja ☐ nein

4. Leiden Sie unter hohem Blutdruck (Werte über 140/90 mmHg)? . . . . ☐ ja ☐ nein

5. Haben Sie starkes Übergewicht?. . . . . ☐ ja ☐ nein

6. Stehen Sie häufig unter Zeitdruck oder Stress?. . . . . ☐ ja ☐ nein

7. Sind Ihre Blutzuckerwerte erhöht?. . . . . ☐ ja ☐ nein

8. Spüren Sie manchmal bei körperlicher Belastung oder Stress ein Engegefühl in der Brust?. . . . . ☐ ja ☐ nein

9. Nehmen Sie viele tierische Fette (z. B. Butter, Wurst) zu sich?. . . . . ☐ ja ☐ nein

10. Essen Sie weniger als drei Portionen Obst und Gemüse pro Tag? . . . . ☐ ja ☐ nein

11. Haben Sie erhöhte Blutfettwerte?. . . . . ☐ ja ☐ nein

12. Sind Sie schon einmal wegen einer Herzerkrankung behandelt worden? . . . . ☐ ja ☐ nein

Gesamtzahl Ja-Antworten . . . . ☐

Auswertung

0 bis 2 Ja-Antworten:
Aller Wahrscheinlichkeit nach ist Ihr Risiko für eine Herz-Kreislauf-Erkrankung sehr gering. Achten Sie aber weiterhin auf einen gesunden Lebensstil.

3 bis 5 Ja-Antworten:
Leider spricht Ihre Punktzahl dafür, dass Ihr Herz bereits belastet ist. Bewegen Sie sich mehr, bauen Sie Stress ab, und achten Sie auf eine herzgesunde Ernährung. Falls Sie rauchen, sollten Sie dieses Laster unbedingt aufgeben. Lassen Sie sich vorsorglich einmal beim Arzt durchchecken und Ihre Blutfettwerte sowie Ihren Blutdruck messen.

Mehr als 5 Ja-Antworten:
Achtung: Ihr Herz ist in Gefahr! Sprechen Sie mit Ihrem Arzt über dieses Ergebnis, und lassen Sie sich gründlich untersuchen. Beginnen Sie umgehend damit, Ihren Lebensstil zu ändern. Bauen Sie eventuelles Übergewicht ab, und versuchen Sie, Ihre sonstigen Risikofaktoren (siehe Seite 124) auszuschalten.

Koronare Herzkrankheit:
Wenn dem Herzen der Sauerstoff fehlt

Die Koronare Herzkrankheit, kurz KHK genannt, gehört weltweit zu den häufigsten Krankheiten überhaupt. Allein in Deutschland sind 1,5 Millionen Menschen davon betroffen.

Verengte Herzkranzgefäße lösen die Beschwerden aus

Das Herz versorgt mit seiner Pumparbeit den ganzen Organismus mit sauerstoffreichem Blut. Für seine eigene Versorgung bedient sich das Herz allerdings nicht beim Blut in seinen Kammern, sondern es wird über die Herzkranzgefäße versorgt. Diese auch Koronararterien genannten Gefäße entspringen direkt der Aorta und überziehen den gesamten Herzmuskel in feinen Verästelungen. Wenn die Herzkranzgefäße nicht mehr in der Lage sind, das Herz ausreichend mit sauerstoffreichem Blut zu versorgen, spricht man von einer Koronaren Herzkrankheit. Die häufigste Ursache hierfür ist eine Arteriosklerose, die zu Engpässen in den feinen Koronararterien führt. Beschwerden verursachen diese Verengungen erst, wenn ein deutlicher Sauerstoffmangel am Herzen entsteht. Dann löst die durch die Unterversorgung entstehende Übersäuerung des Herzmuskelgewebes die typischen Symptome einer Angina Pectoris (lat. = Brustenge) aus.

So äußert sich ein Angina-Pectoris-Anfall:
- Engegefühl im Brustkorb
- Schmerzen in der Brust
- Atemnot
- Angstgefühl
- Schwindel

Diese Beschwerden treten meistens bei körperlichen Belastungen auf, wenn der Herzmuskel vermehrt Sauerstoff benötigt. Daher können bereits Treppensteigen, schnelles Laufen oder Heben einen solchen Anfall auslösen.

Ziel der Therapie: Das Fortschreiten verhindern

Eine Heilung der KHK ist bisher nicht möglich, vielmehr soll die Behandlung die Lebensqualität der Betroffenen verbessern und bedrohliche Folgeerkrankungen wie einen Herzinfarkt verhindern.

Für den akuten Anfall von Herzenge verordnen Ärzte **Nitroglycerinpräparate** als Beißkapseln oder Spray, die sofort zu einer Weitstellung der Gefäße führen. Zur Dauerbehandlung können verschiedene Medikamente eingesetzt werden, um das Fortschreiten der Erkrankung aufzuhalten.

Diese Präparate verordnet der Arzt:
- **Blutgerinnungshemmer** (sogenannte Thrombozytenaggregationshemmer wie z. B. ASS) verhindern das Ablagern von Blutplättchen und Blutgerinnseln.
- **Beta-Blocker** entlasten das Herz durch die Senkung des Blutdrucks und die Verlangsamung des Herzschlags.
- **Kalziumantagonisten** erweitern die Herzkranzgefäße und senken den Blutdruck.

Wenn die Erkrankung durch Medikamente nicht mehr ausreichend in Schach gehalten werden kann, werden operative Methoden wie ein **Bypass** oder eine **Aufdehnung der Koronargefäße** vorgenommen. Hierbei wird mittels eines Herzkatheters die Engstelle mit einem Ballon zunächst geweitet und im Anschluss ein flexibler Metallzylinder (Stent) zur dauerhaften Erweiterung eingesetzt.

Schützen Sie sich mit Ihrem Lebensstil vor einer KHK

Es ist bekannt, dass ein ungesunder Lebensstil das Herz schädigt. Nun zeigte eine Studie der niederländischen Universität Wageningen 2013, dass auch die Schlafqualität das KHK-Risiko deutlich beeinflusst.

Die Wissenschaftler hatten fast 15.000 Erwachsene drei Jahre lang zu ihrem Lebensstil befragt. Für die Bereiche „ausreichende Bewegung", „mediterrane Ernährung", „nicht rauchen", „nur ein alkoholisches Getränk pro Woche" und „täglich mindestens sieben Stunden Schlaf" gab es jeweils einen Pluspunkt. Es zeigte sich bei der Auswertung der Daten, dass Studienteilnehmer, die vier gesunde Gewohnheiten vorwiesen, ein um 57 % geringeres Gesamtrisiko hatten und sogar ein um 67 % geringeres Risiko für ein tödliches Herzereignis. Doch dann kam die Überraschung: Wer zusätzlich noch ausreichend schlief, konnte dadurch sein Gesamtrisiko um bis zu 87 % senken. Achten Sie daher Ihrem Herzen zuliebe unbedingt auf einen ausreichenden Nachtschlaf.

Wenn das Herz aus dem Takt gerät

Ein gesundes Herz schlägt pro Minute 60- bis 80-mal. Ist der Herzschlag deutlich langsamer bzw. schneller oder kommt es zu Herzstolpern mit Aussetzern, spricht man von Herzrhythmusstörungen.

So sind Sie für den Notfall gewappnet

Wenn Sie an KHK leiden, kann es durchaus einmal zu einem Angina-Pectoris-Anfall kommen, der sich sehr bedrohlich anfühlen und sogar zu einem Herzinfarkt führen kann. Um hier bestens gerüstet zu sein, sollten Sie folgende Vorkehrungen treffen:

- Tragen Sie ständig ein Notfallmedikament (Nitrospray oder -kapseln) bei sich.
- Informieren Sie Ihren Freundes- und Bekanntenkreis über Ihre Erkrankung sowie darüber, was im Notfall zu tun ist.
- Legen Sie einen Zettel in Ihr Portmonee, auf dem Sie die Telefonnummer Ihres Hausarztes vermerken und dass Sie an KHK leiden.

Ein gelegentliches Stolpern ist harmlos

Wenn das Herz gelegentlich einmal zu schnell, zu langsam oder auch unregelmäßig schlägt, ist das vollkommen unbedenklich, und das Herz findet von selbst wieder zu seinem normalen Rhythmus zurück. Dauerhafte Arrhythmien sollten Sie jedoch ernst nehmen, denn es steckt meistens eine Erkrankung dahinter.

Das können Ursachen für Herzrhythmusstörungen sein:

- Koronare Herzkrankheit (KHK)
- Herzinsuffizienz
- Überfunktion der Schilddrüse
- Störungen im Mineralhaushalt (Kalium, Natrium)
- Herzinfarkt
- Herzklappenfehler

Genussmittel wie Alkohol und Nikotin können das Herz jedoch ebenso aus dem Takt bringen wie schlecht dosierte Medikamente (z. B. Beta-Blocker).

Vorhofflimmern und Extraschläge sind am häufigsten

Herzrhythmusstörungen lassen sich mithilfe eines Elektrokardiogramms (EKG) feststellen. Anhand der hier aufgezeichneten Abfolge der Reizleitung kann der Arzt feststellen, ob Ihr Herz aus dem normalen sogenannten Sinusrhythmus (siehe Zeichnung unten) geraten ist. Zu den Rhythmusstörungen, bei denen das Herz zu schnell schlägt (Tachykardien), gehört auch das **Vorhofflimmern**, an dem bei uns immerhin jeder zehnte über 60-Jährige manchmal oder sogar ständig leidet. Fast ebenso weit verbreitet sind außerhalb des Rhythmus erfolgende Extraschläge (**Extrasystolen**), die sich als Herzstolpern bemerkbar machen.

Vorhofflimmern können Sie spüren durch:

- innere Unruhe
- Herzrasen
- Atemnot
- Schwindel
- Herzstolpern

Meistens ist die Rhythmusstörung auch mit Angstgefühlen und Schweißausbrüchen verbunden.

Die Therapie soll Komplikationen vermeiden

Ob eine Herzrhythmusstörung harmlos oder behandlungsbedürftig ist, kann nur der Arzt entscheiden. Wenn Sie an Vorhofflimmern leiden, benötigen Sie in jedem Fall

Medikamente, da sich hierbei Blutgerinnsel bilden könnten, die zu einem Schlaganfall führen können.

Diese Medikamente verschreibt Ihnen der Arzt:

- **Natriumkanalblocker** (z. B. Propafenon) verlangsamen die Erregungsleitung.
- **Betablocker** (z. B. Metropolol) bremsen übermäßige Erregungsimpulse auf das Herz.
- **Kaliumkanalblocker** (z. B. Amiodaron) verhindern gefährliche Extraschläge.
- **Kalziumantagonisten** (z. B. Verapramil) verzögern die Weiterleitung der elektrischen Erregung.

Um der Bildung von Blutgerinnseln vorzubeugen, werden bei Vorhofflimmern immer auch **gerinnungshemmende Medikamente** (z. B. Phenprocoumon) verordnet. Wenn ein Ungleichgewicht im Mineralhaushalt die Ursache für die Rhythmusstörungen ist, hilft Ihnen die Gabe der entsprechenden Mineralien (Natrium, Kalium).

Nicht immer können Medikamente helfen

Wenn das Herz nicht schnell genug schlägt und auch die Medikamente nicht ausreichen, kann das Einsetzen eines **Herzschrittmachers** erforderlich werden. Dieses kleine Gerät sendet ständig elektrische Reize aus, wodurch dem Herzen der Rhythmus vorgegeben wird. Ein sogenannter implantierbarer **Kardioverter-Defibrillator** (IKD) erkennt gefährliche Rhythmusstörungen und kann durch elektrische Impulse den Takt wiederherstellen.

Reizleitung

Sinusknoten

Vorhöfe

Haupt-kammern

AV-Knoten

Taktgeber des Herzens ist der Sinusknoten im rechten Vorhof. Von hier aus werden die elektrischen Impulse über die Vorhöfe zum an der Grenze der Vorhöfe zu den Herzkammern liegenden AV-Knoten und dann über weitere spezialisierte Herzzellen (Hiss-Bündel) zu den Kammern geleitet. Jede Störung in dieser elektrischen Weiterleitung führt automatisch zu Unregelmäßigkeiten beim Herzrhythmus.

Notfall Herzinfarkt: Das können Sie tun

Ein Herzinfarkt ist ein absoluter Notfall, denn er endet in jedem dritten Fall tödlich. Allerdings ist die Sterbeziffer (Zahl der Herzinfarkttoten pro 100.000 Einwohner) nach Angaben der Deutschen Gesellschaft für Kardiologie seit dem Jahr 2000 bei den Männern um 15,8 und bei den Frauen um 18,4 % zurückgegangen.

Ein verschlossenes Herzkranzgefäß ist die Ursache

Zum Herzinfarkt kommt es, wenn ein Herzkranzgefäß vollkommen verschlossen ist. Dadurch wird die Sauerstoffzufuhr unterbrochen. In der Folge stirbt der Teil des Herzmuskels, der von diesem Gefäß versorgt wurde, ab, und das Gewebe vernarbt.

Wie gefährlich die Folgen eines Infarkts sind, hängt davon ab, wie viel Herzgewebe dabei zerstört wurde. Ist mehr als die Hälfte des Herzens zu Schaden gekommen, kann das Herz nicht weiterarbeiten, und es kommt zum plötzlichen Herztod durch Stillstand des Herzens.

Meistens löst Arteriosklerose die Verstopfung aus

Der häufigste Grund für den plötzlichen Gefäßverschluss sind **Ablagerungen von Blutfetten** – vor allem Cholesterin – an den Gefäßwänden. Diese sogenannten Plaques engen das Gefäß ein und vermindern die Elastizität der Gefäßwände. Besonders gefährlich sind jedoch Ablagerungen, die sich gerade neu bilden. Diese **instabilen Plaques** enthalten einen sehr großen Fettkern und sind vom Blutstrom nur durch eine dünne Zellschicht getrennt. Reißt diese Zellschicht auf, lagern sich sofort Blutplättchen an und bilden ein Gerinnsel (Thrombus).

Das können Sie selbst tun

- Schränken Sie Ihren Alkoholkonsum auf ein gelegentliches Gläschen am Abend ein.
- Hören Sie auf zu rauchen.
- Vermeiden Sie größere Aufregungen und Stress.
- Trinken Sie nicht mehr als drei Tassen Kaffee pro Tag, oder steigen Sie auf koffeinfreie Sorten um.
- Achten Sie darauf, dass Ihr Körper ausreichend mit Kalium und Magnesium versorgt ist. Hilfreich sind hier entsprechende Mineralwässer.

Dieser eigentlich zur Reparatur gedachte Mechanismus hat jedoch bedrohliche Folgen: Ist der Thrombus groß genug, kann er eine der feinen Koronararterien vollständig verstopfen.

Je eher behandelt wird, desto besser sind die Chancen

Nach einem Herzinfarkt beginnt die Uhr zu ticken, denn in der ersten Stunde nach dem Ereignis kann die Durchblutung des Herzens mit Medikamenten oder auch einer Dehnung des Gefäßes am erfolgreichsten wiederhergestellt werden. Scheuen Sie sich nicht, wenn Sie bei sich oder anderen den Verdacht auf einen Infarkt haben, den Notarzt zu rufen – auch wenn sich Ihr Verdacht später als Irrtum erweist.

In der Klinik wird dann das ursächliche Gerinnsel durch eine **Thrombolyse** aufgelöst oder das betroffene Herzkranzgefäß mittels einer **Ballondilatation** aufgeweitet. Um das Gefäß dauerhaft freizuhalten, wird in einigen Fällen eine Gefäßstütze aus Edelstahl (Stent) eingesetzt.

Im Anschluss folgt eine Langzeitbehandlung

Bei einem Herzinfarkt ohne Komplikationen können Sie meistens nach einer Woche die Klinik wieder verlassen. Im Anschluss an den stationären Aufenthalt folgt dann die weitere Behandlung in einer Rehabilitationsklinik oder ambulanten Einrichtung. Hier wird mit Bewegungstherapien gearbeitet, und die Betroffenen erhalten neben einer Einweisung in einen gesünderen Lebensstil auch psychisch unterstützende Begleitung.

Zusätzlich werden Medikamente verordnet, um das Risiko für einen weiteren Infarkt zu verringern.

Als Langzeitmedikamente werden verordnet:
- Acetylsalicylsäure (ASS) zur Blutverdünnung
- Betablocker
- Cholesterinsenker
- Blutdrucksenker (z. B. ACE-Hemmer)

Diese Medikamente sind weitgehend dieselben, die auch bei einer KHK verordnet werden. Insbesondere nach einem Herzinfarkt ist es unbedingt erforderlich, alle beeinflussbaren Risikofaktoren (siehe Seite 124) auszuschalten.

Herzinsuffizienz: Nicht heilbar, aber aufzuhalten

2 Millionen Deutsche leben mit einer eingeschränkten Leistungsfähigkeit des Herzens, die von Medizinern Herzinsuffizienz genannt wird.

Eine Herzschwäche entsteht nie ohne Vorerkrankung

Wenn die Pumpleistung des Herzens zu gering ist, um die vom Organismus benötigte Blutmenge zu befördern, spricht man von einer Herzinsuffizienz. Durch das unzureichende Blutangebot im Körper entsteht eine Unterversorgung mit Sauerstoff, die zu Atemnot und Leistungsschwäche führt.

Wenn die linke Herzkammer von der Leistungsminderung betroffen ist (Linksherzinsuffizienz), wird der Körper nicht mehr optimal mit sauerstoff- und nährstoffhaltigem (arteriellem) Blut versorgt. Kann die rechte Herzkammer das verbrauchte (venöse) Blut nicht mehr ausreichend aufnehmen (Rechtsherzinsuffizienz), staut es sich in den Lungen und im Gewebe an. Im fortgeschrittenen Stadium, wenn beide Kammern erkrankt sind, kommt es dann zu einer Globalinsuffizienz.

In keinem Fall ist eine Herzschwäche jedoch eine eigenständige Erkrankung. Sie entwickelt sich immer aus einer zuvor bestehenden Krankheit. An erster Stelle steht dabei die Koronare Herzkrankheit, die zweite Hauptursache ist Bluthochdruck.

Die Krankheit entwickelt sich schleichend

Auf der Basis dieser oder anderer Grunderkrankungen (z. B. Herzinfarkt, Herzrhythmusstörungen, Herzklappenfehler) entsteht langsam und oft über mehrere Jahre hinweg schleichend eine dauerhafte Herzschwäche. Eine Ausnahme bildet allerdings der Herzinfarkt. Da hierbei Teile des Herzmuskelgewebes zugrunde gehen, kommt es akut zur **Herzinsuffizienz**. Die Schwere dieser Erkrankung wird weltweit einheitlich in vier Stadien eingeteilt, die Sie im Kasten auf Seite 138 finden.

Anzeichen einer Herzschwäche sind:
- nachlassende körperliche Belastbarkeit
- Atemnot bei leichter Belastung (z. B. Treppensteigen)
- Schweregefühl in den Beinen mit Schwellungen an den Knöcheln
- häufiger nächtlicher Harndrang

Die Therapie soll die Lebensqualität verbessern

Zwar kann sich der geschwächte Herzmuskel nicht wieder vollständig erholen, er kann jedoch unterstützt werden, sodass die Lebensqualität deutlich verbessert wird. Dabei sind Medikamente oft unumgänglich.

Diese Medikamente verordnet Ihnen der Arzt:
- ACE-Hemmer senken den Blutdruck und erhöhen die Wasserausscheidung.
- Beta-Blocker verlangsamen den Herzschlag und senken den Blutdruck.
- Diuretika fördern die Entwässerung.
- Angiotensin-II-Antagonisten wirken wie ACE-Hemmer und werden dann verordnet, wenn Letztere nicht vertragen werden.

So handeln Sie im Notfall richtig

- Rufen Sie unverzüglich den Rettungsdienst unter der **Telefonnummer** 112 an.
- Schildern Sie bereits am Telefon den Verdacht auf einen Herzinfarkt. Auf diese Weise stellen Sie sicher, dass ein Wagen mit einem Defibrillator an Bord geschickt wird.
- Lagern Sie den Betroffenen mit erhöhtem Oberkörper.
- Öffnen Sie beengende Kleidungsstücke wie Hemdkragen oder Gürtel.
- Sprechen Sie beruhigend auf den Patienten ein, bis der Notarzt eintrifft.

An diesen Symptomen erkennen Sie einen Herzinfarkt

- länger als fünf Minuten anhaltende starke Schmerzen in der Brust, die in die Schulter, den Arm, den Unterkiefer oder den Oberbauch ausstrahlen können
- starkes Engegefühl, das sich durch die Gabe von Nitrospray nicht bessert
- große Unruhe bis hin zu Todesangst
- kalter Schweißausbruch und Blässe
- Übelkeit und Erbrechen
- Atemnot

Achtung! Frauen haben oft nicht so starke Schmerzen, sondern leiden eher unter Übelkeit, Atemnot und Bauchschmerzen.

Zwar sollten Sie diese Arzneimittel auf keinen Fall eigenmächtig absetzen, die gleichzeitige Einnahme natürlicher Mittel ist jedoch empfehlenswert.

Unterstützen Sie Ihr Herz mit natürlichen Maßnahmen

Mit naturheilkundlicher Unterstützung können Sie Ihren Herzmuskel kräftigen, den Herzschlag beruhigen und dadurch Ihre körperliche Belastbarkeit erhöhen.

Die Naturheilkunde stärkt Ihr Herz mit:

- Heilpflanzen
- Akupunktur
- Sport und Bewegung
- Homöopathie
- Vitalstoffen
- Kneippschen Anwendungen
- Ernährungsumstellung

Wie Sie dabei vorgehen, erfahren Sie auf den folgenden Seiten.

Mit Sport können Sie den Muskelschwund aufhalten

Dadurch, dass bei einer Herzinsuffizienz die Herzmuskelzellen schlechter durchblutet sind, ist auch deren Sauerstoffversorgung mangelhaft, sodass sich der Muskel zurückbildet. Wissenschaftler der Universität Jena konnten im Jahr 2012 im Rahmen einer Studie nachweisen, dass der Muskelschwund durch Sport gebremst werden kann. Jeweils 60 Freiwillige über 65-Jährige mit und ohne Herzschwäche absolvierten dabei ein Fitnessprogramm aus Muskel- und Ausdauertraining. Nach vier Wochen hatte sich die Muskelleistung auch in der Gruppe der herzkranken Probanden um 27 % erhöht.

Unterstützen Sie Ihr Herz mit Heilpflanzen und Homöopathie

Auch wenn es manchmal nicht ohne Medikamente geht, helfen natürliche Methoden doch, die schulmedizinischen Präparate zu reduzieren und teilweise sogar ganz verzichtbar zu machen.

Natürliche Methoden erleichtern Ihrem Herzen die Arbeit

Die Naturheilkunde versucht nicht, unerwünschte Symptome am Herzen zu unterdrücken, sondern will vielmehr die Ursachen dafür beseitigen. Dazu hat sich eine ganze Reihe von Verfahren bewährt.

Natürliche Heilmethoden bei Herzerkrankungen sind:

- Behandlung mit Heilpflanzen
- Behandlung mit Vitalstoffen
- Homöopathie
- Entspannungstechniken
- Kneippsche Anwendungen
- Sport und Bewegung
- Ernährungstherapie
- Schüßler-Salze
- Akupunktur

Wasseranwendungen nach Pfarrer Kneipp helfen Ihnen besonders bei einer Koronaren Herzkrankheit (siehe Kasten auf Seite 140). Auch in einem akuten Anfall von Herzenge lindert eine feuchtheiße Auflage auf die Herzgegend die Beschwerden.

Kräftigen Sie den Herzmuskel mit Strophanthus & Co.

Einige Heilpflanzen haben eine ganz ähnliche Wirkung wie schulmedizinische Digitalispräparate und werden daher Digitaloide genannt. Extrakte dieser Pflanzen können die Herzkranzgefäße erweitern, die Schlagkraft des Herzens stärken und den Blutdruck senken.

Zu den Digitaloiden gehören:

- Strophanthus
- Maiglöckchen
- Oleanderblätter
- Adoniskraut
- Meerzwiebel

Extrakte dieser Pflanzen werden meistens in Form von Kombinationspräparaten oder homöopathischen Zubereitungen angeboten, wobei den Digitaloiden häufig noch Weißdornextrakt zugesetzt wird.

Die 4 Stadien der Herzinsuffizienz

Die Herzspezialisten orientieren sich an einer Skala der New York Heart Association (NYHA), um die Schwere einer Herzschwäche festzustellen.

 Stadium I : Herzschwäche ohne Beschwerden bei alltäglichen Belastungen

 Stadium II: keine Beschwerden in der Ruhe, aber bei stärkerer körperlicher Belastung

 Stadium III: Beschwerden schon bei leichter körperlicher Belastung

 Stadium IV: Beschwerden treten bei allen Aktivitäten und auch in völliger Ruhe auf

Weißdornextrakte verbessern die Durchblutung des Herzens

Extrakte aus den Blättern und Blüten des Weißdorns verbessern die Schlagkraft des Herzens, senken den Widerstand in den Gefäßen und erhöhen die Durchblutung in den Herzkranzgefäßen.

Um die volle Wirksamkeit zu erreichen, müssen Sie Weißdornextrakte allerdings mindestens vier bis sechs Wochen lang einnehmen. Als therapeutisch wirksam haben sich dabei Dosierungen zwischen 300 und 900 mg Extrakt pro Tag erwiesen. Teezubereitungen erreichen diese Konzentrationen nicht und wirken daher allenfalls unterstützend. Hoch dosierte Weißdornpräparate (siehe Kasten auf Seite 142) erhalten Sie in der Apotheke.

Besenginster und Herzgespann normalisieren den Herzrhythmus

Auch gegen Herzrhythmusstörungen ist ein Kraut gewachsen: der Besenginster. Aufgrund ihrer Inhaltsstoffe (unter anderem Spartein und Tyramin) kann die Heilpflanze die Reizbildung im Vorhof hemmen und den Herzschlag verlangsamen. Präparate mit Besenginster-Extrakten sind daher gut zur Behandlung nervöser Rhythmusstörungen geeignet. Herzgespann wirkt ebenfalls harmonisierend auf den Herzschlag und erhöht gleichzeitig den Durchfluss in den Koronargefäßen.

Bauen Sie Stress unbedingt ab

Forscher der Universität von Columbia/USA haben im Jahr 2012 die Daten von sechs Studien mit fast 120.000 Probanden zum Thema Herzgesundheit und Stress ausgewertet. Das erstaunliche Ergebnis: Menschen, die sich selbst als sehr gestresst empfinden, haben ein um 27 % höheres Risiko für eine Koronare Herzkrankheit.

Wenn Sie Stress abbauen und sich entspannt fühlen, tun Sie damit in jedem Fall etwas Gutes für Ihre Herzgesundheit.

Mit diesen Techniken bieten Sie dem Stress Paroli:
- autogenes Training
- progressive Muskelentspannung
- Yoga
- Meditation

Für welche Technik Sie sich entscheiden, ist reine Geschmackssache. Wählen Sie einfach das Verfahren, das Ihnen am meisten zusagt, und erlernen Sie es zunächst am besten in einem Kurs unter professioneller Anleitung.

Akupunktur macht Sie trotz Herzschwäche belastbarer

Forscher der Universität Heidelberg konnten im Jahr 2010 in einer kleinen Studie zeigen, dass Akupunktur die körperliche Belastbarkeit bei einer Herzschwäche erhöhen kann. Von 17 Patienten mit einer Herzinsuffizienz der Stadien II und III, die durch schulmedizinische Medikamente stabil eingestellt waren, erhielt ein Teil zehn Akupunktur-Behandlungen und ein anderer Teil eine Scheinakupunktur.

Nach dieser Therapie konnten die Probanden in der Behandlungsgruppe eine längere Gehstrecke in einem vorgegebenen Zeitraum zurücklegen und fühlten sich weniger erschöpft. In der Kontrollgruppe gab es keine Veränderungen. Die Wissenschaftler begründen das positive Ergebnis mit einer Harmonisierung des vegetativen Nervensystems. Dieses nicht vom Willen beeinflussbare Nervensystem reguliert unter anderem den Herzschlag und den Blutdruck. Eine Akupunktur-Behandlung, die Sie mit etwa 40 € selbst bezahlen müssen, kann also durchaus dazu beitragen, dass Sie sich nicht so schnell erschöpft fühlen.

Schüßler-Salze beeinflussen die Herzleistung positiv

Wenn Ihre Herzprobleme nervös bedingt sind oder durch Stress verursacht werden, lohnt sich auch ein Versuch mit Schüßler-Salzen.

Das Salz Nr. 5 Kalium Phosphoricum stärkt das Nervensystem und gleicht Defizite in der Kaliumversorgung aus. Da dieses Salz anregend wirkt, nehmen Sie es am besten am Vormittag ein und lassen zwei bis drei Tabletten davon im Mund zergehen.

Ansteigende Armbäder verbessern die Herzdurchblutung

 Legen Sie Ihren rechten Unterarm in ein Waschbecken mit 35 °C warmem Wasser. Lassen Sie über einen Zeitraum von etwa zehn Minuten so lange heißes Wasser zulaufen, bis eine Temperatur von 40 °C erreicht ist. Schließen Sie das Bad mit einem kurzen kalten Guss ab, und wiederholen Sie die Prozedur mit dem linken Arm.

Das Schüßler-Salz Nr. 7 Magnesium Phosphoricum hat sich besonders bei Angina Pectoris bewährt. Es vermindert die Erregbarkeit des vegetativen Nervensystems und wirkt sich fördernd auf die Herzarbeit aus. Im akuten Fall sollten Sie dieses Mittel als „heiße 7" einnehmen. Lösen Sie dazu zehn Salztabletten in einer Tasse heißem Wasser auf, und trinken Sie die Lösung in kleinen Schlucken.

Die besten Vitalstoffe für ein vitales Herz

Wie jeder Motor braucht auch das Herz den richtigen „Betriebsstoff", damit es seine volle Leistung bringen kann. Hier sind Vitamine, Mineralstoffe & Co. eine gute Stärkung. Und auch wenn Ihr Herz schon nicht mehr so ganz gesund ist, sind Vitalstoffe ein wesentlicher Bestandteil einer ganzheitlichen Behandlung.

Ein starkes Team: Kalium und Magnesium

Der Klassiker unter den herzfreundlichen Vitalstoffen ist Magnesium. Der Mineralstoff erweitert die Gefäße, nimmt dadurch den Druck aus dem Kreislaufsystem und verbessert die Durchblutung des Herzmuskels. Magnesium sollte daher bei keiner natürlichen Behandlung von Herzerkrankungen fehlen. Dabei können Sie durchaus auf Brausepräparate mit einer täglichen Dosierung von 350 bis 400 mg aus dem Drogeriemarkt zugreifen.

Kalium ist unverzichtbar für die elektrische Stabilität der Herzzellen. Daher kann sowohl ein zu niedriger als auch ein zu hoher Kaliumspiegel das Herz aus dem Takt bringen. Um sicher zu sein, dass Sie ausreichend mit Kalium versorgt sind, sollten Sie von Ihrem Arzt Ihr Blut auf seinen Kaliumgehalt hin untersuchen lassen. Insbesondere wenn Sie wegen eines zu hohen Blutdrucks entwässernde Medikamente einnehmen müssen, ist eine solche Kontrolle sehr sinnvoll.

Carnitin liefert dem Herzmuskel Energie

Carnitin ist ein Vitalstoff, der aus den beiden Aminosäuren Methionin und Lysin gebildet wird. Der Gesamtcarnitingehalt unseres Körpers beträgt zwischen 20 und 25 Gramm, wobei 95 % davon im Herzmuskel und in der Skelettmuskulatur enthalten sind.

Carnitin fördert die Energieumwandlung im Herzmuskel und kann daher bei Arteriosklerose der Herzkranzgefäße sowie bei Herzrhythmusstörungen helfen. Außerdem wird die Häufigkeit von Angina-Pectoris-Anfällen durch den Vitalstoff deutlich verringert. Auch wenn Sie an einer Herzmuskelschwäche leiden, kann sich die Zufuhr von Carnitin in Form von Fertigpräparaten stärkend auswirken. Als tägliche Dosis werden 1 bis 3 Gramm empfohlen, die entsprechenden Präparate erhalten Sie in der Apotheke oder im Internethandel.

Coenzym Q10 senkt die Sterblichkeit bei Herzschwäche

Erstmals hat eine internationale Studie unter der Leitung eines dänischen Forscherteams der Universität von Kopenhagen nachgewiesen, dass Coenzym Q10 bei einer schweren Herzinsuffizienz das Leben verlängern kann. Dieses Ergebnis wurde 2013 auf der Fachtagung „Heart Failure" in Lissabon vorgestellt.

In dieser Studie waren 470 Patienten mit einer Herzschwäche im Stadium III oder IV entweder mit Coenzym Q10 oder mit einem Placebo behandelt worden. Es zeigte sich, dass durch die Gabe des Vitalstoffs die Sterberate im Vergleich zur Placebogruppe nahezu halbiert werden konnte.

Wenn Sie an einer Herzschwäche oder auch an Herzrhythmusstörungen leiden, sollten Sie Ihrem Körper daher Coenzym Q10 unbedingt in ausreichender Menge zur Verfügung stellen. Zwar können Sie den Mikronährstoff auch mit der Nahrung aufnehmen – um auf die erforderliche Menge (100 mg pro Tag) zu kommen, müssten Sie allerdings täglich 1,6 kg Sardinen verzehren! Greifen Sie daher lieber zu entsprechenden Fertigpräparaten (z. B. Coenzym Q10 100 mg von Kräuterhaus Sankt Bernhard, 60 Kapseln ab 18 €, oder von Zein Pharma, 120 Kapseln ab 35 €).

Herzstärkende Heilpflanzenpräparate

- **mit Digitaloiden:** z. B. Miroton®, 50 Dragees ab 10 €; Convallocor®, 100 ml ab 12 €; Convastabil®, 50 ml ab 7 €
- **mit Weißdorn:** Ardeycordal®, 100 Tabletten ab 13 €; Crataegutt® novo 450, 50 Tabletten ab 15 €; cratae-loges® 450, 100 Tabletten ab 16 €; Natucor® 450, 50 Tabletten ab 10 €
- **mit Besenginster:** Spartiol®, 100 ml ab 17,50 €; Infispartin®, 100 Tabletten ab 14,50 €
- **mit Herzgespann:** Oxacant® sedativ, 100 ml ab 10,50 €

Homöopathische Hilfe für Ihr Herz

bei Herzinsuffizienz

- **Carbo vegetabilis** bei Altersherzschwäche mit ständigem Frösteln und Verlangen nach frischer Luft

- **Apocynum** bei Wassereinlagerungen mit Ödemen, wenn Sie zusätzlich unter Kopfschmerzen und Müdigkeit leiden

- **Crataegus**, wenn Herzklopfen, Unruhe und Schlaflosigkeit die Herzschwäche begleiten

- **Laurocerasus** ist besonders bei einer Rechtsherzinsuffizienz mit Blaufärbung der Lippen angezeigt.

bei Angina Pectoris und Herzinfarkt

- **Aconitum** bei stechenden Schmerzen, die in den linken Arm ziehen sowie mit beschleunigtem, hartem Puls und panischer Angst verbunden sind

- **Arnika,** wenn sich die Herzenge wie zusammengeschnürt anfühlt und durch Anstrengung ausgelöst wurde

- **Glonoinum,** wenn Herzschmerzen in alle Richtungen ausstrahlen, der Kopf hochrot ist und die Kopfarterien pulsieren

- **Tabacum** gegen heftige Herzstiche bei schnellem Puls und kaltem Schweiß

bei Herzrhythmusstörungen

- **Belladonna** bei schnellem, kräftigem Puls mit hochrotem Kopf und geweiteten Pupillen

- **China,** wenn der Puls zwar sehr schnell, aber schwach ist und es zu Schweißausbrüchen kommt

- **Rauwolfia** bei langsamem Herzschlag und Erschöpfung

Wählen Sie bei akuten Beschwerden das passende Mittel in einer sehr niedrigen Potenz wie D4 oder D6. Lassen Sie davon bei Bedarf drei Globuli langsam im Mund zergehen.

Schützen Sie Ihr Herz vor aggressiven Sauerstoffradikalen

Umweltgifte, Stress und auch Rauchen lassen im Körper verstärkt aggressive Sauerstoffverbindungen, sogenannte freie Radikale, entstehen. Diese Verbindungen greifen die Zellmembranen unter anderem auch der Herzzellen an und unterstützen die Bildung gefährlicher Gefäßablagerungen. Vitalstoffe wie Vitamin E, Selen und Coenzym Q10 können diese zerstörerischen freien Radikale abfangen und dadurch unschädlich machen. Für eine ausreichende Zufuhr von Antioxidantien können Sie zum einen mit Ihrer Ernährung sorgen, zum anderen kann es aber besonders auch in stressigen Lebensphasen notwendig sein, mit einem Fertigpräparat nachzuhelfen. In den im Kasten unten angegebenen Dosierungen können Sie zur Vorbeugung von Herzerkrankungen durchaus in eigener Regie aktiv werden.

Steigen Sie um auf herzgesunde mediterrane Ernährung

Ihre Ernährung spielt eine große Rolle: sowohl in der Vorbeugung als auch in der Behandlung von Herzerkrankungen. Es ist einfacher, als Sie denken, und Sie müssen dabei nicht auf Gaumenfreuden oder ein Gläschen Wein am Abend verzichten.

Diese Vitalstoffe tun Ihrem Herzen gut		
Vitalstoff	Tagesdosis	Wirkung
Carnitin	1 bis 2 g	verbessert die Herzfunktion
Coenzym Q10	90 bis 120 mg	senkt den Blutdruck und verbessert die Herzfunktion
Kalium	1 g	kann den Blutdruck senken und normalisiert den Herzrhythmus
Magnesium	300 bis 450 mg	wirkt gefäßerweiternd und blutdrucksenkend
Omega-3-Fett-säuren	1 bis 1,5 g als Fischölkapseln	stabilisieren den Herzrhythmus und vermindern Anfälle von Brustenge
Selen	200 µg	schützt die Herzzellen vor freien Radikalen
Vitamin E	800 bis 1.000 I. E.	schützt das Herz vor aggressiven Sauerstoffradikalen
Wenn Sie sich wegen einer Herzerkrankung bereits in ärztlicher Behandlung befinden, sollten Sie die Dosierung sicherheitshalber mit Ihrem Arzt besprechen.		

Quelle: Burgersteins Handbuch Nährstoffe

Mit den richtigen Fetten senken Sie Ihren Cholesterinspiegel

Mit Ihrer Ernährung können Sie Ihren Cholesterinspiegel und damit einen der großen Risikofaktoren für Ihr Herz wirkungsvoll senken. Um Ihre Werte im grünen Bereich zu halten, müssen Sie dabei nicht konsequent auf alle cholesterinhaltigen Lebensmittel wie beispielsweise Eier oder Leber verzichten. Viel wichtiger ist die Wahl der richtigen Fettsäuren.

Gesättigte Fettsäuren, die vor allem in tierischen Fetten, aber auch in Palm- und Kokosöl vorkommen, treiben den Cholesterinspiegel in die Höhe. **Ungesättigte Fettsäuren** wie Öl- oder Linolsäure wirken sich dagegen günstig auf den Cholesterinspiegel aus. Ersetzen Sie die ungesunden Fette durch gesunde wie **Oliven-, Sonnenblumen-** oder **Maiskeimöl.** Welche Nahrungsmittel darüber hinaus gut für Ihre Blutfette sind, lesen Sie in der Übersicht auf Seite 146.

Ein Segen für Ihr Herz: Mittelmeerkost

Dass sich die mediterrane Ernährung günstig auf die Gesundheit auswirkt, haben bereits viele Studien nachgewiesen. Eine Studie der Universität von Barcelona/Spanien aus dem Jahr 2013 hat gezeigt, dass diese Kost auch das Risiko für bedrohliche Herz-Kreislauf-Erkrankungen senken kann.

Die Forscher hatten fast 7.500 Probanden mit jeweils mindestens drei Herz-Risikofaktoren in drei Gruppen eingeteilt. Zwei Gruppen sollten sich mediterran ernähren, wobei die eine reichlich Olivenöl und die andere regelmäßig Nüsse konsumieren sollte. Ein moderater Weinkonsum war bei dieser Ernährung durchaus erwünscht. Die Kontrollgruppe sollte sich lediglich fettarm ernähren.

Die Auswertung der Daten nach fünf Jahren Beobachtung zeigte, dass in der Olivenöl-Gruppe das Risiko für **Herzinfarkte bzw. Herztod um 30 %** und in der Nuss-Gruppe um 28 % **geringer** war als in der Kontrollgruppe.

Das macht die Mittelmeerkost so herzfreundlich

Die typische Mittelmeerkost ist deshalb so gesund, weil Gemüse und Obst die Hauptrolle spielen, während sie bei uns eher eine Beilage sind. Denken Sie also um: statt Fleisch mit Gemüse lieber Gemüse mit manchmal etwas Fleisch oder Fisch! Denn die am Mittelmeer heimischen Gemüse sind reich an Vitaminen, Mineralien und sekundären Pflanzenstoffen, die gefäßschützend wirken und unsere Körperzellen vor dem Angriff aggressiver freier Radikale schützen.

Diese mediterranen Gemüse sollten Sie bevorzugen:

- Tomaten
- Auberginen
- Oliven
- Zwiebeln
- Zucchini
- Paprika
- Knoblauch

Oliven und Knoblauch gelten als wahre Jungbrunnen für unsere Blutgefäße. Die einfach ungesättigten Fettsäuren der Olive halten das schädliche Cholesterin ebenso in Schach wie die Alliine des Knoblauchs. Eine Knoblauchzehe und einige in Scheiben geschnittene Oliven sind daher eine bereichernde Ergänzung Ihrer Gemüsegerichte. Statt reichlich zu salzen, sollten Sie Ihre Gerichte mit **frischen Kräutern** und Gewürzen verfeinern. Geben Sie die frischen Kräuter wie Thymian, Basilikum oder auch unsere heimische Petersilie erst kurz vor dem Ende der Garzeit zu Ihren Gemüsegerichten, damit die ätherischen Öle nicht durch langes Erhitzen zerstört werden.

Fleischlose Kost schützt Ihr Herz

Vegetarier leben tatsächlich gesünder. Das zeigte einmal mehr eine Studie der Universität Oxford in Großbritannien, die im Februar 2013 im American Journal of Clinical Nutrition vorgestellt wurde. Die Forscher beobachteten im Rahmen einer großen europäischen Ernährungsstudie elf Jahre lang 44.561 Menschen. In dieser Zeit mussten

So essen Sie Ihr Herz gesund

- **Essen Sie bunt.** Die Farbstoffe in roten Tomaten, grüner Paprika und blauen Beeren liefern wertvolle Antioxidantien zum Zellschutz.
- **Kaufen Sie Obst und Gemüse saisonal.** Nur wenn sie keine langen Anlieferungswege hinter sich haben, bleiben die wertvollen sekundären Pflanzenstoffe voll erhalten.
- **Genießen Sie oft Kaltwasserfische.** Sie sind reich an Omega-3-Fettsäuren und halten Ihre Gefäße geschmeidig.
- **Trinken Sie viel Wasser.** Vor dem Essen getrunken, macht es Sie schneller satt und verflüssigt außerdem das Blut. 1,5 Liter täglich sollten Pflichtprogramm sein.

1.235 Probanden mit einem Herzinfarkt oder anderen Herzproblemen in ein Kranken-haus eingeliefert werden, 169 von ihnen starben. Unter den Herzpatienten waren auf-fallend wenig Vegetarier. Die genaue statistische Auswertung ergab, dass ihr Risiko für Herzerkrankungen um 30 % niedriger lag als bei Probanden, die regelmäßig Fleisch verzehrten. Die Vegetarier hatten deutlich niedrigere Blutdruck- und Cholesterinwerte, sodass das Herz und die Blutgefäße besser vor Arteriosklerose geschützt waren.

Nicht deklariertes Pferdefleisch im „Rinderhack", Hormone und Antibiotika in der Schweinemast, Massentierhaltung auf Geflügelfarmen – wem dabei die Lust auf Fleisch noch nicht vergangen ist, sollte eventuell durch diese Studie ins Grübeln geraten. Sie müssen ja nicht gleich ganz auf Fleisch verzichten, doch zwei Portionen pro Woche genügen vollkommen – am besten vom Biobauernhof.

Sport und Bewegung helfen, Medikamente einzusparen

Regelmäßige körperliche Aktivität beugt nicht nur vor, sondern hat bei vielen Herz-Kreislauf-Erkrankungen die gleichen Effekte wie Medikamente.

Mit Sport können Sie auch Ihr Herz trainieren

Wenn Sie sich regelmäßig bewegen, können Sie vielen Herzerkrankungen im wahrs-ten Sinne des Wortes davonlaufen. Denn durch das Training kräftigen Sie den Herz-muskel und machen ihn widerstandsfähiger gegen Belastungen. Optimal sind vier-bis fünfmal pro Woche 30 Minuten gemäßigter Ausdauersport.

Diese Sportarten tun Ihrem Herzen gut:
- Radfahren
- Golf
- Tanzen
- Walken
- Nordic Walking

Sportarten mit ungleichmäßigen Bewegungsabläufen wie Squash, Tennis oder Sport-arten mit hohem Kraftaufwand sind dagegen völlig ungeeignet. Auch Schwimmen ist nur bedingt empfehlenswert, da durch den Wasserdruck der Blutdruck steigen kann und Herzrhythmusstörungen entstehen können.

Studie zeigt: Laufen wirkt genauso wie Herzpillen

Wie wirksam Sport das Herz stärken kann, zeigt eine Studie aus dem Jahr 2013. Ein internationales Forscherteam (unter anderem von der Harvard Medical School) hat die Daten von über 300 Studien, die sich mit den Auswirkungen von Sport und Bewegung auf Herzerkrankungen beschäftigten, ausgewertet. Das Ergebnis: Unterm Strich unterschieden sich Sport und die gebräuchlichsten Medikamente nicht in ihrer Wirkung auf die Lebenserwartung bei Koronarer Herzkrankheit und Herzschwäche! Nach einem Schlaganfall verhalf Sport – verglichen mit Tabletten – sogar zu einem längeren Leben.

Belasten, aber nicht überlasten

Wenn Sie Ihrem Herzen zuliebe mit einem kleinen Sportprogramm beginnen wollen, sollten Sie als Herzpatient zunächst Ihre persönliche optimale Belastbarkeit mit Ihrem Arzt abklären. Ein Belastungs-EKG auf einem Fahrrad-Ergometer kann hier hilfreich sein. Setzen Sie sich bei Ihren sportlichen Aktivitäten nicht unter Druck – das Ganze soll Ihnen auch Spaß machen.

So ernähren Sie sich cholesterinbewusst		
	geeignet	ungeeignet
Fisch	Kabeljau, Seelachs, Forelle	Aal, Karpfen, panierter Fisch
Fleisch und Wurst	Kalbfleisch, Wild, Geflügel ohne Haut, gekochter Schinken	Schweinefleisch, Speck, Mettwurst, Leberwurst
Getränke	Kaffee, Tee, Mineralwasser, ungesüßte Fruchtsäfte	gesüßte Limonade, gezuckerte Säfte
Kartoffeln	Pellkartoffeln, Püree, Kartoffelknödel	Pommes frites, Chips, Bratkartoffeln
Milch und Milchprodukte	Magermilch, Magerquark, Hüttenkäse, Buttermilch, Käse mit weniger als 10 % Fett	Sahne, Crème fraîche, Käse mit mehr als 30 % Fett
Süßigkeiten	Fruchtpudding, Geleespeisen, mit fettarmer Milch und pflanzlichen Fetten hergestelltes Gebäck	Sahnepudding, Nougatcreme, Sahnetorte, Butterkekse

So profitiert Ihr Herz von körperlicher Aktivität:

- Ihr Herz kann mehr Blut durch den Körper pumpen.
- Sie können bei Belastung mehr Sauerstoff aufnehmen als im untrainierten Zustand.
- Ihr Herz vergrößert sich und wiegt statt 300 bis zu 500 Gramm.
- Der Herzschlag wird in Ruhe langsamer und damit herzschonender.

Alle diese Vorteile stellen sich natürlich nur durch die Regelmäßigkeit der körperlichen Aktivität ein. Wenn Sie Schwierigkeiten haben, sich regelmäßig „aufzuraffen", kann eine Sportgruppe Gleichgesinnter hilfreich sein. Herzsportgruppen unter fachlicher Anleitung werden sogar von Ihrer Krankenkasse gefördert. Informationen über Herzsport und Herzsportgruppen in Ihrer Nähe finden Sie im Internet unter www.rehasport-vor-Ort.de.

Herzinfarkt und Schlaganfall

Verzichten Sie auf ASS zur Vorbeugung

Nach einem Herzinfarkt oder Schlaganfall wird Patienten oft dauerhaft Acetylsalicylsäure verordnet (ASS, z. B. Aspirin®), um die Blutgerinnung zu hemmen. Viele Ärzte raten auch gesunden Menschen zur Einnahme, um Herzinfarkten vorzubeugen. Doch eine gemeinsame Auswertung (Metaanalyse) der St. George's University in London von neun großen Studien mit jeweils über 1.000 Patienten zeigt, dass diese Empfehlung Ihnen mehr schadet als nützt.

Die statistische Bewertung ergab, dass etwa 120 gesunde Personen sechs Jahre lang ASS einnehmen müssten, um einen einzigen Herzinfarkt zu verhindern. Im gleichen Zeitraum würden aber zwei von ihnen schwere und lebensbedrohliche innere Blutungen erleiden, unter anderem weil ASS die Magenschleimwand schädigt.

Obwohl ASS so bekannt und rezeptfrei erhältlich ist, sollten Sie nicht glauben, es sei auch ein „harmloses" Medikament. Neben Magenblutungen kann es zu Nierenschäden oder Asthma-Anfällen führen. Zur Vorbeugung von Herzinfarkten sollten Sie eher auf viel Bewegung sowie eine vitalstoffreiche und kalorienarme Kost setzen.

Gicht

Mit Ausleitungsverfahren und der richtigen Ernährung werden Sie wieder schmerzfrei

Wenn sich Harnsäurekristalle in den Gelenken ablagern, sind heftigste Schmerzattacken – meistens ohne Vorwarnung und in der Nacht – die Folge. Lesen Sie hier, wie Sie mit Ihrer Lebensweise und natürlichen Maßnahmen das schmerzhafte Leiden in den Griff bekommen.

Überschüssige Harnsäure führt zu Gelenkentzündungen

Gicht ist eine Stoffwechselkrankheit, die aufgrund zu hoher Harnsäurekonzentrationen (bei Männern über 7 mg/dl, bei Frauen über 6 mg/dl) im Blut entsteht. Dieses Zuviel an Harnsäure kristallisiert sich in den Blutgefäßen des Großzehen- oder Daumengelenks zu scharfkantigen Kristallen aus, die eine sehr schmerzhafte Gelenkentzündung auslösen können. In einigen Fällen ist die Krankheit erblich bedingt, und die Nieren scheiden zu wenig Harnsäure aus (primäre Gicht). Meistens wird allerdings aufgrund der Lebensweise zu viel Harnsäure produziert (sekundäre Gicht).

Zu viel Harnsäure sammelt sich im Blut an durch
- hohen Fleischkonsum
- strenge Fastenkuren
- exzessiven Alkoholgenuss
- purinreiche Ernährung
- Medikamente (z. B. Acetylsalicylsäure, krebshemmende Präparate, Abführmittel)

Ein zu hoher Harnsäurespiegel kann über viele Jahre vollkommen unbemerkt bleiben – bis das Fass überläuft und ein akuter Gichtanfall auftritt. Dabei ist das betroffene Gelenk rot geschwollen, heiß und außerordentlich schmerzhaft.

Der wichtigste Therapieschritt: Stellen Sie Ihre Ernährung um

Um den Harnsäurespiegel zu senken, kann Ihnen der Arzt Medikamente (z. B. mit den Wirkstoffen Allopurinol oder Febuxostat) verschreiben. Im akuten Gichtanfall wird meistens ein entzündungshemmendes Rheumamittel (z. B. Voltaren®) verordnet. Ehe Sie zu diesen chemischen Mitteln greifen, die alle nicht ohne schädliche Nebenwirkungen sind, sollten Sie allerdings unbedingt zunächst auf die natürlichen Methoden setzen.

Da Harnsäure zum größten Teil durch den **Abbau von Purinen** entsteht, sollten Sie als Erstes die Aufnahme dieser organischen Verbindungen mit der Nahrung drastisch einschränken.

Sie schränken die Purinaufnahme ein, wenn Sie
- täglich nicht mehr als 150 g Fleisch oder Wurst zu sich nehmen,
- wenig Hülsenfrüchte (Bohnen, Linsen, Erbsen) essen,
- beim Geflügel die Haut entfernen,
- sehr fetten Fisch (z. B. Makrele, Sardinen, Hering) meiden,
- auf Meeresfrüchte verzichten.

Trinken Sie nur wenig Alkohol, denn alkoholische Getränke hemmen ebenso wie die oben genannten Medikamente die Harnsäure-Ausscheidung. **Kaffee** ist dagegen ohne Einschränkungen erlaubt. Eine Studie der Universität in Vancouver/Kanada

Übeltäter Harnsäurekristalle

Harnsäure-
kristalle

entzündetes
Zehengelenk
im akuten
Gichtanfall

Wenn die Harnsäurekonzentration im Blut zu hoch wird, lagert sich der Säureüberschuss in Form von Kristallen in den Gelenken ab. Meistens ist das Gelenk der Großzehe davon betroffen.

hat aus dem Jahr 2007 sogar nachgewiesen, dass Probanden, die täglich zwischen zwei und sechs Tassen Kaffee tranken, niedrigere Harnsäurewerte hatten als Nichtkaffeetrinker. Bei **Quark** und **Joghurt** dürfen Sie ebenfalls reichlich zugreifen, denn diese eiweißhaltigen Nahrungsmittel enthalten so gut wie keine Purine.

Entsäuern Sie über die Haut

Die Haut gilt in der Naturheilkunde als **dritte Niere**, denn was die Nieren nicht schaffen, kann mit den Sekreten der Schweißdrüsen ausgeschieden werden. Diese Ausscheidungsfähigkeit der Haut können Sie wirkungsvoll zum Entsäuern nutzen und dadurch überschüssige Harnsäure ausleiten. Für diese entsäuernden Maßnahmen benötigen Sie ein **Basenpulver** (z. B. Jentschura® Meine Base, 750 g ab 17,50 €; Osiba® Basenbad, 750 g ab 20 €; Basosyx Syxyl® 4 x 60 g ab 12 €), das Sie in Apotheken und Bioläden erhalten. Mit diesem Pulver können Sie sich ein **Basenbad** zubereiten, in dem Sie für eine gründliche Entsäuerung einmal wöchentlich bei etwa 38 °C mindestens eine halbe Stunde lang baden. Um die Poren zu öffnen und den Abtransport der Schlacken und Säuren zu fördern, sollten Sie sich dabei alle zehn Minuten lang mit einer Naturborstenbürste abbürsten.

Eine Alternaive zu diesen Bädern sind **basische Strümpfe**. Lösen Sie dazu einen Teelöffel Basensalz in 1 Liter Wasser, und tränken Sie ein Paar Baumwollstrümpfe darin. Wringen Sie die Strümpfe aus, ziehen Sie sie bis zum Knie hoch und darüber

Diese homöopathischen Mittel stoppen die Schmerzen im Anfall

Lösen Sie im akuten Gichtanfall fünf Globuli des passenden Mittels in der Potenz C30 in einem Glas stillen Wasser auf. Rühren Sie die Lösung mit einem Plastiklöffel kräftig um, und trinken Sie davon bis zur Besserung alle fünf Minuten einen Schluck.

- **Apis** passt, wenn das Gelenk stark geschwollen ist und wie nach einem Bienenstich stechend schmerzt.

- **Acidum benzoicum** hilft bei reißenden Schmerzen in der Großzehe, wenn zusätzlich der Urin übel riecht.

- **Belladonna** ist das richtige Mittel, wenn das betroffene Gelenk hellrot geschwollen ist und eine fiebrige Hitze von ihm ausgeht.

- **Colchicum** hat sich bei reißenden Schmerzen bewährt, wenn das betroffene Gelenk außerdem stark berührungsempfindlich ist.

ein Paar Wollstrümpfe. Am besten lassen Sie die basischen Strümpfe über Nacht einwirken.

Ausleitungsverfahren dämmen die Entzündung ein

Ausleitungsverfahren wie **Baunscheidtieren** oder **Schröpfen** werden seit Langem von Naturheilkundlern gegen die Gicht eingesetzt. Eines der wirkungsvollsten Ausleitungsverfahren ist jedoch die **Blutegel-Therapie**. Der Speichel der kleinen Tierchen enthält Substanzen (unter anderem Hirudin und Egline), die das betroffene Gelenk abschwellen lassen und entzündungshemmend wirken. Für eine solche Behandlung, die Sie mit etwa 40 € selbst bezahlen müssen, setzt der Arzt oder Heilpraktiker drei bis sechs medizinische Egel rund um das kranke Gelenk, wo sie sich für etwa eine halbe Stunde festsaugen.

Birken- und Brennnesselblätter spülen die Säure aus

Sowohl Birken- als auch Brennnesselblätter spülen die Nieren durch und schwemmen dadurch die Harnsäure aus. Lassen Sie sich in der Apotheke zu gleichen Teilen getrocknete Brennnessel- und Birkenblätter mischen und übergießen Sie einen Teelöffel davon mit 250 ml kochendem Wasser. Seihen Sie den Tee nach zehn Minuten ab, und trinken Sie täglich dreimal eine frisch gebrühte Tasse davon.

Fertige Teemischungen mit Heilpflanzen zur Senkung des Harnsäurespiegels (z. B. Infirmarius Rheuma-Gicht-Tee, 100 g ab 7,40 €) erhalten Sie in der Apotheke. Empfehlenswert ist auch eine kleine Kur mit **Frischpresssäften** aus Birken- oder Brennnesselblättern (z. B. von Schoenenberger®, 200 ml etwa 6 €).

Vitamin C erhöht die Harnsäure-Ausscheidung

Im Jahr 2009 fanden kanadische Forscher der Universität von British Columbia anhand einer 20-jährigen Beobachtungsstudie mit 46.000 Männern heraus, dass Vitamin C die Aufnahme von Harnsäure in den Nieren erhöht. Dadurch wird gleichzeitig die Ausscheidung der Säure begünstigt. Studienteilnehmer, die täglich 500 mg Vitamin C zu sich nahmen, hatten nach Auswertung der Daten ein um 17 % geringeres Gichtrisiko, bei Probanden, die täglich 1.500 mg von dem Vitalstoff einnahmen, war das Risiko sogar um 47 % niedriger. Wir raten Ihnen daher, **täglich 500 mg Vitamin C** in Form von Brausetabletten (aus dem Drogeriemarkt) einzunehmen, wenn es in Ihrer Familie Gichterkrankungen gibt oder Ihr Harnsäurespiegel erhöht ist.

Ein Tipp zum Schluss: Trinken Sie täglich mindestens 2 Liter reine Flüssigkeit wie stilles Wasser oder ungesüßte Tees, wenn Sie nicht an einer Herz- oder Nierenerkrankung leiden. Auf diese Weise fördern Sie die Harnausscheidung und damit auch die Ausscheidung von Harnsäure.

Das können Sie selbst tun:
Die bewährtesten Hausmittel und Anwendungen

Salzsocken können die Harnsäure neutralisieren und dadurch die Schmerzen lindern. Lösen Sie 35 g Kochsalz in 1 Liter Wasser auf, tauchen Sie eine Baumwollsocke in das Salzwasser, und wringen Sie den Strumpf leicht aus. Streifen Sie nun die feuchte Salzsocke über den erkrankten Fuß, und ziehen Sie eine Wollsocke darüber. Sie können die Salzsocke bis zu dreimal täglich jeweils eine Stunde lang einwirken lassen.

Holunderessig wirkt im akuten Gichtanfall schmerzstillend. Diesen Essig stellen Sie her, indem Sie 15 getrocknete Holunderblüten (aus der Apotheke) mit 250 ml Weinessig übergießen und den Sud 2 Wochen lang ziehen lassen. Seihen Sie den Ansatz in eine dunkle Flasche ab, und nehmen Sie gegen die Gelenkschmerzen täglich 2 Esslöffel davon ein.

Wacholderbeeren erhöhen die Ausscheidung der Harnsäure über die Nieren. Um bei erhöhten Harnsäurewerten einem Gichtanfall vorzubeugen, hat sich daher eine Wacholderbeeren-Kur bewährt. Essen Sie dazu am ersten Tag vier Beeren und am zweiten Tag fünf. Steigern Sie die Einnahme täglich um eine weitere Beere, bis Sie am zwölften Tag bei 15 angekommen sind. Nun reduzieren Sie in den folgenden Tagen die Einnahme jeweils wieder um eine Beere. Die ganze Kur dauert demnach 23 Tage.

Quark wirkt kühlend und entzündungshemmend. Streichen Sie Magerquark aus dem Kühlschrank fingerdick auf eine Kompresse, und legen Sie diese auf das schmerzende Gelenk. Fixieren Sie die Auflage beispielsweise mit einer Binde, und lassen Sie den Quark 20 Minuten lang einwirken.

Beinwell hemmt die Entzündung im Gelenk. Rühren Sie 4 Esslöffel pulverisierte Beinwellwurzel (aus der Apotheke) mit heißem Wasser zu einem dicken Brei an. Bestreichen Sie eine Kompresse mit dem Beinwell-Brei, und legen Sie die Auflage über Nacht auf das betroffene Gelenk.

Gürtelrose

*Stärkt das Immunsystem bei einer
Gürtelrose: Roter Sonnenhut*

So heilt eine Gürtelrose ohne bleibende Folge- schäden natürlich aus

Meistens sehen Sie nur ein paar kleine, harmlose Bläschen – und dennoch kann eine Gürtelrose lange Zeit höllische Schmerzen verursachen. Wenn Sie jedoch gleich bei den ersten Beschwerden mit einer naturheilkund- lichen Behandlung beginnen, haben Sie die Krankheit in den meisten Fällen ohne Folgeschäden nach zwei bis drei Wochen vollkommen über- wunden.

Schlafende Viren lösen die Krankheit aus

Die Gürtelrose (med. Herpes zoster) ist eine Virusinfektion und tritt meistens als Zweiterkrankung nach überstandenen Windpocken auf. Wenn Sie sich in der Kind- heit mit dem zu den Herpes-Viren zählenden **Varizella-Zoster-Virus** anstecken, entstehen daraus die **Windpocken**. Nachdem Sie diese Krankheit überstanden haben, sind Sie zwar ein Leben lang vor einer Neuerkrankung an Windpocken geschützt, die Viren bleiben jedoch lebenslang in Ihrem Körper. Sie nisten sich in den Wurzeln (Ganglien) der Nervenbahnen neben Ihrer Wirbelsäule sowie in den Gehirnnerven ein und schlummern dort in einem inaktiven Zustand. Unter bestimmten Bedingun- gen können sie jedoch aus ihrem „Dornröschenschlaf" geweckt werden und sich vermehren.

Die Herpes-Viren werden aktiviert durch:

- Stress
- Sonneneinwirkung
- Schwäche des Immunsystems
- Medikamente (Immunsuppressiva wie Kortison und Zytostatika)
- Krebs
- schwere Grippe

Jetzt wandern die Viren entlang der Nervenbahn, in deren Wurzel sie geruht hatten, führen dort zu einer **schmerzhaften Nervenentzündung** und erreichen dann die Haut- zellen. Die Tatsache, dass die befallenen Nerven beidseits der Wirbelsäule wie ein Gürtel um den Körper laufen, hat der Krankheit ihren Namen gegeben.

Am meisten gefürchtet: Anhaltende Nervenschmerzen

Als Erstes werden Sie sich abgeschlagen fühlen und einen brennenden Schmerz im befallenen Hautgebiet verspüren. Zwei bis drei Tage später rötet sich dieser Bereich, und es bilden sich hier kleine Bläschen auf geschwollenem Grund, die jucken und/oder brennen können. Innerhalb von sieben Tagen platzen die Bläschen auf und verschorfen anschließend. Nach etwa zwei Wochen fällt der Schorf ab, und die Krankheit ist im günstigsten Fall überstanden. Leider können jedoch noch Wochen oder Monate später an den befallenen Stellen erneut Schmerzen auftreten. Diese Nervenschmerzen werden als **Post-Zoster-Neuralgie** bezeichnet – etwa 70 % aller älteren Gürtelrose-Patienten leiden – nicht selten jahrelang – an derartigen, teilweise heftigsten Schmerzen.

Beginnen Sie bei den ersten Anzeichen mit der Behandlung

Beim ersten Kribbeln oder Brennen sollten Sie aktiv werden und Ihre Befürchtung Ihrem Arzt mitteilen. Denn ein das Wachstum der Viren hemmendes Medikament (z. B. mit den Wirkstoffen Aciclovir, Famciclovir), das den Ausbruch bremsen kann, wirkt nur innerhalb der ersten zwei bis vier Tage nach Auftreten der Symptome. Auch alle naturheilkundlichen Methoden greifen umso besser, je eher sie eingesetzt werden; sie können so den Verlauf abkürzen und Folgeschäden wie die gefürchtete Neuralgie verhindern.

Stärken Sie die befallenen Nerven und die Abwehr

Ein wesentlicher Baustein in der naturheilkundlichen Behandlung der Gürtelrose sind Vitalstoffe. Die **Vitamine der B-Gruppe** sind maßgeblich an der Übertragung der Nervenimpulse beteiligt und fördern sowohl die Regeneration als auch die Er-

Schlafende Viren

Dermatome

Viren schlafen in
den Nervenknoten

Gürtelrose

Nach einer Windpockenerkrankung ruhen die Herpes-Viren in den Nervenganglien, bis sie wieder aktiviert werden. Sie wandern dann entlang der entsprechenden Nervenbahn und führen dort zu einer gürtelförmigen Entzündung.

neuerung geschädigter Nerven. Dadurch kann die Einnahme eines Fertigpräparats mit B-Vitaminen die quälenden Nervenschmerzen lindern und die betroffenen Nerven wieder stärken. Entsprechende Präparate (z. B. Taxofit® Vitamin-B-Komplex, 10 Tabletten ab 3,50 €; Vitamin-B-Komplex forte Hevert®, 50 Tabletten ab 11 €) erhalten Sie in Drogeriemärkten und Apotheken.

Zink wirkt sowohl entzündungshemmend als auch keimtötend und stärkt zusätzlich noch das Immunsystem. Die Einnahme eines Zink Fertigpräparats kann daher die Heilung unterstützen.

Schüßler-Salze stärken die Nervenzellen

Mit den nach dem deutschen Arzt Wilhelm Schüßler (1821 bis 1891) benannten Salzen fördern Sie die Heilung, indem Sie den Mineralshaushalt harmonisieren. Das wichtigste Salz zur Behandlung der Gürtelrose ist das Salz Nr. 5, **Kalium phosphoricum**, da es als Baumaterial der Nervenzellen benötigt wird. Somit hilft es wirkungsvoll, die ge-

Zwischen diesen homöopathischen Mitteln können Sie wählen

- **Arsenicum album** kann Ihnen helfen, wenn Sie unter einem heftigen Brennschmerz leiden, der nachts heftiger wird und bei dem Sie sich unruhig und ängstlich fühlen.
- **Mezereum** hilft gut bei einer Post-Zoster-Neuralgie, welche reißende Schmerzen verursacht, die sich in der Bettwärme verstärken.
- **Rhus toxicodendron** ist ebenfalls bei Nervenschmerzen angezeigt. Allerdings verschlechtern sich hier die Beschwerden bei feucht-kaltem Wetter und können mit einem Taubheitsgefühl im betroffenen Hautbereich einhergehen.
- **Hypericum** ist das klassische Mittel gegen Nervenschmerzen bei und nach einer Gürtelrose. Der befallene Bereich ist dabei extrem berührungsempfindlich, sodass selbst die darüber getragene Kleidung Schmerzen verursacht.

Für einen dauerhaften Heilungserfolg sollten Sie das passende Mittel mindestens zwei Wochen lang dreimal täglich in der **Potenz D6** einnehmen. Lassen Sie dazu jeweils drei Globuli langsam im Mund zergehen.

schädigten Nervenbahnen zu regenerieren. Als zweites Schüßler-Salz sollten Sie die Nr. 7, **Magnesium phosphoricum**, einnehmen, da es ebenfalls ein Bestandteil der Nervenbahnen ist. Um die Viren-Toxine besser auszuschwemmen, ist das Salz Nr. 8, **Natrium chloratum**, hilfreich.

Von allen drei Salzen sollten Sie einmal täglich zwei bis drei Tabletten langsam im Mund zergehen lassen. Aus dem Salz Nr. 8 können Sie mit etwas Wasser auch einen Brei anrühren, den Sie direkt auf die Bläschen aufstreichen.

Mit Schlangengiften verkürzen Sie die Heilungszeit

Erfolgreich bei der Schmerzbekämpfung und Heilung der geschädigten Nervenbahnen ist die Behandlung mit **Schlangengiften** (Horvi-Therapie). Was sich so gefährlich anhört, ist vollkommen harmlos: Die sogenannten Schlangenreintoxine sind Rohgifte, die von ihren giftigen Substanzen und Eiweißbestandteilen befreit wurden und daher völlig ungefährlich sind. Sie wirken aufgrund ihrer spezifischen Enzymkombination heilend auf die Nervenbahnen und lindern die Schmerzen. Besonders das Gift der Mokassinschlange hat sich bei den Beschwerden der Gürtelrose bewährt; Ihr Arzt kann es Ihnen in Form von Spritzen verabreichen. Je nach Therapeut zahlen Sie für eine Behandlung etwa 40 €.

Unterstützen Sie die Heilung mit diesen Anwendungen

Teebaumöl zur Entzündungshemmung
Betupfen Sie die entzündeten Bläschen einmal täglich mit einem in **Teebaumöl** (Apotheke) getränkten Wattestäbchen. Das ätherische Öl wirkt entzündungshemmend und kann das Virenwachstum hemmen.

Heilerdepackung zur Ausleitung
Rühren Sie einen Brei aus Heilerde und Wasser an, und bestreichen Sie damit ein Kompressentuch. Legen Sie die Kompresse einmal täglich so lange auf die befallene Haut, bis der Brei getrocknet ist. Diese Packung wirkt kühlend und bindet die Giftstoffe aus der erkrankten Haut.

Apfelessigwaschung zur Juckreizlinderung
Wenn Sie unter quälendem Juckreiz leiden, können Sie sich mit Apfelessig Linderung verschaffen. Tränken Sie ein Kompressentuch in 1:1 mit Wasser verdünntem Apfelessig, und waschen Sie damit bei Bedarf den betroffenen Hautbereich ab.

Pflanzenextrakte wirken juckreizlindernd und heilend

Auch wenn es noch so schwer fällt: Kratzen Sie nicht an den juckenden oder brennenden Bläschen herum. Zum einen enthalten sie ansteckende Viren, zum anderen riskieren Sie damit bleibende Narben. Betupfen Sie die entzündeten Hautstellen stattdessen mit Pflanzentinkturen, die das Virenwachstum hemmen sowie zusammenziehend und wundheilend wirken.

Die wirkungsvollsten Pflanzentinkturen:

- **Melissenblätter** wirken virenhemmend (z. B. in Ceres® Melissa officinalis Urtinktur, 20 ml ab 19 €; DHU® Melissa Urtinktur, 20 ml ab 9,50 €).
- **Salbei** zieht die Haut zusammen (z. B. in Curarina®, 100 ml ab 13,50 €; Salvysat®, 30 ml ab 3,80 €).
- **Roter Sonnenhut** stärkt das Immunsystem (z. B. in Echinacea Urtinktur Hevert, 100 ml etwa 16 €; Esberitox® mono, 50 ml ca. 9 €; Echinacin® Liquidum Madaus, 50 ml um 11 €).

Tupfen Sie die Tinktur Ihrer Wahl einfach mehrmals täglich mit einem Wattestäbchen auf die Bläschen bzw. Schorfe auf. Welche äußerlichen Maßnahmen Sie zusätzlich zur Juckreizlinderung und Heilungsförderung einsetzen können, lesen Sie im Kasten auf Seite 160.

Cayennepfeffer-Früchte lindern die Nervenschmerzen

Cayennepfeffer-Früchte enthalten Scharfstoffe, deren wichtigster Vertreter das Capsaicin ist. Dieser Wirkstoff kann, äußerlich aufgetragen, durch die oberste Hautschicht zu den Schmerzrezeptoren in der Haut vordringen, wo er zur Freisetzung von Nervenbotenstoffen (Neuropeptid Substanz P) führt. Diese hemmen daraufhin die Weitervermittlung von Schmerzimpulsen zum Gehirn. Daher empfinden Sie nach dem Auftragen capsaicinhaltiger Präparate zunächst ein Wärme- und Schmerzgefühl, nach kurzer Zeit kommt es jedoch zu einer Schmerzunempfindlichkeit.

Gegen die Nervenschmerzen bei einer Gürtelrose können Sie capsaicinhaltige Fertigpräparate (z. B. Hot Thermo Dura® C-Creme, 50 g ab 4 €; Capsamol®-Salbe, 50 g ab 6 €; Thermo Bürger® Salbe, 50 g ab 4 €) auf den befallenen Bereich auftragen.

Achtung! Salben mit Cayennepfeffer dürfen Sie nicht auftragen, wenn die Schorfe noch nicht abgeheilt sind. Es käme sonst zu einer extremen Reizung der Haut.

Harninkontinenz

Harninkontinenz: Wie Sie sich selbst helfen können

Etwa 6 Millionen Frauen und Männer leiden in Deutschland unter unfreiwilligem Harnabgang, wobei jede dritte Frau über 50 davon betroffen ist. Aus Scham schweigen allerdings viele über ihr Problem und suchen nicht rechtzeitig professionelle Hilfe. Erfahren Sie hier, wie Sie Ihre Blase mit Beckenboden- und Toilettentraining sowie homöopathischen Mitteln wieder unter Kontrolle bekommen.

Muskeln spielen die Hauptrolle bei der Blasenentleerung

Unsere Harnblase hat zwei Aufgaben: Sie muss den Urin speichern und ihn bei Bedarf ausscheiden. In der Speicherphase ist der Blasenmuskel, der die Blasenwand bildet, entspannt, sodass sich die Blase füllen kann. Damit der Urin nicht durch die Harnröhre abfließt, ist in dieser Phase der Blasenschließmuskel angespannt, wodurch die Harnblase abgedichtet ist.

Soll der Urin entleert werden, zieht sich die Muskulatur der Blasenwand zusammen, und der Schließmuskel der Harnröhre erschlafft. Koordiniert wird dieses Zusammenspiel der Muskeln über Nerven, die ihre Impulse von Gehirn und Rückenmark erhalten. Vielfältige Ursachen können dieses aufeinander abgestimmte System stören, wodurch dann eine Harninkontinenz entsteht.

Harninkontinenz ist nur selten ein Blasenproblem

Auch wenn der Volksmund den unfreiwilligen Harnverlust häufig als „schwache Blase" bezeichnet, ist die Blase nur selten der Auslöser des Problems. Je nach Ursache unterscheiden Mediziner unterschiedliche Formen der Inkontinenz.

Das sind die häufigsten Formen der Harninkontinenz:
1. Die **Belastungsinkontinenz** beruht auf einer Funktionsstörung des Harnröhren-Schließmuskels, wobei häufig zusätzlich eine Schwäche der Beckenbodenmuskulatur vorliegt.

2. Die **Dranginkontinenz** entsteht durch eine überaktive Blasenmuskulatur, wodurch die Harnblase die normale Urinmenge nicht mehr aufnehmen und speichern kann.

3. Die **Überlaufinkontinenz** wird durch ein Hindernis im Bereich des Blasenausgangs verursacht. Da es sich hierbei meistens um eine vergrößerte Prostata handelt, sind von dieser Form fast nur Männer betroffen.

Bei der früher auch **Stressinkontinenz** genannten Belastungsinkontinenz geht der Urin bei Belastungen wie etwa beim Heben von Lasten, beim Aufstehen vom Sitzen oder beim Lachen und Husten unkontrollierbar ab. Drang- und Überlaufinkontinenz führen dagegen zu einem ständigen leichten Tröpfeln.

Ein Tagebuch ist der erste Diagnose- und Therapieschritt

Zur Vorbereitung auf den Arztbesuch ist es hilfreich, ein paar Tage lang ein spezielles Tagebuch zu führen. Hierin notieren Sie, wann Sie wie viel getrunken haben, wie oft Sie zur Toilette mussten, wie stark der Drang vorher war und bei welchen Gelegenheiten es zu unfreiwilligem Harnabgang kam.

Ein solches **Trink-Urin-Tagebuch** erleichtert dem Arzt die Diagnose und ist später auch die Grundlage für ein gezieltes Toilettentraining.

Der Arzt wird Ihren Urin auch auf Bakterien untersuchen, um eine Blaseninfektion auszuschließen. Meistens wird zudem noch eine **Restharnmessung** mit Ultraschall durchgeführt, um festzustellen, ob sich die Blase vollständig entleert.

Medikamente können lindern, haben aber viele Nebenwirkungen

Bei einer Belastungsinkontinenz verschreiben Urologen häufig den auch gegen Depressionen verordneten Wirkstoff Duloxetin (Cymbalta®), der allerdings zu Übelkeit und Schwindel führen kann. Gegen eine Dranginkontinenz werden sogenannte Anticholinergika eingesetzt, die eine Überaktivität der Blasenmuskulatur dämpfen. Bei diesen Mitteln müssen Sie jedoch mit Nebenwirkungen wie Herzrasen und Sehstörungen rechnen.

Bei Frauen wird manchmal auch versucht, die Harnröhre durch eine **Umspritzung mit Hyaluronsäure** zu stabilisieren. Hierbei kann es jedoch zu Abszessen und Vernarbungen kommen. In sehr schweren Fällen gibt es sowohl für Frauen als auch für Männer mehrere **operative Verfahren.**

Diese Operationen kommen bei Harninkontinenz in Frage:
- **Schlingen-Operation,** bei der ein um die Harnröhre gelegtes Kunststoffband die Harnröhre stützen soll
- Implantation eines **Blasen-Schrittmachers,** wobei die überaktive Blasenmuskulatur durch elektrische Impulse beruhigt wird
- **künstlicher Schließmuskel**

Da diese Eingriffe nicht ohne Risiken sind, sollten Sie zunächst alle nichtoperativen Therapiemöglichkeiten ausprobieren, ehe Sie sich zu einer Operation entschließen.

Beckenbodengymnastik ist die Basis der Therapie

Der Beckenboden ist eine Art Muskelplatte, die sowohl den unteren Teil der Harnröhre als auch den Schließmuskel der Blase unterstützt. Die Kräftigung dieser Muskulatur ist der wichtigste Therapieschritt bei einer Belastungs- oder Dranginkontinenz.

Die Übungen für ein gezieltes Training erlernen Sie am besten unter fachkundiger Anleitung bei einem speziell geschulten Physiotherapeuten. Inzwischen bieten auch viele Sportvereine und Volkshochschulen derartige Kurse an. Einfache Übungen, die Sie zu Hause durchführen können, haben wir für Sie im Kasten auf Seite 167 zusammengestellt.

Das A und O ist allerdings, dass Sie regelmäßig üben. Erste Erfolge stellen sich dann bereits nach wenigen Wochen ein.

Biofeedback erleichtert Ihnen das Beckenbodentraining

Manche Menschen haben Probleme, die Muskulatur ihres Beckenbodens zu spüren. Hierbei kann Ihnen das Biofeedback helfen. Dazu erhalten Sie von Ihrem Arzt ein kleines Gerät, mit dem Sie das Training zu Hause praktizieren können.

Sie führen eine Sonde, die mit dem Messgerät verbunden ist, als Frau in die Scheide und als Mann in den After ein. Nun beginnen Sie mit dem Beckenbodentraining. Wenn Sie die gewünschte Muskulatur fest genug angespannt haben, erhalten Sie entweder ein optisches oder ein akustisches Signal. Auf diese Weise gelingt es Ihnen leichter, den Beckenboden zu kontrollieren.

Bei Dranginkontinenz hilft ein Toilettentraining

Ein sogenanntes **Kontinenztraining** trainiert Ihre Blase, sich wieder an einen normalen Füllungszustand zu gewöhnen. Die Basis für Ihr Training bildet dabei Ihr Trink-Urin-Tagebuch. Anhand der damit ermittelten Abstände zwischen den Toilettengängen können Sie nun – eventuell gemeinsam mit Ihrem Arzt – Ihre „Toilettenzeiten" festlegen. Das könnte etwa so aussehen, dass Sie zunächst exakt alle zwei Stunden zur Toilette gehen und urinieren – egal ob Sie Harndrang haben oder nicht. Verlängern Sie dann allmählich die Zeitabstände jeweils um fünf Minuten.

Protokollieren Sie die Trinkmengen, den Harndrang und die Toilettengänge wieder in einem kleinen Tagebuch. So stellt sich nach einigen Wochen Ihr individueller Rhythmus ein, das **Fassungsvermögen der Blase steigt,** und Sie erhalten Schritt für Schritt wieder die Kontrolle über Ihre Blase. Den Erfolg können Sie schwarz auf weiß sehen, wenn Sie Ihre aktuellen Einträge mit dem ursprünglichen Trink-Urin-Tagebuch vergleichen.

Achtung! Reduzieren Sie auf keinen Fall Ihre Trinkmenge aus Angst vor zu heftigem Harndrang. Wenn Sie zu wenig trinken, werden die Harnwege nicht ausreichend durchgespült, wodurch bakterielle Infektionen begünstigt werden.

Probieren Sie ein homöopathisches Mittel aus

Gute Erfolge in der Behandlung der Harninkontinenz bringen auch homöopathische Einzelmittel. Wenn der Urin vor allem beim Lachen, Husten oder Niesen abgeht, lohnt sich ein Versuch mit **Causticum**. Bei häufigem Harndrang, der sich beim Hinlegen verschlimmert und zu Urinabgang in der Nacht führt, kann in vielen Fällen **Pulsatilla** helfen. Allerdings handelt es sich hierbei eher um ein „Frauenmittel". Gegen ein ständiges Harntröpfeln aufgrund einer vergrößerten Prostata hat sich **Pareira** bewährt. Am besten nehmen Sie von dem jeweils passenden Mittel einmal täglich zwei Kügelchen in der Potenz D4 ein.

Vermeiden Sie Hautreizungen durch Hygienemaßnahmen

Bis Sie durch die unterschiedlichen Trainingsmethoden den gewünschten Erfolg erzielt haben, sollten Sie peinlichst genau auf Hygiene achten. Wenn der Urin längere

Zeit auf die Haut einwirkt, kann es zu Reizungen und Infektionen kommen. Waschen Sie den Intimbereich daher jedes Mal, wenn Sie unfreiwilligen Harnabgang bemerken. Behelfen Sie sich auch nicht mit normalen Monatsbinden, sondern verwenden Sie bei Bedarf spezielle Inkontinenzbinden, da diese die Feuchtigkeit besser aufsaugen und einer Geruchsbildung entgegenwirken. Auf ärztliche Verordnung werden diese Hilfsmittel von Ihrer Krankenkasse erstattet.

So kräftigen Sie Ihre Beckenbodenmuskulatur

Den Beckenboden erspüren

Ehe Sie mit dem Training beginnen, sollten Sie zunächst ein Gefühl für Ihre Beckenbodenmuskulatur bekommen. Halten Sie dazu während des Wasserlassens den Harnstrahl etwa eine halbe Minute lang an, und lassen Sie den Urin anschließend weiterlaufen. Machen Sie diese Übung nur einmal, da sich sonst der Reizzustand Ihrer Blase verstärken könnte.

Ihr tägliches Beckenbodentraining

Die Aftermuskeln anspannen: Setzen Sie sich auf einen Stuhl und machen Sie den Rücken rund. Spannen Sie die Muskeln um den After fest an, und ziehen Sie den After dabei nach oben. Halten Sie die Spannung, und zählen Sie beim Ausatmen bis zehn. Lassen Sie nun wieder locker.

Die Harnröhrenmuskeln anspannen: Kippen Sie Ihr Becken nach vorne, sodass ein Hohlkreuz entsteht. Atmen Sie ein, und spannen Sie die Muskeln rund um die Harnröhre kräftig an. Zählen Sie beim Ausatmen bis zehn, und entspannen Sie anschließend die Muskeln.

Absolvieren Sie dieses Training einmal täglich, wobei Sie jede Übung zehnmal wiederholen. Diese Übungen sind sowohl für Frauen als auch für Männer geeignet.

Heuschnupfen

So bringen Sie Ihr Immunsystem wieder in Balance

Juckende Augen, eine triefende Nase und heftige Niesattacken: Für Millionen Deutsche beginnt pünktlich mit dem Frühjahr die alljährliche Leidenszeit. Wie Sie die lästigen Heuschnupfen-Beschwerden ganz natürlich in den Griff bekommen, lesen Sie hier.

Nicht Heu, sondern Pflanzenpollen sind schuld

Heuschnupfen ist eine **allergische Reaktion** auf Blütenstaub, weshalb die Krankheit auch Pollinosis oder **Pollenallergie** genannt wird. Wie bei jeder Allergie reagiert auch hier das Immunsystem überempfindlich auf eigentlich vollkommen harmlose Substanzen. Beim Heuschnupfen sind es die **Eiweiße der Pollenkörner**, die als Allergen wirken. Dadurch lösen die in der Luft schwebenden Pollen beim Kontakt mit den Schleimhäuten der Nase und der Augen eine Allergie vom Sofort-Typ (Typ-I-Allergie) aus und regen die Immunzellen dazu an, Entzündungsbotenstoffe (besonders Histamin) auszuschütten. Als Reaktion auf die Ausschüttung der Botenstoffe weiten sich sofort die Blutgefäße, und es kommt zu Entzündungsreaktionen in den Atemwegen.

Diese Beschwerden kann eine Pollenallergie auslösen:
- Fließschnupfen
- Brennen, Jucken oder Tränen der Augen
- Niesreiz, Verstopfung der Nase
- Kitzelhusten
- Juckreiz im Hals

Zusätzlich fühlen sich Heuschnupfen-Geplagte matt, müde und leiden häufig unter Konzentrationsproblemen. In schweren Fällen kommt auch **Atemnot** hinzu. Immerhin jeder dritte Heuschnupfenpatient entwickelt im Laufe der Jahre ein allergisches Asthma.

Allergietests sichern die Diagnose

Wenn Ihre Beschwerden parallel zu bestimmten Pollenflugzeiten auftreten, ist die Wahrscheinlichkeit groß, dass es sich um einen Heuschnupfen handelt. Um herauszufinden, welche Pollen Sie quälen, stehen Ihrem Arzt mehrere Tests zur Verfügung. Beim sogenannten **Prick-Test** werden Pollen-Extrakte auf die Innenseite des Unterarms aufgetropft und dieser mit einer Nadel leicht eingeritzt. Rötungen und Schwellungen einige Minuten später zeigen dann, auf welche Pollenarten Sie allergisch reagieren.

Anhand einer **Blutuntersuchung** kann festgestellt werden, gegen welche Pollen Sie bereits **Antikörper** gebildet haben. Diese Untersuchungen können durchaus sinnvoll sein, denn wenn Sie nur gegen eine Pollenart, beispielsweise gegen Birkenpollen, allergisch sind, kann eine Hyposensibilisierung Abhilfe schaffen.

Nicht ohne Risiken: Die Hyposensibilisierung

Wenn bekannt ist, auf welche Pollenarten Sie allergisch reagieren, wird Ihr Arzt Ihnen eine Hyposensibilisierung (spezifische Immuntherapie, SIT) vorschlagen. Bei dieser Therapie wird Ihnen über einen Zeitraum von drei bis fünf Jahren das entsprechende Allergen in ansteigenden Konzentrationen unter die Haut gespritzt. Auf

Vorbeugende Maßnahmen für Heuschnupfen-Geplagte

- **Waschen** Sie sich die **Haare** bevorzugt am Abend, damit Sie keine Pollen, die sich tagsüber in den Haaren verfangen haben, mit auf Ihr Kopfkissen nehmen.
- **Regen** wirkt wie ein natürlicher **Pollenfilter.** Gehen Sie jedoch nicht gleich bei den ersten Regentropfen nach draußen, da mit ihnen zunächst vermehrt Pollen aus höheren Luftschichten nach unten gedrückt werden.
- Halten Sie Ihr **Fenster nachts geschlossen,** da morgens zwischen 4 und 5 Uhr die meisten Pollen aufgewirbelt werden.
- Falls Sie unbedingt bei offenem Fenster schlafen möchten, können Sie vor Ihrem Schlafzimmerfenster auch ein **Pollenschutz-Gitter** (aus dem Baumarkt) anbringen.
- Nehmen Sie keine getragene Kleidung mit ins Schlafzimmer. Ziehen Sie sich abends in einem anderen Zimmer aus, damit die Pollen nicht in Ihr Schlafumfeld geraten.

diese Weise soll sich Ihr Immunsystem an die Substanz gewöhnen und sie nicht mehr als Feind bekämpfen.

Doch so verlockend das auch klingt: Bei dieser Methode gibt es auch heftige allergische Reaktionen bis hin zu einem anaphylaktischen Schock. In England dürfen Hyposensibilisierungen daher nur in Kliniken vorgenommen werden. Wir raten Ihnen, zunächst eine Gegensensibilisierung (dazu weiter auf Seite 172) vornehmen zu lassen, die nicht mit bedrohlichen Nebenwirkungen verbunden sein kann.

Medikamente hemmen die Histaminausschüttung

Falls Sie keine Hyposensibilisierung vornehmen lassen möchten, verordnen Schulmediziner Medikamente, die entweder die Wirkung des Histamins abschwächen (**Antihistaminika**, z. B. Cetirizin), oder Substanzen, die verhindern, dass die Mastzellen Histamin ausschütten (**Mastzellenstabilisatoren**, z. B. Cromogycinsäure). In schweren Fällen wird auch Kortison verschrieben, um die allergische Reaktion zu bremsen.

Alle genannten Medikamente unterdrücken lediglich die Symptome und führen nicht zu einer echten Heilung. Teilweise müssen Sie auch mit Nebenwirkungen rechnen, wie z. B. bei den Antihistaminika mit Müdigkeit und Konzentrationsstörungen.

Die besten homöopathischen Helfer

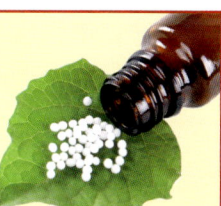

Lassen Sie von dem am besten passenden Mittel ein- bis dreimal täglich zwei Tabletten in der Potenz D6 langsam im Mund zergehen.

- **Allium cepa** ist ein gutes Heuschnupfenmittel, wenn die Nase wässrig läuft, dabei brennt und die Augen gleichzeitig tränen.
- **Sabadilla** kann helfen, wenn sowohl die Augen als auch die Nase brennen, die Nase verstopft ist und der Gaumen juckt.
- **Luffa** hat sich bei Fließschnupfen, der mit Stirnkopfschmerz und Niesattacken verbunden ist, bewährt.
- **Euphrasia** ist das richtige Mittel, wenn sich die allergische Reaktion vor allem an den Augen abspielt, die Tränen brennen und eine starke Lichtscheu vorliegt.

Die Naturheilkunde packt das Übel an der Wurzel

Die Methoden der Naturheilkunde wollen die Beschwerden der Pollenallergie nicht unterdrücken, sondern vielmehr deren Ursache beseitigen. Das kann gelingen, wenn das auf die harmlosen Blütenpollen überreagierende Immunsystem wieder in seine Balance gebracht wird.

Das sind die besten natürlichen Methoden gegen Heuschnupfen:

- Gegensensibilisierung nach Theurer
- Homöopathie
- Entspannungstechniken
- Eigenblutbehandlung
- mikrobiologische Therapie
- Vitalstofftherapie

Bestens bewährt: Die Gegensensibilisierung

Die Gegensensibilisierung nach Theurer ist eine **spezielle Eigenblutbehandlung,** durch die überschießende Reaktionen des Immunsystems gebremst werden. Hierzu nimmt Ihnen der Arzt – anders als bei der schulmedizinischen Hyposensibilisierung – auf dem Höhepunkt der Erkrankung etwas Blut ab. Zu der Zeit, zu der Sie die heftigsten Beschwerden haben, sind auch die meisten Antikörper gegen die Allergene in Ihrem Blut enthalten. Diese werden dann in einem Speziallabor isoliert und in einer **homöopathischen Verdünnungsreihe** aufbereitet. Wenn der Arzt Ihnen diese Verdünnungen spritzt, erkennt Ihr Körper die Antikörper nicht mehr als seine eigenen und bildet neue Antikörper (sogenannte Anti-Antikörper) gegen sie. Dadurch werden die Pollen-Antikörper in Schach gehalten und die Heuschnupfen-Beschwerden gelindert. Die Herstellung der Gegensensibilisierungs-Lösungen müssen Sie mit etwa 170 € selbst bezahlen; die Injektion der Lösungen kann Ihr Arzt jedoch mit der Krankenkasse abrechnen.

Ihr Darm hat großen Einfluss auf allergische Reaktionen

Auch wenn es sich seltsam anhört: Ein gesunder Darm ist die Basis für ein stabiles Immunsystem und damit auch die beste Voraussetzung, überschießende Immunreaktionen zu vermeiden. Diese Zusammenhänge entstehen dadurch, dass der Darm unser größtes Immunorgan ist. Denn wie die Wissenschaft heute weiß, sind über 70 % der Immunzellen in der Darmwand lokalisiert. „Trainingspartner" für dieses Darm-Immunsystem sind die Darmbakterien, deren geregelte Zusammensetzung für eine funktionierende Immunabwehr unverzichtbar ist. Wenn die **Darmflora** aus dem Gleichgewicht geraten ist, werden fehlerhafte Immunreaktionen wie etwa ein allergischer Schnupfen begünstigt. Für Abhilfe kann hier eine sogenannte Symbioselenkung oder **mikrobiologische Therapie** sorgen. Hierzu nehmen Sie über mehrere Wochen Präparate aus speziell aufbereiteten Keimen (z. B. ProSymbioflor®, Symbioflor® 1 und 2, Mutaflor®) ein und bringen dadurch Ihre Immunabwehr wieder in die Balance.

Entspannen Sie sich!

Zwar ist Stress nicht der Grund für Heuschnupfen, er kann jedoch die Beschwerden deutlich verstärken. Das liegt daran, dass das Immunsystem über Botenstoffe, wie beispielsweise Interleukine, Stresshormone und Interferone, in ständigem Austausch mit dem Nervensystem steht. Dadurch können Techniken, die das Nervensystem beruhigen, auch die Beschwerden des allergischen Schnupfens vermindern.

Unter diesen Entspannungstechniken können Sie wählen:
- progressive Muskelentspannung
- Meditation
- Tai-Chi
- autogenes Training
- Yoga
- Qigong

Entscheidend ist, dass Sie eine Technik wählen, die Ihnen Spaß macht und zu der Sie sich nicht zwingen müssen. Auch wenn Sie täglich nur zehn Minuten lang trainieren, kommen Sie mit Sicherheit gelassener durch die Heuschnupfensaison.

Diese Vitalstoffe bremsen die allergische Reaktion

Vitalstoff	Wirkung	Tagesdosis
Kalzium	verhindert die Histaminausschüttung	1.000 mg
Magnesium	hemmt die Histaminausschüttung	300 bis 600 mg
Vitamin C	baut Histamin durch eine chemische Reaktion (Hydroxylierung) ab	1.000 bis 2.000 mg
Methionin	senkt den Histaminspiegel durch eine chemische Reaktion (Methylierung)	3-mal 500 mg
Zink	hemmt die Histaminfreisetzung	20 bis 40 mg

Die angegebenen Tagesdosen können Sie durchaus in eigener Regie und mit Präparaten aus dem Drogeriemarkt einnehmen. Zu höheren therapeutischen Dosen sollten Sie jedoch nur in Absprache mit Ihrem Arzt greifen.

HWS-Syndrom

Was Ihnen natürlich hilft, wenn die Halswirbelsäule Probleme bereitet

Beschwerden, die von der Halswirbelsäule ausgehen, werden unter dem Sammelbegriff Halswirbel- oder kurz HWS-Syndrom zusammengefasst. Jeder Dritte leidet Untersuchungen zufolge einmal jährlich an diesem Problem, bei 13 % werden die Beschwerden sogar chronisch. Erfahren Sie hier, wie Sie sowohl die Schmerzen als auch die Bewegungseinschränkungen schnell in den Griff bekommen und was Sie tun können, damit Ihre Halswirbelsäule gesund bleibt.

Die Halswirbelsäule ist besonders störanfällig

Unsere Halswirbelsäule besteht aus sieben Wirbeln, wobei der erste und der zweite Wirbel eine besondere Form haben. Der erste Halswirbel (Atlas) trägt den Kopf, der zweite (Axis) liegt mit einem zapfenförmigen Fortsatz an der Innenseite des ersten Halswirbels an. Die gelenkige Verbindung dieser ersten beiden Wirbel macht die Drehbewegungen des Halses und des Kopfes in die verschiedenen Richtungen möglich. Alle sieben Wirbelkörper umschließen das Rückenmark; die von hier ausgehenden Nerven verlassen den Wirbelkanal über sogenannte Zwischenwirbellöcher. Da die Halswirbelsäule der beweglichste Teil der Wirbelsäule ist und erheblichen Belastungen standhalten muss, ist sie neben der Lendenwirbelsäule auch die größte Schwachstelle im Wirbelgefüge.

Winzige Wirbelblockaden können heftige Beschwerden auslösen

Wenn es in den Gelenken, mit denen die einzelnen Wirbel verbunden sind, zu minimalen Verschiebungen kommt, entstehen Blockaden in der Beweglichkeit. Das ist eine der häufigsten Ursachen für ein HWS-Syndrom. Als weitere Auslöser kommen Vorwölbungen der Bandscheiben oder auch Verschleißerscheinungen an den Wirbelgelenken infrage. Zu einem akuten HWS-Syndrom können abrupte Bewegungen oder auch ein Bandscheibenvorfall führen.

Diese Beschwerden können von den Halswirbeln ausgehen:

- Nackenschmerzen
- Kopfschmerzen
- Sehstörungen
- Schwindel
- Missempfindungen (Kribbeln, Ameisenlaufen) in den Armen
- Taubheitsgefühle in den Armen oder Händen
- Schulterschmerzen
- Nackensteifigkeit
- Ohrgeräusche

In vielen Fällen ist einfach nur eine vorwiegend sitzende Lebensweise oder Stress, der einem im wahrsten Sinne des Wortes im Nacken sitzt, an den Beschwerden schuld. In beiden Fällen verkrampft sich die Halsmuskulatur und drückt dadurch auf die zwischen den Wirbeln austretenden Nerven.

Schmerzmittel sind keine dauerhafte Lösung

Die schulmedizinische Behandlung des HWS-Syndroms beginnt in der Regel mit Medikamenten zur Schmerzstillung. Hierzu kommen in erster Linie die sogenannten nichtsteroidalen Antirheumatika (NSAR, z. B. Ibuprofen, Diclofenac) infrage, die zusätzlich zur Schmerzstillung auch entzündungshemmend wirken. Parallel dazu verschreibt der Arzt oft ein muskelentspannendes Mittel (z. B. Musaril®) und verordnet eine Physiotherapie oder Massagen. Die chemischen Medikamente sollten Sie – wenn überhaupt – nur kurzfristig einnehmen, damit kein Gewöhnungseffekt eintritt. Ebenso wirksam, aber wesentlich nebenwirkungsärmer können Sie die Schmerzen auch mit natürlichen Methoden lindern.

Diese Naturheilverfahren helfen Ihnen beim HWS-Syndrom:

- Akupunktur und Akupressur
- Rolfing
- Wärmeanwendungen
- Phytotherapie
- Neuraltherapie
- Osteopathie
- Taping

Akupunktur und Neuraltherapie nehmen Ihnen den Schmerz

Sowohl bei einem akuten HWS-Syndrom als auch bei chronischen Beschwerden haben sich Akupunktur-Behandlungen bewährt. Dabei werden mit feinen Nadeln ausgewählte Punkte auf Energiebahnen (Meridianen) im Halsbereich stimuliert, wodurch die blockierte Energie wieder in Fluss gebracht wird.

Diese Methode wirkt ebenso schmerzstillend wie eine neuraltherapeutische Behandlung. Hier setzt der Arzt feine Quaddeln mit einem lokalen Betäubungsmittel (z. B. Procain) links und rechts neben der Halswirbelsäule unter die Haut. Beide Verfahren müssen Sie allerdings pro Behandlung mit etwa 40 € selbst bezahlen.

Manuelle Therapien lösen die Blockaden

Wenn Wirbelblockaden die Ursache für Ihre Schmerzen sind, sind manuelle Therapien wie das Rolfing Methoden, die das Übel an der Wurzel packen. Durch die von der amerikanischen Biochemikerin Ida Rolf (1896 bis 1979) entwickelte Kombination aus Bindegewebsmassage und Körperarbeit werden Bewegungseinschränkungen sowie daraus resultierende Muskelverspannungen gezielt gelöst. In der Regel benötigen Sie für eine dauerhafte Besserung zehn Sitzungen, die Sie mit jeweils 50 bis 70 € selbst bezahlen müssen.

Die besten Übungen für eine gesunde Halswirbelsäule

Wenn Sie viel sitzen oder am Computer arbeiten, sollten Sie Ihrer Halswirbelsäule zuliebe die folgenden Übungen mindestens einmal täglich ausführen:

1. Dehnübungen
- Neigen Sie den Kopf zur rechten Schulter, und drücken Sie mit der rechten Hand sanft nach. Halten Sie die Spannung drei Sekunden, und führen Sie die Dehnung dann zur linken Seite aus.
- Ziehen Sie die linke Schulter nach unten, und neigen Sie den Kopf wieder zur rechten Schulter. Drehen Sie nun den Kopf so, als ob Sie nach hinten schauen würden. Halten Sie einen Moment in dieser Position inne, und richten Sie den Kopf dann wieder langsam auf. Wechseln Sie die Seite.

2. Entlastungsübungen
- Stehen Sie gerade, und lassen Sie die Arme locker hängen. Kreisen Sie nun die Schultern zehnmal nach vorne und anschließend zehnmal nach hinten. Wiederholen Sie den Zyklus dreimal.
- Stehen Sie mit seitlich ausgestreckten Armen aufrecht, und drehen Sie den Oberkörper zur rechten Seite und wieder zur Mitte zurück. Wiederholen Sie die Drehbewegung fünfmal, ehe Sie die Übung zur linken Seite hin ausführen.

Auch ein Osteopath kann mit speziellen Griffen die natürlichen Bewegungsabläufe wiederherstellen. Leider übernehmen die meisten gesetzlichen Krankenkassen auch die Kosten für diese Behandlung nicht. Rechnen Sie daher mit etwa 75 € pro Behandlungseinheit.

Bunte Bänder unterstützen die Gelenkfunktion

Orthopäden oder Physiotherapeuten setzen seit ein paar Jahren beim HWS-Syndrom erfolgreich elastische Klebebänder, sogenannte Tapes, ein. Diese Bänder werden auf den verkrampften und schmerzenden Bereich der Halswirbelsäule aufgebracht. Sie haften selbstklebend und unterstützen die Wirbelgelenke in ihrer Funktion.

Da die Bänder sehr dehnbar sind, wird die darunter liegende Muskulatur in ihrer Beweglichkeit nicht eingeschränkt und erhält durch die Reibung des Bandes bei jeder Bewegung eine Stimulation. Gleichzeitig wird das Bindegewebe aufgelockert, wodurch die Lymphflüssigkeit besser abtransportiert werden kann. Ein sachgerecht aufgeklebtes Tape bleibt etwa eine Woche haften, und Sie können damit beispielsweise auch problemlos duschen.

Im Rahmen einer ärztlichen Behandlung oder Verordnung werden die Kosten für das Taping von Ihrer Krankenkasse bezahlt.

Diese Wärmeanwendungen haben sich bewährt

Heiße Rolle

Falten Sie ein Küchenhandtuch und zwei Frottierhandtücher jeweils an der kurzen Seite in der Mitte. Wickeln Sie das Küchenhandtuch zu einer straffen Rolle und beide Frottiertücher leicht versetzt um die Rolle herum. Wenn Sie jetzt an einer Seite die Mitte nach außen ziehen, entsteht ein Trichter, in den Sie nur so viel heißes Wasser gießen, dass die Rolle von außen nicht nass wird. Lassen Sie die heiße Rolle 15 Minuten auf die schmerzende Stelle einwirken.

Kartoffelauflage

Kochen Sie 300 bis 400 Gramm Pellkartoffeln, und zerdrücken Sie diese ungepellt mit einer Gabel auf einem Küchentuch. Schlagen Sie das Tuch um die zerquetschten Kartoffeln, und legen Sie die Packung auf die schmerzende oder verspannte Stelle auf. Lassen Sie die Wärme so lange einwirken, wie sie Ihnen guttut.

Wärmeanwendungen und Einreibungen können Sie selbst durchführen

Wärme erhöht die Durchblutung und entspannt die verkrampfte Muskulatur. Bewährte Wärmeanwendungen finden Sie im Kasten auf Seite 178.

Ebenfalls muskelentspannend, durchblutungssteigernd und gleichzeitig schmerzlindernd wirken Einreibungen mit ausgewählten ätherischen Ölen (aus der Apotheke). Besonders geeignet sind hier Eukalyptus- und Rosmarinöl.

Vermischen Sie einfach drei bis fünf Tropfen des ausgewählten Öls mit etwas erwärmtem Jojobaöl, und massieren Sie damit den verspannten Bereich. Alternativ können Sie für diese Massage auch ein Fertigpräparat, das diese Öle enthält, verwenden (z. B. Dolo-cyl® Öl, 50 ml ab 7 €; Retterspitz® äußerlich, 350 ml ab 7,50 €).

Schwachstelle Halswirbel

Die sieben Halswirbel sind zwar der beweglichste, aber auch einer der anfälligsten Teile der Wirbelsäule.

So beugen Sie Problemen mit der Halswirbelsäule vor

- Halten Sie Ihren Kopf gerade. Stellen Sie sich dazu vor, dass er wie bei einer Marionette am Scheitelpunkt von einem Faden nach oben gezogen wird.
- Vermeiden Sie unbedingt Zugluft am Hals, und schützen Sie ihn bei Bedarf mit einem Tuch.
- Führen Sie keine abrupten Drehbewegungen mit dem Kopf aus.
- Richten Sie Ihren Schreibtisch, den Schreibtischstuhl und den Computer so ein, dass der Bildschirm in Augenhöhe ist.
- Bauen Sie Stress ab, und wenden Sie regelmäßig Entspannungstechniken wie etwa die progressive Muskelentspannung an.
- Vermeiden Sie Fehlhaltungen und Fehlbelastungen. Verteilen Sie beispielsweise beim Einkaufen schwere Tüten auf beide Arme, oder verwenden Sie einen Rucksack.

Makuladegeneration

So stoppen Sie den schleichenden Sehverlust im Alter

Die altersbedingte Makuladegeneration (AMD) führt zu einem fortschreitenden Verlust der zentralen Sehschärfe und betrifft vor allem Menschen nach dem 65. Lebensjahr. In Deutschland leiden etwa 2 Millionen Menschen daran. Auch wenn die Schulmedizin bis heute noch kein Mittel gegen den Verlust des scharfen Sehens gefunden hat, können Sie den Prozess dennoch mit natürlichen Methoden bremsen und dem Sehverlust Einhalt gebieten.

Das Problem liegt im Zentrum der Netzhaut

Die Makula ist ein nur wenige Quadratmillimeter großer Bereich der Netzhaut und liegt in der Mitte des Augenhintergrundes. Dieser aus vielen Millionen Sehzellen bestehende winzige Fleck ist die **Stelle des schärfsten Sehens**. Hier finden die wesentlichen Sehleistungen wie das Differenzieren feiner Unterschiede und Farben statt. Die übrige Netzhaut ermöglicht nur das Erkennen von Umrissen und Hell-Dunkel-Kontrasten.

In der Makula findet ein reger Stoffwechsel statt, dessen Abbauprodukte von der darunter liegenden Gewebeschicht, dem Pigmentepithel, entsorgt werden. Mit zunehmendem Alter kann es zu Störungen der Entsorgung kommen, und es lagern sich Stoffwechselabbauprodukte unter der Netzhaut ab. Das führt zu Funktionsstörungen der Makula, bei der die Betroffenen in der Mitte des Gesichtsfeldes verschwommen, verzerrt oder auch einen dunklen Fleck sehen.

Diese Symptome weisen früh auf eine Makuladegeneration hin:
- erhöhtes Lichtbedürfnis am Tag (z. B. beim Lesen oder Nähen)
- gesteigerte Blendempfindlichkeit (z. B. beim Autofahren im Dunkeln)
- schwächere und blassere Wahrnehmung von Farben
- verzerrtes oder gebogenes Sehen von geraden Linien (z. B. Fugen im Badezimmer)
- unscharfes Sehen in der Mitte des Gesichtsfeldes

Wenn die Erkrankung ungebremst fortschreitet, nehmen die Betroffenen im End-stadium nur noch einen dunklen Fleck in der Mitte des Gesichtsfeldes wahr, der von einem verschwommenen Rand umgeben ist.

Mit einem einfachen Sehtest (siehe Seite 185) können Sie leicht feststellen, ob Ihre Makula in ihrer Funktion eingeschränkt ist und Sie eine Kontrolle beim Augenarzt vornehmen lassen sollten.

Die Krankheit führt nicht zur Erblindung

Die altersabhängige Makuladegeneration führt zwar zu einer belastenden Einschrän-kung des Sehens, eine Erblindung droht jedoch nicht. Auch wenn die Makula voll-ständig zerstört ist, sehen die Betroffenen immer noch Umrisse und die Ränder des Gesichtsfeldes. So können die Patienten etwa noch eine Uhr erkennen, die Uhrzeit selbst jedoch nicht mehr. Tätigkeiten wie Autofahren oder Lesen sind dann in den meisten Fällen nicht mehr möglich.

Grundsätzlich werden zwei Formen der Erkrankung unterschieden: die **trockene** und die **feuchte Makuladegeneration**. Bei der trockenen Form schreitet die Erkran-kung sehr langsam voran, und es bilden sich immer mehr gelbliche Ablagerungen, sogenannte Drusen, unter der Netzhaut. Nur etwa 15 % aller AMD-Patienten leiden unter der rasch fortschreitenden feuchten Form. Hierbei sprossen feine neue Gefäße

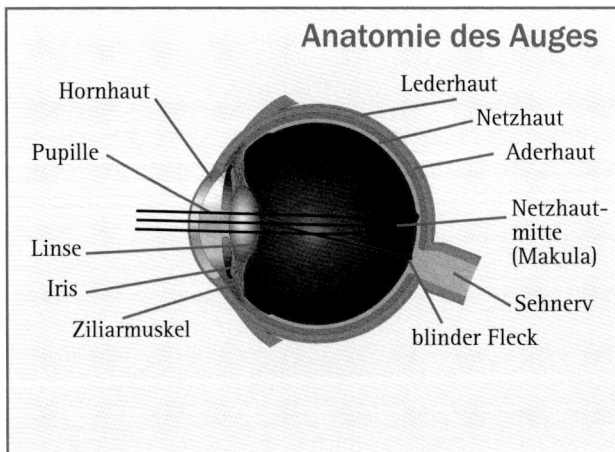

Anatomie des Auges

Hornhaut
Pupille
Linse
Iris
Ziliarmuskel

Lederhaut
Netzhaut
Aderhaut
Netzhaut-mitte (Makula)
Sehnerv
blinder Fleck

Die durch die Linse einfallenden Licht-strahlen treffen ge-bündelt auf die Netzhaut. Hier wird das Licht in Nerven-impulse umgewan-delt, die der Sehnerv zum Gehirn weiter-leitet. Die Stelle mit den meisten Nerven-zellen ist die Makula.

unter die Netzhaut. Diese Gefäße sind jedoch undicht und sondern Blutplasma ab. Dadurch schwillt die Netzhaut an (Makulaödem), und die Makula degeneriert rapide.

Rechtzeitig erkannt, kann die Degeneration gebremst werden

Ihr Augenarzt kann schon zu einem sehr frühen Zeitpunkt feststellen, ob Ihre Makula dabei ist, Schaden zu nehmen. Hierzu wird er eine Spiegelung des Augenhintergrundes vornehmen. Zeigen sich dabei Schädigungen der Makula, stehen dem Arzt mehrere Behandlungsmethoden zur Verfügung, um der Erkrankung Einhalt zu gebieten.

Die besten schulmedizinischen Therapien sind:
- **Medikamente** (z. B. Lucentis®, Macugen®), die das Einsprießen undichter Gefäße verhindern
- **photodynamische Therapie** zur Verödung einsprießender Gefäße bei der feuchten Form
- **Laserbehandlung**

Eine **Blutwäsche** (Rheopherese®), bei der abgelagerte Schadstoffe bei der trockenen Makuladegeneration entfernt werden sollen, kann aufgrund noch ausstehender Wirkungsnachweise zurzeit nicht empfohlen werden, wie auch der Wissenschaftlich-Medizinische Beirat des Pro Retina e. V. angibt.

Das können Sie selbst für Ihr Augenlicht tun
- Ernähren Sie sich vollwertig mit viel carotinoidhaltigem, grünem Gemüse.
- Rauchen Sie nicht, da Rauchen auch die Gefäße am Auge angreift und die Sauerstoffversorgung des Gewebes verschlechtert.
- Schützen Sie Ihre Augen mit einer zertifizierten Sonnenbrille vor UV-Strahlung.
- Bluthochdruck gilt als Risikofaktor für die Makuladegeneration. Kontrollieren Sie Ihren Blutdruck daher regelmäßig, und lassen Sie zu hohe Werte behandeln.
- Trinken Sie pro Tag mindestens 1,5 Liter reine Flüssigkeit, damit Abbauprodukte ausgeschieden und Nährstoffe zum Auge hintransportiert werden können.

Die wichtigste Maßnahme: Beugen Sie vor!

Bei den über 80-Jährigen ist heute schon jeder Dritte von einer AMD betroffen. Experten sind sich einig, dass die Makula bei jedem Menschen Schaden nehmen würde, wenn das Lebensalter nur hoch genug wäre. Daher ist der Schutz der Makula der wichtigste Schritt in der Vorbeugung und auch zur Vermeidung des fortschreitenden Gewebezerfalls. Eine große Rolle spielen dabei die Antioxidantien. Diese Substanzen machen freie Sauerstoffradikale unschädlich, die bei den Stoffwechselprozessen am Auge und auch durch den Einfall des UV-Lichts entstehen. Wie eine groß angelegte US-amerikanische Studie (ARED-Studie) zeigte, können Antioxidantien nicht nur vorbeugen, sondern auch eine bereits bestehende Makuladegeneration stoppen.

Die Studienergebnisse empfehlen diese Vitalstoff-Dosierungen pro Tag:

- 500 mg Vitamin C
- 15 mg Beta-Karotin
- 2 mg Kupfer
- 400 I. E. Vitamin E
- 80 mg Zink

Achtung! Wenn Sie rauchen, dürfen Sie Beta-Karotin wegen seiner lungenkrebsfördernden Wirkung nicht einnehmen. Weichen Sie dann auf Lutein oder Zeaxanthin aus.

Carotinoide schützen die Makula vor der Zerstörung

Carotinoide sind pflanzliche Pigmente, die als Antioxidantien schädliches UV-Licht von der Netzhaut fernhalten. Als besonders wirkungsvoll haben sich hier die Carotinoide **Lutein** und **Zeaxanthin** erwiesen, die in Bezug auf die Pigmentschicht unter der Netzhaut wie eine natürliche Sonnenbrille wirken. Ganz aktuell haben unlängst Forscher der Universität Jena in einer Studie ermittelt, wie die optimale Versorgung der Netzhaut mit den Vitalstoffen sichergestellt werden kann. Dazu wählten sie 145 im Durchschnitt 68 Jahre alte Patienten aus, von denen eine Gruppe täglich 10 mg Lutein in Form eines Nahrungsergänzungsmittels erhielt, eine zweite Gruppe mit der doppelten Dosis versorgt wurde und eine Kontrollgruppe ein Placebo einnahm. Alle drei Gruppen nahmen die Präparate ein Jahr lang ein.

Bereits nach einem Monat war in der 10 mg-Gruppe der Lutein-Spiegel im Blut gestiegen, wodurch eine optimale Versorgung der Netzhaut sichergestellt war. Die erhöhte Dosis ergab keine besseren Werte; in der Kontrollgruppe änderten sich die Lutein-Werte nicht.

Lutein und Zeaxanthin muss der Organismus mit der Nahrung aufnehmen.

Reichlich enthalten sind diese Vitalstoffe in:

- Brokkoli
- Grünkohl
- Spinat
- Erbsen

Allerdings raten die Wissenschaftler zum Schutz vor einer Makuladegeneration oder zum Stoppen eines weiteren Fortschreitens der Erkrankung, ein Nahrungsergänzungsmittel (z. B. CentroVision® Lutein forte, 90 Kapseln ab 35 €; Vit-Ophtal®, 30 Tabletten ab 18 €) einzunehmen.

Augenakupunktur ist einen Versuch wert

Keine Angst: Bei der Augenakupunktur werden Ihnen keine Nadeln in die Augen gestochen – die von dem Dänen Prof. John Boel entwickelte Methode kombiniert vielmehr Elemente der traditionellen chinesischen Akupunktur mit sogenannten Mikro-Akupunktursystemen (z. B. koreanische Handakupunktur, NPSO nach Siener). Genadelt werden dabei Punkte in Augennähe sowie an den Händen und Füßen. Um eine trockene Makuladegeneration zu stoppen und das Sehvermögen sogar zu verbessern, sind in der Regel 15 Sitzungen erforderlich, die Sie mit jeweils etwa 35 € selbst bezahlen müssen. Allerdings sind die Erfolgsaussichten gut: Therapeuten, die mit dieser Methode arbeiten, geben eine Erfolgsquote von 70 % an.

Machen Sie den Amsler-Test!

Um eine beginnende Netzhautschädigung rechtzeitig zu erkennen, sollten Sie etwa alle sechs Monate den Amsler-Test machen:

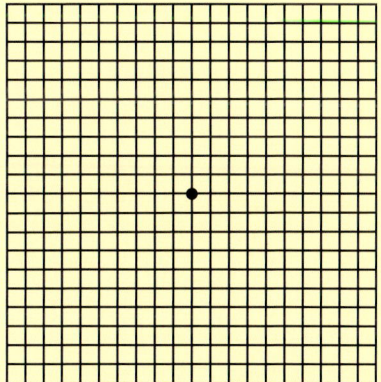

- Führen Sie den Test mit Brille durch, wenn Sie eine Lesebrille tragen. Betrachten Sie das Gitternetz mit beiden Augen.
- Decken Sie nun ein Auge mit der Hand ab.
- Fixieren Sie genau den schwarzen Punkt in der Mitte des Gitternetzes.
- Achten Sie darauf, ob alle Linien gerade bleiben oder ob sie sich teilweise verzerren bzw. verschwommen werden.
- Führen Sie den Test anschließend mit dem anderen Auge durch.

Wenn Sie bei diesem Test krumme Linien oder verbogene Quadrate sehen, sollten Sie unbedingt einen Augenarzt aufsuchen.

Migräne

Mehr als nur Kopfschmerzen: Mit Schröpfmassagen und Minzöl beruhigen Sie das gereizte Gehirn

Fast 15 % der deutschen Frauen und 7 % der Männer leiden nach Angaben der Deutschen Gesellschaft für Neurologie unter Migräne. Dabei handelt es sich nicht einfach nur um starke Kopfschmerzen. Die anfallsartig auftretenden Schmerzen setzen die Betroffenen mit ihren Begleiterscheinungen für Stunden bis Tage regelrecht außer Gefecht. Doch auch wenn die Krankheit nicht heilbar ist, können die Häufigkeit und die Stärke der Anfälle durchaus vermindert werden. Wie Ihnen das mit Pestwurz, Homöopathie und Kneippschen Anwendungen gelingt, lesen Sie in diesem Beitrag.

Die Ursache: Überaktive Nervenzellen im Gehirn

Früher nahm man an, dass die Migränebeschwerden durch eine Verengung und anschließende Weitstellung der Gefäße im Gehirn entstünden. Heute weiß man, dass es sich bei der Migräne um eine **Fehlsteuerung des Gehirns** und seiner Blutgefäße handelt. Ein spezielles bildgebendes Verfahren (Positronenemissions-Tomographie) konnte zeigen, dass es im Hirnstamm eine Art „Migräne-Zentrum" gibt. Während eines Migräne-Anfalls sind die Nervenzellen dieses Bereichs (periaquäduktales Grau) überaktiv und dessen Durchblutung erhöht. Die Überaktivität der Nervenzellen im Hirnstamm führt dazu, dass der Gesichtsnerv (Trigeminus-Nerv) Schmerzsignale an das Gehirn sendet, weil seine feinsten Verästelungen an den Wänden der Gehirngefäße enden.

Gleichzeitig werden vermehrt Nervenbotenstoffe (vasoaktive Peptide) ausgeschüttet, die eine Weitstellung der Blutgefäße im Gehirn bewirken. Die Gefäßwände werden durchlässig, und es entsteht eine sogenannte neurogene Entzündungsreaktion, bei der Sie den Blutfluss im Gehirn als pulsierenden Kopfschmerz wahrnehmen.

Die Kopfschmerzen können begleitet werden von:

- Appetitlosigkeit (zu fast 100 %)
- Übelkeit (zu 80 %)
- Erbrechen (zu 40 bis 50 %)
- Lichtempfindlichkeit (zu 60 %)
- Geräuschempfindlichkeit (zu 50 %)
- Empfindlichkeit gegen Gerüche (zu 10 %)

Die Kopfschmerzen selbst sind pochend oder stechend. Sie fangen meistens an einer Seite an und dehnen sich dann über die Stirn, die Schläfe sowie den Augenbereich aus. Nur jeder fünfte Migräne-Patient hat beidseitige Kopfschmerzen. Ein Migräne-Anfall dauert **4 bis 72 Stunden** und beginnt häufig in den frühen Morgenstunden.

Jeder Anfall wird durch Vorboten eingeleitet

Ein Migräne-Anfall verläuft typischerweise in **drei bis vier Phasen** und entsteht meistens durch bestimmte Auslöser (siehe Grafik unten). Viele Betroffene spüren

Vielfältige Auslöser

zu viel oder zu wenig Schlaf

Migräne

hormonelle Schwankungen (z. B. vor der Menstruation, in den Wechseljahren)

bestimmte Nahrungsmittel (z. B. Schokolade, Käse, Rotwein)

Wetterveränderungen (z. B. Föhn, Kälte)

äußere Reize (z. B. flackerndes Licht, Lärm, Gerüche)

seelische Belastung

körperliche Anstrengung

Häufig tritt die Migräne in der Entspannung nach einer vorausgegangenen körperlichen oder seelischen Belastung auf. Es ist hilfreich, wenn Sie als Migräne-Patient ein Kopfschmerz-Tagebuch führen, um Ihre persönlichen Auslöser herauszufinden.

den drohenden Anfall aufgrund von Veränderungen ihrer Stimmung schon Stunden bis zu einem Tag vorher. Einige haben dann ein ausgesprochenes Stimmungshoch, andere wiederum sind depressiv verstimmt oder besonders reizbar.

Bis zu 15 % der Migräne-Patienten haben nach den Vorboten eine sogenannte Aura. Hier kommt es zu Sehstörungen wie flimmernden Zickzack-Linien, Farbsehen oder Lichtblitzen. Manche Patienten berichten auch von einem Kribbeln im Gesicht, Gangunsicherheit und Schwindel. Diese Aura hält maximal 60 Minuten an, danach beginnt dann der Kopfschmerz. In der anschließenden Rückbildungsphase wird der zuvor pulsierende Schmerz gleichmäßiger, und es besteht ein erhöhtes Schlafbedürfnis.

Bei starken Anfällen verordnet der Arzt gefäßverengende Mittel

Bei einem leichten bis mittelschweren Migräne-Anfall reicht häufig die Einnahme von entzündungshemmenden Schmerzmitteln wie Acetylsalicylsäure (ASS), Paracetamol oder Ibuprofen.

Bei starker Migräne verordnet Ihnen der Arzt sogenannte Triptane (z. B. Imigran®, Naramig®), die die Blutgefäße der Hirnhäute verengen und die Weiterleitung der Schmerzimpulse hemmen. Diese Medikamente können jedoch schwere Nebenwirkungen wie Engegefühl in der Brust sowie Missempfindungen in den Armen und Beinen haben.

Rufen Sie sofort den Notarzt, wenn Sie starke Kopfschmerzen haben, die

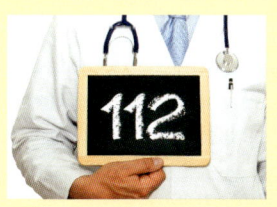

- plötzlich wie ein Donnerschlag einsetzen,
- nur im Stehen auftreten und sich im Liegen sofort bessern,
- begleitet sind von Sprachstörungen, Verwirrtheit oder Sehen von Doppelbildern,
- plötzlich stärker als gewohnt sind,
- nur an einer einzigen Stelle auftreten.

Es handelt sich hier nicht um einen Migräne-Anfall, und der Arzt muss lebensbedrohliche Erkrankungen wie etwa eine Gehirnblutung ausschließen.

Achtung! Wenn Sie an Bluthochdruck, verengten Herzkranzgefäßen oder arterieller Verschlusskrankheit leiden oder bereits einen Herzinfarkt bzw. Schlaganfall hatten, dürfen Sie keine Triptane einnehmen. Parallel zu den schmerzstillenden Medikamenten wird grundsätzlich auch ein Präparat gegen die Übelkeit (z. B. MCP ratiopharm®, Paspertin®) gegeben.

Beugen Sie vor, damit es gar nicht erst zum Anfall kommt

Wenn Sie die Akutmittel gegen Migräne nicht gut vertragen oder mehr als zwei Anfälle pro Monat haben, verordnet Ihnen der Arzt meistens Medikamente, die eigentlich zur Blutdrucksenkung bestimmt sind (z. B. Betablocker). Da auch diese Mittel Nebenwirkungen wie etwa Husten haben können, ist eine vorbeugende Behandlung mit natürlichen Methoden, wie beispielsweise **Pestwurz**-Präparaten (z. B. Pestwurz Diamant Natuur, 90 Kapseln ab 14,50 €; Petasites Petadolex®, 50 Kapseln ab 26,50 €) sinnvoller. Diese Vorbeugungsmaßnahme wird auch von der Deutschen Gesellschaft für Migräne und Kopfschmerz empfohlen.

Die Naturheilkunde lindert Migräne mit diesen Methoden:
- Akupunktur
- Ausleitungsverfahren (z. B. Schröpfen, Baunscheidtieren)
- Homöopathie
- Ernährungstherapie
- Kneippsche Anwendungen
- Phytotherapie
- Osteopathie
- Bewegungstherapie
- progressive Muskelentspannung nach Jacobson

Nach Sicht der Traditionellen Chinesischen Medizin (TCM) ist Migräne eine Stauung der Lebensenergie (Qi), die über Energiebahnen (Meridiane) unseren Körper durchfließt. Durch **Akupunktur** kann diese Blockade wieder aufgehoben und dadurch die Schmerzen beseitigt werden. Welche Punkte der Arzt dabei nadelt, hängt vom Auslöser und von den Begleitbeschwerden Ihrer Migräne ab. Eine Behandlung, mit der Sie auch die Anfallshäufigkeit vermindern, müssen Sie mit etwa 40 € selbst bezahlen. Mit welchen homöopathischen Mitteln Sie sich selbst helfen können, erfahren Sie im Kasten auf Seite 191.

Mit Ausdauersport beugen Sie den Anfällen vor

Eine Studie der Universität Kiel zeigte in 2011, dass Ausdauersport die Häufigkeit von Migräne-Anfällen vermindert. Von 52 Migräne-Patienten hielten 28 den Trainingsplan (dreimal pro Woche 30 Minuten Joggen bzw. Walken) über einen Zeitraum von zehn Wochen durch. Danach hatten sich die **Migränetage** bei den Joggern um **17,2** % pro Monat **verringert**; auch die Walking-Gruppe erlitt weniger Attacken.

Die Forscher gehen davon aus, dass die Intensität des Sports entscheidend ist. Durch Ausdauersport würden vermehrt Stresshormone abgebaut, wodurch die Schmerzschwelle positiv beeinflusst wird. Allerdings sei Sport nicht für alle Patienten geeignet, wie die hohe Ausfallquote zeigt.

Diese homöopathischen Mittel lindern den Migräne-Anfall

Nehmen Sie das zu Ihren persönlichen Beschwerden am besten passende Mittel gleich zu Beginn des Migräne-Anfalls ein. Machen Sie sich dazu mit 5 Globuli der Potenz C30 eine Wasserauflösung, und trinken Sie davon in viertelstündigen Abständen jeweils einen Schluck bis zum Eintritt einer Besserung.

- **Belladonna** passt gut, wenn Sie plötzlich pulsierende Kopfschmerzen haben und Ihr Kopf dabei gerötet ist. Alle äußeren Reize verschlechtern die Schmerzen, nur ein Zurückbeugen des Kopfes und Druck lindern ein wenig.
- **Coffea** ist Ihr Mittel, wenn Ihre Kopfschmerzen stechend sind, Sie ein Hitzegefühl im Kopf haben und nicht schlafen können.
- **Iris versicolor** hilft bei der typischen Wochenendmigräne mit Übelkeit und saurem Erbrechen als Folge von geistiger Überanstrengung in der Woche.
- **Nux vomica** lindert Migräne, wenn sie durch Überreizung, zu wenig Schlaf oder übermäßigen Kaffee- bzw. Alkoholgenuss entstanden ist.
- **Sepia** ist das Migräne-Mittel für Frauen in den Wechseljahren. Die Patientinnen sind gereizt und können die Anwesenheit ihrer Familienmitglieder nicht ertragen.

Die besten Sportarten gegen Migräne sind:

- Joggen
- Schwimmen
- Fahrradfahren
- Nordic Walking
- Wandern

Um eine positive Wirkung zu erfahren, müssen Sie sich allerdings mindestens 30, besser 45 Minuten lang sportlich betätigen.

Ausleitungsverfahren und kalte Armbäder helfen Ihnen bei einem Anfall

Auch schwere Migräne-Anfälle lassen sich mit einer **Schröpfmassage** rasch lindern. Dazu setzt Ihnen der Arzt einen Schröpfkopf in der Nackenregion auf (siehe auch Seite 120) und saugt ihn bis zur Schmerzgrenze an. Nach einigen Minuten wird der

Frauen trifft es häufiger

Frauen
Männer

Alter der Patienten in Jahren	Frauen	Männer
15 – 19	10,6	2,4
20 – 24	13,5	2,3
25 – 29	14,1	2,2
30 – 34	15,3	2,8
35 – 39	18,5	3,7
40 – 44	23,9	4,3
45 – 49	27,0	4,5
50 – 54	26,5	4,6
55 – 59	20,8	3,8
60 – 64	15,3	3,1

Grafik: KKH

Im Alter zwischen 40 und 55 Jahren hat im Jahr 2009 jede vierte Frau Migräne-Medikamente verschrieben bekommen. Bei den Männern derselben Altersgruppe war nicht einmal jeder 20. davon betroffen.

Schröpfkopf abgenommen sowie im Wechsel von Ansaugen und Abnehmen über die gesamte Nackenpartie gezogen. Hilfreich sind auch Kneippsche Anwendungen, die Sie selbst zu Hause durchführen können. Besonders bewährt hat sich bei Migräne ein **kaltes Unterarmtauchbad**.

Tauchen Sie dazu beide Unterarme 20 bis 30 Sekunden lang in ein mit kaltem Wasser gefülltes Becken. Auch ein **heißer Nackenumschlag** ist einen Versuch wert. Tauchen Sie dazu ein Kompresstuch in etwa 41 °C heißes Wasser, wringen Sie es aus, und legen Sie es auf den Nackenbereich auf.

Minzöl hilft so zuverlässig wie Schmerzmittel

Aus dem Bereich der Heilpflanzen hat sich nur die Pfefferminze als wirkungsvoll gegen Migräne-Anfälle bewährt. Die Forschungsgruppe Klostermedizin der Universität Würzburg empfiehlt ganz aktuell, statt zu Schmerztabletten zu **Minzöl** zu greifen. Es wirkt entkrampfend, schmerzlindernd und örtlich leicht betäubend. Ein paar Tropfen direkt auf Stirn und Schläfen eingerieben, haben laut Aussage der Forscher den **gleichen Effekt** wie das Schmerzmittel Paracetamol. Entsprechende Präparate (z. B. Euminz®, 10 ml ab 5 €; JHP® Röder, 10 ml ab 4 € oder Retterspitz® Muskel- und Nervenöl, 20 ml ab 5 €) erhalten Sie in der Apotheke.

Schließen Sie die auslösenden Faktoren aus

Wenn Sie Ihre persönlichen Migräne-Auslöser kennen, sollten sie natürlich unbedingt gemieden werden. Trinken Sie dann lieber ein Glas Bier statt Rotwein, und ersetzen Sie das Stück Schokolade durch eine kleine Portion Eis. Wenn Stress Ihre Kopfschmerzen auslöst, sollten Sie es einmal mit der **progressiven Muskelentspannung** versuchen. Nutzen Sie dazu unsere CD, die Sie zum Preis von 14,95 € zuzüglich Porto beim FID-Nachbestellservice anfordern können.

Osteoporose

Eine der besten Maßnahmen bei Osteoporose: Trampolinspringen

Kalziumarme Ernährung und Bewegungsmangel: Diese Risikofaktoren haben Sie selbst in der Hand!

Etwa 8 Millionen Deutsche leiden an Osteoporose (griech.: osteon = Knochen, poros = Tuffstein), einer Stoffwechselerkrankung der Knochen, die im Volksmund auch Knochenschwund genannt wird. Da bei dieser Krankheit die Knochenmasse abnimmt, verlieren die Knochen ihre Stabilität und brechen schon bei harmlosen Stürzen. Jedes Jahr kommt es dadurch allein in Deutschland zu ungefähr 150.000 Oberschenkelhalsbrüchen.

Zurzeit sind in Deutschland 26 % der über 50-Jährigen von Osteoporose betroffen. Durch die zunehmende Lebenserwartung werden es in zehn Jahren bereits 40 % in dieser Altersgruppe sein. Aufgrund dieser alarmierenden Zahlen zählt die Weltgesundheitsorganisation (WHO) die Osteoporose zu den zehn wichtigsten Volkskrankheiten.

Immer mehr Männer sind betroffen

Die WHO definiert die Osteoporose als Krankheit, bei der „die Knochenmasse erniedrigt und die Mikroarchitektur der Knochen verschlechtert" sind. Lange Zeit hielt man das für eine typische Krankheit alter Frauen und sprach abfällig vom „Witwenbuckel". Doch heute weiß man, dass statistisch gesehen zwar jede dritte Frau, aber auch jeder fünfte Mann über 50 davon betroffen ist. Denn die meisten Risikofaktoren und Ursachen treffen auf Frauen und Männer gleichermaßen zu.

Nicht alle Risikofaktoren sind vermeidbar

Einige der auslösenden Faktoren können Sie nicht beeinflussen. Hierzu zählen etwa erbliche Vorbelastungen ebenso wie chronische Krankheiten (z. B. Schilddrüsenüberfunktion, Diabetes, Nierenschäden, Arthritis). Wenn Sie ständig Medikamente einnehmen müssen (z. B. Kortison, Magensäure-Blocker, Glitazone gegen Diabetes, Blutverdünnungsmittel, Schilddrüsenhormone), kann Ihr Osteoporose-Risiko dadurch ebenfalls erhöht sein. Auch das Lebensalter spielt eine Rolle. Wenn Sie als Mann über 60 oder als Frau in den Wechseljahren sind, ist ein altersbedingter Verlust von 1 % der Knochenmasse pro Jahr normal. Die meisten Risikofaktoren sind allerdings durchaus vermeidbar.

Diese Risikofaktoren können Sie beeinflussen:

■ Bewegungsmangel
■ Untergewicht
■ Rauchen
■ hoher Alkoholkonsum
■ Kalziummangel
■ Vitamin-D-Mangel durch unzureichenden Aufenthalt im Freien

Osteoporose

gesunder Knochen · poröser Knochen

Gelenkkopf · Oberschenkelhals · Oberschenkelknochen

Im gesunden Knochen stehen die Knochenbälkchen dicht aneinander und haben durch die eingelagerten Mineralien Festigkeit. Bei der Osteoporose dagegen ist die Knochenstruktur löchrig und instabil.

Wenn Sie diese Risikofaktoren mit Ihrem Lebensstil ausschalten, können Sie die anderen (unvermeidbaren) Faktoren wieder wettmachen. Denn Ihre Knochen sind auch im Alter noch in der Lage, sich zu stabilisieren und zu wachsen.

Unsere Knochen sind wie eine ständige Baustelle

Wussten Sie, dass Ihre Knochen ein sehr lebendiges und regenerationsfähiges Gewebe sind? Tatsächlich finden in ihnen ständig Umbauprozesse statt. Dafür sorgen zwei verschiedene Arten von Knochenzellen: die **Osteoblasten**, die ständig neue Knochensubstanz bilden und sich dabei mit Mineralien – vor allem Kalzium – stabilisieren, sowie die **Osteoklasten**, die überaltertes Knochengewebe wieder abbauen. Im gesunden Knochengewebe laufen der Auf- und der Abbau geregelt ab, sodass die Knochen weder überschießend wachsen noch vermehrt abgebaut werden. Wenn jedoch die knochenabbauenden Osteoklasten die Oberhand gewinnen, werden die Knochen porös, und es kommt zum Knochenschwund.

Hormone regeln die Umbauprozesse in den Knochen

Sowohl die knochenaufbauenden Osteoblasten als auch die knochenabbauenden Osteoklasten werden von Hormonen aktiviert bzw. gebremst. Ist der Spiegel dieser Hormone im Gleichgewicht, läuft der Knochenstoffwechsel mit seinen Auf- und Abbauvorgängen geregelt ab. Jedes hormonelle Ungleichgewicht wirkt sich negativ auf die Stabilität der Knochen aus.

Diese Hormone steuern die Knochenzellen:
- Sexualhormone (Östrogen, Testosteron)
- Schilddrüsenhormone (Calcitonin)
- Nebenschilddrüsenhormon (Parathormon)

Für die Festigkeit der Knochen ist vor allem **Kalzium** unverzichtbar. Wenn der Spiegel dieses Minerals im Blut sinkt, schüttet die Nebenschilddrüse ihr Hormon aus, das die knochenabbauenden Zellen dazu aktiviert, Kalzium aus den Knochen herauszulösen. Dadurch geht Knochensubstanz verloren.

Calcitonin dagegen bremst die Osteoklasten, damit nicht zu viel Gewebe abgebaut wird. Diese den Knochenstoffwechsel steuernden Hormone werden durch die beiden Sexualhormone beeinflusst. Dabei haben sowohl das weibliche **Östrogen** als auch das männliche **Testosteron** knochenschützende und **knochenaufbauende Eigenschaften.**

In den Wechseljahren verlieren Frauen den Hormonschutz

Mit dem Beginn der Wechseljahre versiegt bei Frauen die körpereigene Östrogenproduktion, während bei Männern ab dem 60. Lebensjahr der Testosteronspiegel sinkt. Dadurch entfällt ein wesentlicher Schutzfaktor für die Knochen, und das Osteoporoserisiko nimmt rapide zu. Häufig spüren die Betroffenen den Knochenschwund nicht und werden zu spät aktiv.

Achten Sie auf diese Warnzeichen:
- dumpfe, anhaltende Rückenschmerzen
- Knochenbrüche aus nichtigem Anlass
- Abnahme der Körpergröße
- Haltungsveränderungen im Rücken (Rundrücken, Buckel)

Spätestens wenn Sie eines dieser Anzeichen bei sich bemerken, ist es Zeit zu handeln. Sprechen Sie unbedingt Ihren Arzt darauf an, und gehen Sie den Beschwerden auf den Grund. Denn unbehandelt schreitet der Knochenschwund ungebremst weiter fort.

Knochenschwund kann ernsthafte Folgen haben

Die mit einer Osteoporose verbundenen Risiken werden auch von den Betroffenen selbst immer noch unterschätzt. Das bestätigte im Jahr 2008 eine Studie der Universität von Massachusetts/USA mit 60.000 Frauen über 55, die an Knochenschwund litten. 55 % von ihnen waren der Meinung, dass sie kein größeres Risiko für Knochenbrüche hätten als ihre gesunden Altersgenossinnen. Doch die Realität sieht anders aus, und die gesundheitlichen Auswirkungen der Osteoporose sind vielfältig.

Diese Folgen hat der Knochenschwund:
- Wirbeleinbrüche
- Wirbelkörperbrüche
- Abnahme der Körpergröße
- allgemein erhöhtes Risiko für Knochenbrüche (vor allem Oberschenkelhalsbruch)
- Verkrümmung der Wirbelsäule
- Lungenfunktionsstörungen
- Einschränkungen der Beweglichkeit

Wirbeleinbrüche können Sie sich vorstellen wie ein „In-sich-Zusammensacken" des Wirbels. Sie ereignen sich meistens unbemerkt, etwa beim Heben einer Last, und verursachen selten Schmerzen. Das ist fatal, denn nach dem ersten Wirbeleinbruch steigt das Risiko für weitere Brüche um das Vier- bis Fünffache.

Die Verkrümmung der Wirbelsäule führt zu einer Verkleinerung des Brustraums, sodass sich die Lungen nicht mehr vollständig ausdehnen können. Bereits ein einziger Wirbelbruch kann das Lungenvolumen um bis zu 10 % vermindern. Kurzatmigkeit und Anfälligkeit für Lungenerkrankungen sind die Folge.

Wenn Sie rechtzeitig handeln, ist Knochenschwund vermeidbar

Hier möchten wir Ihnen zeigen, dass Sie es durchaus selbst in der Hand haben, ob Ihre Knochen auch im höheren Alter noch stabil und belastbar sind.

Testen Sie doch erst einmal mit unserem Selbsttest auf Seite 200, wie hoch Ihr persönliches Risiko zurzeit ist. Haben Sie dabei erste Schwachstellen festgestellt? Dann werden Sie aktiv: Halten Sie den Knochenschwund mit knochenstärkenden Maßnahmen auf. Dabei sind eine kalziumreiche Ernährung und Bewegung die wichtigsten Säulen zur Vorbeugung und Behandlung der Osteoporose.

Welche Nahrungsmittel dazu am besten geeignet sind und welche Sie lieber meiden sollten, lesen Sie ab Seite 212.

Bleiben Sie Ihren Knochen zuliebe in Bewegung!

Muskeln und Knochen, die regelmäßig gefordert werden, bleiben kräftig. Wenn Sie sich nicht regelmäßig bewegen, lässt auch Ihre Körperbalance nach, und die Sturzgefahr steigt. Dabei ist ein Oberschenkelhalsbruch die schlimmste Folge. Bei den über 70-Jährigen führt er in etwa 30 % der Fälle sogar zum Tod. Das können Sie vermeiden: Unser Bewegungsprogramm ab Seite 215 zeigt Ihnen, wie Sie Ihre Knochen mit einfachen Übungen stabil erhalten und in Balance bleiben.

Zwar ist eine Osteoporose heute noch nicht heilbar, Sie können den Knochenschwund jedoch wirkungsvoll aufhalten. Und falls Sie bisher keine Beschwerden haben, sollten Sie noch heute mit der Vorbeugung beginnen, damit es erst gar nicht zu einem Verlust der Knochenmasse kommt.

Stärken Sie Ihre Knochen mit pflanzlichen Mitteln

Unlängst hat die Wissenschaft entdeckt, dass die in einigen Pflanzen enthaltenen hormonähnlichen Substanzen den Knochenabbau genauso gut bremsen wie das Hormon Östrogen. Dabei müssen Sie bei der pflanzlichen Alternative kein erhöhtes Krebsrisiko befürchten. Welche Präparate Sie dazu einsetzen können, erfahren Sie auf Seite 208.

Röntgenstrahlen machen die nachlassende Knochendichte sichtbar

Fortschreitender Knochenschwund ist anfangs nicht schmerzhaft und bleibt daher meistens lange Zeit unbemerkt. Deshalb kommt man der Krankheit oft erst dann auf die Spur, wenn sich in einem späteren Stadium anhaltende Rückenschmerzen einstellen oder Knochenbrüche ereignen.

Testen Sie sich selbst
Wie hoch ist Ihr Osteoporoserisiko?

Beantworten Sie die folgenden zehn Fragen, und zählen Sie anschließend Ihre Ja-Antworten zusammen.

1. Haben Sie länger als sechs Monate Kortison, Marcumar®
   oder Heparin einnehmen müssen? . . . . □ ja □ nein

2. Leiden bzw. litten Ihre Eltern, Großeltern
   oder Geschwister an Osteoporose? . . . . □ ja □ nein

3. Haben Sie bereits einen oder mehrere Knochenbrüche
   aus geringfügigem Anlass erlitten? . . . . □ ja □ nein

4. Halten Sie sich weniger als zweimal pro Woche an der
   frischen Luft und im Sonnenlicht auf? . . . . □ ja □ nein

5. Haben bei Ihnen als Frau die Wechseljahre schon vor
   dem 45. Lebensjahr eingesetzt? . . . . □ ja □ nein

6. Haben Sie Untergewicht? . . . . □ ja □ nein

7. Rauchen Sie täglich mehr als zehn Zigaretten, oder
   haben Sie jahrzehntelang viel geraucht? . . . . □ ja □ nein

8. Haben Sie seit Ihrem 30. Lebensjahr einige Zentimeter
   an Körpergröße verloren? . . . . □ ja □ nein

9. Nehmen Sie häufig Fastfood, Wurst
   und Cola-Getränke zu sich? . . . . □ ja □ nein

10. Essen Sie streng vegetarisch, und verzichten Sie dabei
    auch auf Milchprodukte? . . . . □ ja □ nein

11. Bewegen Sie sich weniger als eine Stunde
    pro Woche intensiv? . . . . □ ja □ nein

12. Leiden Sie oft an unerklärlichen Rückenschmerzen? . . . . □ ja □ nein

Gesamtzahl Ja-Antworten . . . . □

Auswertung

0 bis 2 Ja-Antworten: Sie müssen sich keine Sorgen machen, denn Ihr Risiko, an Osteoporose zu erkranken, ist gering. Bewegen Sie sich weiterhin regelmäßig, ernähren Sie sich knochengesund, und setzen Sie sich mindestens zweimal wöchentlich 20 Minuten lang dem Sonnenlicht aus.

3 bis 4 Ja-Antworten: Ihr Osteoporoserisiko ist wahrscheinlich erhöht. Fragen Sie Ihren Arzt, ob Sie hier mit Kalzium- und Vitamin-D-Präparaten gegensteuern sollten. Beginnen Sie auch unbedingt mit einem regelmäßigen Bewegungsprogramm, und ernähren Sie sich kalziumreich.

Mehr als 4 Ja-Antworten: Leider ist Ihr Osteoporoserisiko hoch. Sie sollten eine Knochendichtemessung in Erwägung ziehen und mit Ihrem Arzt beraten, welche Maßnahmen zur Erhaltung Ihrer Knochengesundheit sinnvoll sind. Achten Sie auch unbedingt auf eine Ernährung, die der Osteoporose gegensteuert.

Die körperliche Untersuchung ist der erste Diagnoseschritt

Wenn bei Ihnen der Verdacht auf eine Osteoporose besteht, wird Ihr Arzt Sie zunächst genau nach eventuellen Risikofaktoren (siehe Seite 196) und Ihrer Krankengeschichte befragen. Dann erfolgt die körperliche Untersuchung, zu der auch Beweglichkeitstests und Tests zur Gangsicherheit (siehe Kasten auf Seite 204) gehören, um Ihr Sturzrisiko beurteilen zu können. Das ist wichtig, weil es schon bei leichten Stürzen zu durch Osteoporose bedingten Knochenbrüchen kommt.

Darauf achtet Ihr Arzt bei der Untersuchung:
- Verformungen der Wirbelsäule (z. B. Rundrücken bei gleichzeitigem Hohlkreuz)
- tannenzweigartige Anordnung der Rippenmuskulatur (Tannenbaumphänomen)
- Abstand zwischen Beckenkamm und Rippenbogen
- Verhältnis zwischen Größe und Körpergewicht (Body-Mass-Index)
- Klopf- oder Druckschmerz über einzelnen Wirbelkörpern

Erst wenn sich nach diesen Untersuchungen der Verdacht erhärtet, wird Ihr Arzt eine Knochendichtemessung anordnen. Die gesetzlichen Krankenkassen bezahlen diese Untersuchung, die zwischen 30 und 50 € kostet, meistens allerdings nur, wenn es bereits zu Knochenbrüchen gekommen ist, deren Ursache wahrscheinlich eine Osteoporose ist.

Eine Messung der Knochendichte liefert die sicherste Diagnose

Verfahren, die die Knochenstruktur bildhaft darstellen, geben Aufschluss darüber, ob Ihre Knochen bereits porös geworden sind. Dazu wird die Knochendichte vorzugsweise am Oberschenkelhals und an der Lendenwirbelsäule gemessen, da hier die meisten Knochenbrüche entstehen.

Wirbel lösen sich auf

Wirbelkörper

Rippen

Wenn Sie eine Osteoporose nicht konsequent behandeln, werden im Laufe der Zeit immer mehr Wirbelkörper zerstört.

Als Standardmethode wird von der Weltgesundheitsorganisation eine spezielle **Röntgentechnik** (duale Röntgen-Absorptiometrie, engl.: dual energy x-ray absorptiometry, abgekürzt DXA) empfohlen. Das Ergebnis der Messung wird als sogenannter **T-Wert** angegeben. Er gibt an, wie groß die Abweichung vom Mittelwert einer gesunden 30-jährigen Frau ist. Nach der Definition der WHO leiden Sie an einer Osteoporose, wenn der bei Ihnen gemessene T-Wert unter –2,5 liegt. Bei einem solchen Wert hätten Sie ein fünfmal höheres Risiko für Knochenbrüche als eine gesunde 30-Jährige.

Die Computertomographie erzeugt eine hohe Strahlenbelastung

Die **quantitative Computertomographie** ergibt noch präzisere Bilder als die DXA-Technik, denn mit ihrer Hilfe kann auch der Mineralgehalt der Knochen analysiert werden. Allerdings ist die Strahlenbelastung fast 50-mal so hoch wie bei der DXA-Untersuchung. Sie sollte daher nur in Ausnahmefällen eingesetzt werden.

Die teilweise unter anderem in Frauenarzt-Praxen angebotene Knochendichtemessung mittels **Ultraschall** zeigt zwar, wie flexibel die Knochen sind und wie hoch das Knochenbruch-Risiko ist: Einen Aufschluss über die Struktur der Knochen liefert die Methode jedoch nicht. Falls Sie einer Risikogruppe angehören, raten wir Ihnen als Frau nach den Wechseljahren und als Mann ab dem 60. Lebensjahr, Ihre Kno-

chendichte mittels DXA-Messung überprüfen zu lassen.

Die Therapie besteht immer aus mehreren Bausteinen

Die Behandlung der Osteoporose beinhal-
tet dieselben Maßnahmen, die auch zur
Vorbeugung empfohlen werden. Zusätzlich werden allerdings spezielle Medikamente eingesetzt.

Auf diesen Säulen ruht die Behandlung der Osteoporose:
- knochenstärkende Ernährung
- Bewegungstherapie
- Osteoporose-Medikamente
- Basismedikamente Kalzium und Vitamin D
- Schmerztherapie
- Sturzprophylaxe

Sichtbare Knochenzerstörung

*Mittels Computertomographie kön-
nen Veränderungen in der Knochenstruktur aufgespürt werden.*

Zu allen Maßnahmen, die auch zur Vorbeugung geeignet sind, liefern Ihnen die folgenden Beiträge ausführliche Informationen.

Ab einem T-Wert von –2,5 benötigen Sie Medikamente

Wenn Ihr T-Wert weniger als 0,5 unter dem Normwert liegt, reicht es vollkommen
aus, wenn Sie Ihre Knochen mit einer Kalzium- und Vitamin-D-reichen Ernährung
sowie mit regelmäßiger Bewegung stärken. Bei einem gemessenen T-Wert zwischen –1,0 und –2,5 liegt bei Ihnen eine Knochenschwäche (Osteopenie) vor. Jetzt ist
es an der Zeit, mit Bewegungsübungen (siehe Seite 215) und Nahrungsergänzungsmitteln (siehe unten) gegenzusteuern. Ist die Osteoporose bereits ausgeprägt (Werte
unter –2,5), ist die Einnahme von knochenerhaltenden Medikamenten ratsam.

Diese Wirkstoffe kommen gegen Osteoporose zum Einsatz:
- **Kalzium** und **Vitamin D** als Basismedikamente (siehe Seite 210).
- **Bisphosphonate** hemmen die Aktivität der Knochenabbauzellen.

- **Strontiumranelat** (Protelos®) wirkt knochenerhaltend, da es ähnlich wie Kalzium in den Knochen eingelagert werden kann.
- **Teriparatid** (Forsteo®) ähnelt dem natürlichen Parathormon aus der Nebenschilddrüse und aktiviert die knochenaufbauenden Zellen.
- **Raloxifen** (Evistra®, Optruma®) ist ein sogenannter Selektiver Östrogen-Rezeptor-Modulator (SERM). Er ahmt die knochenstärkende Wirkung von Östrogen nach und hemmt dadurch die knochenabbauenden Zellen.
- **Denosumab** (Prolia®) enthält einen spezifischen Antikörper, der die Reifung der Osteoklasten hemmt.

Bei Frauen in den Wechseljahren verordnen Gynäkologen auch **Östrogene** als Hormonersatz-Therapie, um die Knochendichte zu erhöhen. Diese Behandlung ist aufgrund des damit verbundenen Brust- und Unterleibskrebsrisikos jedoch umstritten.

Quälen Sie sich nicht mit Schmerzen

Wenn Ihre Rückenschmerzen Sie in eine Schonhaltung zwingen, sollten Sie sich nicht scheuen, zu Schmerzmitteln zu greifen. Es ist wichtig, den Schmerz auszu-

Mit diesen Tests prüft der Arzt Ihr Sturzrisiko

Aufstehen und gehen
Ihr Arzt misst die Zeit, die Sie benötigen, um von einem Stuhl aufzustehen, drei Meter zu gehen, sich umzudrehen, zurückzugehen und sich wieder hinzusetzen. Wenn Sie dazu länger als 30 Sekunden brauchen, ist von einer Beweglichkeitsstörung mit erhöhter Sturzgefahr auszugehen.

Vom Stuhl aufstehen
Sie werden gebeten, fünfmal nacheinander ohne Unterstützung der Arme von einem Stuhl aufzustehen. Benötigen Sie dazu mehr als zehn Sekunden, kann eine Gangunsicherheit aufgrund fehlender Muskelkraft angenommen werden.

Tandemstand
Hierbei balancieren Sie mit unmittelbar hintereinanderstehenden Füßen auf einer gedachten Linie. Geprüft wird, wie lange Sie die Position halten können, ohne sich festzuhalten. Wenn Ihnen das weniger als zehn Sekunden lang gelingt, liegt eine erhöhte Sturzgefährdung aufgrund einer Gleichgewichtsstörung vor.

schalten, damit Sie Ihr Bewegungsprogramm weiterhin absolvieren können und keine Schonhaltung einnehmen. Ihr Arzt wird Ihnen zunächst **entzündungshemmende Schmerzmittel** wie Ibuprofen oder Diclophenac verordnen. Bei starken Schmerzen, etwa durch Wirbeleinbrüche, kann es auch notwendig sein, kurzzeitig Opiate einzunehmen. Ehe Sie zu chemischen Medikamenten greifen, sollten Sie jedoch einen Versuch mit natürlichen Methoden zur Schmerzlinderung wie Akupunktur oder Neuraltherapie machen. Diese Behandlungsmöglichkeiten stellen wir Ihnen im Kasten auf Seite 210 vor.

Bisphosphonate: Das sollten Sie wissen

Bisphosphonate / intakter Knochen
Knochenabbauer (Osteoklasten)

Wie wirken Bisphosphonate?
Bisphosphonate lagern sich zwischen der Knochenoberfläche und den knochenabbauenden Zellen (Osteoklasten) an. Die Osteoklasten nehmen die Substanz auf und sterben dadurch ab. Die knochenaufbauenden Osteoblasten können nun die im Knochen entstandene Lücke wieder reparieren.

Welche Bisphosphonate gibt es?
als Tabletten:
- Alendronat (Fosamax®)
- Risedronat (Actonel®)

als Spritze:
- Pamidronat (Aredia®)
- Zoledronat (Zometa®)

Was ist bei der Einnahme zu beachten?
Die Tabletten sollten 30 bis 60 Minuten vor dem Frühstück eingenommen werden. Anschließend mussen Sie 30 bis 60 Minuten lang in aufrechter Körperhaltung bleiben, damit das Medikament die Speiseröhre und den Magen schnell verlassen kann. Es kann sonst zu Sodbrennen, Übelkeit und Magenschmerzen kommen. Allerdings müssen Sie diese Prozedur nur einmal wöchentlich über sich ergehen lassen.

Welche Präparate sind am verträglichsten?
Wenn Sie einen empfindlichen Magen haben, sollten Sie sich Bisphosphonate spritzen lassen. Den Wirkstoff Zoledronat brauchen Sie nur einmal jährlich als Infusion.

Entziehen Sie der Krankheit ihren Nährboden: Entsäuern Sie!

Wenn Sie bereits an einer Osteoporose und Wirbelbrüchen leiden, kommen Sie zunächst nicht um die schulmedizinischen Medikamente herum. Doch die Naturheilkunde kennt Verfahren, mit denen Sie die Therapie wirkungsvoll unterstützen und auch den Schmerzen entgegenwirken können. Bei den ersten Anzeichen eingesetzt, sind natürliche Maßnahmen ausreichend, die Krankheit zu stoppen.

Diese natürlichen Methoden helfen Ihnen bei Osteoporose:

- Bewegungstherapie
- orthomolekulare Therapie
- Homöopathie
- Phytotherapie
- Neuraltherapie
- Schröpfen

- Ernährungstherapie
- Schüßler-Salze
- Entsäuerung
- Akupunktur
- Magnetfeldtherapie

In einem Punkt sind sich Schulmedizin und Naturheilkunde einig: Die knochenstärkenden Vitalstoffe – allen voran **Kalzium und Vitamin D** – und ein Bewegungstraining sind die Basis von Vorbeugung und Therapie. Eine Zusammenstellung der wichtigsten Vitamine und Nährstoffe sowie entsprechende Präparate finden Sie in der Übersicht auf Seite 208. Wie Sie einer Osteoporose mit Bewegung und einer knochenstärkenden Ernährung entgegenwirken, erklären Ihnen gesonderte Beiträge in diesem Spezialreport.

Mit Mineralsalzen stärken Sie Ihre Knochen

Eine Extraportion Mineralien erhalten Ihre Knochen durch **Schüßler-Salze**. Diese von dem Arzt Wilhelm Schüßler (1821 bis 1898) entwickelten Mittel sind homöopathisch zubereitete Mineralsalze. Aufgrund der Verdünnung sind die Mineral-Moleküle so klein, dass sie problemlos von den Zellen aufgenommen werden können. Gleichzeitig liefern sie eine energetische Information, wodurch die mit der Nahrung aufgenommenen Mineralien besser in die Knochen eingebaut werden.

Diese Salze gehören zur „Schüßler-Knochen-Kur":

- Nr. 1 Calcium fluoratum
- Nr. 11 Silicea

- Nr. 2 Calcium phosphoricum
- Nr. 22 Calcium carbonicum

Lassen Sie dreimal täglich von jedem Mittel zwei Tabletten langsam im Mund zergehen. Für eine spürbare Verbesserung sollten Sie die Kur drei Monate lang durchführen. Schüßler-Salze erhalten Sie zum Preis von etwa 8 € für 400 Tabletten rezeptfrei in der Apotheke.

Bringen Sie Ihren Säure-Basen-Haushalt ins Lot

Die Naturheilkunde sieht eine wesentliche Ursache für die Entstehung der Osteoporose in einer **Übersäuerung** des Körpers. Dazu kommt es, wenn Sie häufig Fleisch, Weißmehlprodukte und Zucker zu sich nehmen. Auch die in der zweiten Lebenshälfte nachlassende Säureausscheidung über die Nieren trägt einen Teil zu der Säurebelastung bei.

Um hier gegenzusteuern, mobilisiert der Körper das Kalzium aus den Knochen, denn das Mineral wirkt basisch und kann dadurch die Säuren neutralisieren. Untersuchen Sie doch einmal Ihren Urin mit einem Teststreifen (aus der Apotheke). Wenn der gemessene Wert dauerhaft im sauren Bereich liegt (pH-Wert unter 7), sollten Sie unbedingt Ihre Ernährung umstellen und mit einem **Basenpräparat** (z. B. von Basica®, Jacobs® oder Dr. Auer®) nachhelfen.

Homöopathische Mittel regen den Knochenstoffwechsel an

Homöopathische Zubereitungen, die neben Kalzium auch Heilpflanzenextrakte wie etwa Beinwell enthalten, geben Ihrem Körper einen Impuls zur Anregung seiner Selbstheilungskräfte. Der Stoffwechsel der Knochen wird dadurch aktiviert, und die Mineralien können besser eingelagert werden. Bewährte Präparate (z. B. Steirocall®, 100 ml ab 14 €; Calcoheel®, 50 Tabletten ab 7,50 € oder Osteoplex®, 100 ml ab 15 €) sind durchaus zur Behandlung in Eigenregie geeignet. Die konstitutionelle homöopathische Behandlung mit einem Einzelmittel sollten Sie jedoch lieber einem erfahrenen Homöopathen überlassen.

Pflanzenhormone ahmen die Wirkung von Östrogen nach

Von Schulmedizinern werden vor allem bei Frauen nach den Wechseljahren Östrogene und Selektive Östrogen-Rezeptor-Modulatoren (SERMs) eingesetzt. Eine Alternative zu diesen chemischen Medikamenten sind SERMs aus Heilpflanzen.

Diese Heilpflanzen können östrogenartig wirken:
- Traubensilberkerze
- Rotklee
- Soja
- Hopfen
- Sibirischer Rhabarber

Bereits im Jahr 2006 zeigte eine Studie der Universität Göttingen, dass Extrakte der **Traubensilberkerze** (Cimicifuga razemosa) vor Knochenabbau schützen. 62 Frauen nach den Wechseljahren erhielten täglich entweder 40 mg Cimicifuga-Extrakt oder ein Placebo. Zwölf Wochen später konnte festgestellt werden, dass in der Traubensilberkerze-Gruppe die knochenabbauenden Enzyme im Blut um 23 % zurückgegangen waren. In der Kontrollgruppe gab es dagegen keine nennenswerte Veränderung.

Diese Vitalstoffe stärken Ihre Knochen			
Vitalstoff	Wirkung	Tagesdosis	Präparate
Kalzium	Festigung der Knochensubstanz	1.000 bis 1.500 mg	Calcium D3-ratiopharm® forte, 20 Tabletten ab 5 €
Vitamin D	Förderung der Kalziumaufnahme	800 bis 1.000 I. E.	Calcium D3 STADA®, 100 Tabletten ab 8 € Calcium Sandoz® D Osteo, 100 Tabletten ab 9 €
Vitamin C	Herstellung des Knochen-Kollagens	500 bis 1.000 mg	Hermes Cevitt®, 20 Tabletten ab 4 € Additiva® Vit. C, 20 Tabletten ab 3 €
Vitamin K	Stabilisierung der Knochenstruktur	30 bis 200 µg	Source Naturals®, Vitamin K2, 30 Tabletten ab 12 € K-Vit®, 5 ml ab 7 €
Zink	Baustein zur Herstellung der Kollagenfasern im Knochen	10 bis 25 mg	Unizink® 50, 20 Tabletten ab 3,50 €; Curazink®, 20 Kps, ab 7 €; Zinkletten Verla®, 50 Tabletten ab 4 €
Magnesium	Mineralbaustein des Knochens	400 bis 600 mg	Magnesium Verla® N, 100 Drg. ab 6 €; Magnesium Diasporal®, 100 Kapseln ab 9 €; Abtei® Magnesium, 40 Kapseln ab 2 €

Sibirischer Rhabarber fördert das Knochen-Kollagen

Sibirischer Rhabarber (Rheum rhaponticum) enthält das zu den SERMs zählende Rhaponticin. Ähnlich wie Östrogen können Extrakte der Pflanze den Kollagen-Aufbau im Knochen fördern und vor Knochenschwund schützen. Dass Sie dabei **keine krebsfördernde Wirkung** wie bei anderen Östrogenpräparaten befürchten müssen, fanden Forscher der Universität Dresden im Jahr 2007 heraus. Sie konnten in Zellkulturen nachweisen, dass der Rhabarber-Extrakt lediglich die Östrogen-Rezeptoren des Knochengewebes (siehe Zeichnung rechts) aktiviert. Auf die Rezeptoren, die für die Entstehung von Brust- und Unterleibskrebs verantwortlich gemacht werden, übte er keine Wirkung aus.

Fertigpräparate mit Extrakten des Sibirischen Rhabarbers (z. B. Phyto-Strol®, 100 Tabletten ca. 30 €) erhalten Sie rezeptfrei in der Apotheke.

Pflanzenhormone aktivieren das Knochenwachstum

Selektiver Östrogen-Rezeptor-Modulator (SERM), z. B. Traubensilberkerze

Östrogen-Rezeptor

Knochengewebe

Brustgewebe

Wachstum   kein Wachstum

Pflanzliche SERMs (Selektive Östrogen-Rezeptor-Modulatoren) docken nur an die beispielsweise im Knochengewebe vorhandenen Rezeptoren an. Die anders gebauten Alpha-Rezeptoren im Brustgewebe werden durch sie dagegen nicht aktiviert.

Neu entdeckt: Magnolien-Extrakte stoppen den Knochenabbau

Eine wissenschaftliche Arbeit der Universität Bern/Schweiz hat erstmals einen pflanzlichen Wirkstoff entdeckt, der die Bildung der knochenabbauenden Osteoklasten verhindert: ein Molekül aus der **Immergrünen Magnolie** (Magnolia grandiflora). Die Forscher fanden heraus, dass Magnolienextrakte die Reifung neuer knochenabbauender Zellen verhindern. Im Jahr 2012 bestätigte eine Studie der Universität Yeongnam in Gyeongsan/Südkorea diese Entdeckung und wies zusätzlich eine knochenaufbauende Wirkung der Magnolie nach. Im Laborversuch aktivierte der in der Magnolie enthaltene Wirkstoff Magnolol die Osteoblasten. Diese gesteigerte Aktivität wurde anhand der Neubildung von Knochenkollagen und der Einlagerung von Mineralien in den Knochen gemessen. Die Forscher sehen die Magnolie als das Arzneimittel der Zukunft gegen Osteoporose.

Genauso wichtig wie Kalzium: Die Vitamine D und K

Unsere Knochen sind aus einem elastischen Grundgerüst und festen Mineralien zusammengesetzt. Dieses Gerüst besteht aus Knocheneiweiß (Kollagen Typ I), in das sich die Mineralstoffe einlagern. Damit das Knochengerüst stabil bleibt, benötigt es

Die besten natürlichen Schmerztherapien

Akupunktur

Nach der Lehre der Traditionellen Chinesischen Medizin (TCM) durchfließt die Lebensenergie Qi den Körper auf Energiebahnen (Meridiane). Durch das Stechen feiner Nadeln in ausgewählte Punkte auf diesen Bahnen wird der Energiefluss harmonisiert, was schmerzlindernd wirkt.

Neuraltherapie

Bei dieser Behandlung wird ein lokales Betäubungsmittel (z. B. Procain) in kleinen Quaddeln unter die Haut neben der Wirbelsäule gespritzt. Der Schmerz wird dabei längerfristig durch Nervenreflexe ausgeschaltet.

Schröpfen

Durch das Aufsetzen der Schröpfköpfe entsteht ein Unterdruck, der zu einer starken Erhöhung der Durchblutung in dem behandelten Körperbereich führt. Dadurch wird der Knochenstoffwechsel angeregt, und die Schmerzen lassen nach.

Magnetfeldtherapie

Bei dieser Methode werden elektromagnetische Schwingungsfelder erzeugt, die die elektrische Erregbarkeit der Nerven positiv beeinflussen. Gleichzeitig beginnt die Knochensubstanz im Behandlungsgebiet minimal zu vibrieren, wodurch das Knochenwachstum gefördert wird.

ständig „Baumaterial", das Sie ihm am besten mit Ihrer Ernährung zur Verfügung stellen. Ob Sie der Osteoporose nur vorbeugen möchten oder bereits an Knochenschwund leiden: Eine knochengesunde Ernährung ist grundsätzlich einer der wichtigsten Bausteine von Prävention und Therapie.

Kalzium gehört zu den wichtigsten Knochenbaustoffen

Den Hauptanteil der Knochen-Mineralien stellen die Kalksalze. Damit sie regelmäßig in das Knochengerüst eingebaut werden können, müssen Sie täglich mindestens 1.000 mg Kalzium mit Ihrer Nahrung zu sich nehmen. Wenn Sie als Frau die Wechseljahre bereits hinter sich haben oder als Mann älter als 60 Jahre sind, sollten es sogar 1.500 mg sein. Welche Lebensmittel hierfür die besten Lieferanten sind, zeigt Ihnen die Übersicht auf Seite 213.

Eine reichhaltige Kalziumquelle ist auch **Mineralwasser,** besonders wenn Sie keine Milch mögen oder vertragen (Laktose-Intoleranz). Dabei sollten Sie ein Wasser wählen, das mindestens 350 mg Kalzium und weniger als 200 mg Natrium pro Liter enthält (z. B. Steinsieker, Gerolsteiner oder St. Margareten). In die Knochen gelangt das Kalzium allerdings nur dann, wenn es von der Darmschleimhaut aufgenommen und an das Blut abgegeben werden kann.

Die Kalziumaufnahme im Darm kann behindert werden durch:
- Phosphate (z. B. in Cola-Getränken, Wurstwaren, Schmelzkäse, Fertiggerichten)
- Oxalsäuren (z. B. in Rhabarber, Spinat, Mangold)
- Phytinsäuren (z. B. in Vollkorngetreide, Kleie)
- Vitamin-D-Mangel
- zu wenig Magensäure

Falls Sie regelmäßig Säureblocker (Protonenpumpen-Hemmer) einnehmen müssen oder an einem altersbedingten Magensäure-Mangel leiden, bildet das Kalzium unlösliche Komplexe, die Ihr Darm nicht verwerten kann. Hier müssen Sie unbedingt mit Kalziumpräparaten (siehe Seite 208) nachhelfen, die auch im nicht sauren Milieu löslich sind.

Die richtige Zubereitung macht die Kalziumräuber unschädlich

Wenn im Körper ein Überschuss an Phosphor besteht, wird Kalzium vermindert aufgenommen. Das Verhältnis der beiden Mineralien sollte daher immer ausgeglichen (1:1) sein. Wurst und Schmelzkäse müssen Sie daher nicht ganz verbannen, sondern vielmehr in Maßen essen.

Oxal- und Phytinsäuren gehen mit Kalzium schwer lösliche Verbindungen ein, die der Darm nicht aufnehmen kann. Natürlich sollen Sie deshalb nicht auf Spinat und Vollkornprodukte verzichten – auch hier kommt es auf die Menge und die Art der Zubereitung an. Phytinsäuren in Vollkornbrot werden z. B. im Sauerteig durch die Fermentierung vollkommen unschädlich gemacht, und Oxalsäuren werden durch Erhitzen inaktiviert. Sie sollten daher höchstens 50 % Ihres Gemüses als Rohkost zu sich nehmen.

Unverzichtbarer Partner für Kalzium: Vitamin D

Damit Ihr Darm das Kalzium aus der Nahrung aufnehmen kann, ist er auf die Bereitstellung von **Vitamin D** angewiesen. Gleichzeitig aktiviert das Vitamin die knochenaufbauenden Zellen (Osteoblasten).

Die täglich benötigten 1.000 I. E. Vitamin D kann Ihr Körper mit Hilfe des Sonnenlichts selbst bilden. Dazu müssen Sie sich täglich 30 Minuten im Freien aufhalten, wobei das Gesicht und die Hände unbedeckt dem UV-Licht ausgesetzt sind. Bis

Mit diesem Ernährungs- fahrplan bleiben Ihre Knochen stark

Was täglich auf Ihrem Speiseplan stehen sollte:

- 2 Scheiben Käse
- ¼ l Milch, Joghurt oder Kefir
- 250 g grünes Gemüse oder Salat
- 1 bis 2 Portionen Obst
- 250 g Vollkornbrot oder Getreide als Müsli
- 2 EL frische Kräuter (z. B. Schnittlauch, Petersilie)
- 1 l kalziumreiches Mineralwasser

Was Sie wöchentlich zu sich nehmen sollten:

- mindestens 2-mal eine Portion Seefisch
- höchstens 1- bis 2-mal Fleisch

zu 20 % des Tagesbedarfs an Vitamin D können Sie mit Ihrer Ernährung decken. Besonders reich an Vitamin D sind Hering, Sardellen, Heilbutt, Champignons, Emmentaler Käse und Eier.

Grünes Gemüse versorgt Sie mit Vitamin K

Bei uns noch viel zu wenig beachtet, zählt Vitamin K in Japan zu den am häufigsten verordneten Präparaten gegen Osteoporose. Nun hat Anfang 2012 eine Studie der Harvard-Universität in Boston/USA die knochenstärkende Wirkung des Vitamins belegt. Die Forscher hatten die Ernährungsgewohnheiten von 72.000 Krankenschwestern untersucht und dabei festgestellt: Diejenigen, die regelmäßig Kohlgemüse aßen, hatten ein um **45 %** **geringeres Risiko**, einen **Knochenbruch** zu erleiden.

Die besten Kalziumquellen	
Nahrungsmittel	**Kalziumgehalt in mg**
Milch und Milchprodukte	
30 g Parmesan	360
1 Scheibe Emmentaler	330
1 Becher Joghurt	260
200 ml Vollmilch	240
Gemüse	
250 g Grünkohl	420
100 g Petersilie	240
250 g Fenchel	220
200 g Brokkoli	150
Obst	
100 g Feigen (getrocknet)	240
100 g Brombeeren	44
100 g Kiwi	38

Für starke Knochen benötigen Sie täglich mindestens 200 µg Vitamin K. Diese Menge liefern Ihnen problemlos grüne Gemüsesorten wie **Grünkohl, Lauch** und **Rosenkohl**. Auch Kräuter wie **Schnittlauch** und **Petersilie** sind reichhaltige Vitamin-K-Quellen. Grundsätzlich gilt die Faustregel: Je grüner das Gemüse, desto höher ist der Vitamin-K-Gehalt.

Bier mit viel Hopfen und Gerste schützt Ihre Knochen

Im Jahr 2011 veröffentlichte die Universität von Kalifornien in Davis/USA eine Studie, die alle Biertrinker freuen wird: Bier ist gut für starke Knochen! Die Forscher hatten über 100 Biersorten auf ihre Inhaltsstoffe hin untersucht und fanden dabei heraus, dass Biersorten, die aus Hopfen und Gerste gebraut werden, einen hohen Anteil an **Silizium** haben. Dieses Spurenelement hat einen positiven Einfluss auf den Knochenstoffwechsel und erhöht, wie klinische Studien nachweisen konnten, die Knochendichte. Im Bier ist Silizium als gelöste Kieselsäure enthalten, die der menschliche Organismus zu 50 % aufnehmen kann. Im Gegensatz dazu kann unser Körper die gelöste Kieselsäure in Bananen nur zu 5 % verwerten. Die Forscher kommen daher zu dem Schluss, dass Bier einen wichtigen Beitrag zur Knochengesundheit leisten könne. Doch sie warnen auch: Mehr als zwei Gläser pro Tag haben die gegenteilige Wirkung, denn zu viel Alkohol schwächt die Knochen.

Mate-Tee hält Ihre Knochen stabil

Das südamerikanische Volksgetränk Mate schützt Frauen nach der Menopause vor Osteoporose. Das ergab eine Studie der Universität Mendoza/Argentinien, die im Januar 2012 in der Fachzeitschrift Bone vorgestellt wurde. Die Forscher erfassten per Röntgenuntersuchung die Knochendichte von 146 Frauen, die fünf Jahre lang täglich mindestens 1 Liter des Tees tranken. Im Vergleich zu einer gleich großen Gruppe von Frauen, die keinen Mate-Tee tranken, war die Knochendichte bei den Teetrinkerinnen um etwa 15 % erhöht.

Die südamerikanische Teesorte erhalten Sie auch in Deutschland in gut sortierten Teeläden. Übergießen Sie 10 g Mate mit 1 Liter heißem (nicht kochendem!) Wasser, und lassen Sie den Tee 5 bis 10 Minuten lang ziehen. Die Blätter können 3- bis 4-mal aufgegossen werden.

Das besondere Rezept: Knochenstärkender Nudelauflauf

Zutaten für zwei Personen:

- 100 g Vollkornnudeln
- 100 g Champignons
- 1 Ei
- 50 g saure Sahne
- 1 EL geriebener Parmesan
- 200 g Brokkoli
- 100 g Krabben
- 200 ml Milch
- 50 g Gouda
- 1 EL klein gehackte Petersilie, Pfeffer

So wird's gemacht:

Kochen Sie die Nudeln und den Brokkoli bissfest. Schichten Sie alles zusammen mit den Krabben und den in Scheiben geschnittenen Champignons in eine flache Auflaufform. Rühren Sie aus der Milch, der Sahne, dem verquirlten Ei, der Petersilie und dem Parmesan eine Soße an. Würzen Sie nach Belieben mit Pfeffer, und geben Sie die Soße über den Auflauf. Verteilen Sie den in Streifen geschnittenen Gouda darauf, und backen Sie das Gratin 40 Minuten bei 180 °C. Eine Portion liefert Ihnen etwa 580 mg Kalzium.

Wie Sie mit 7 einfachen Übungen Ihre Knochen stärken

Körperliche Aktivität spielt eine zentrale Rolle in der Vorbeugung und bei der Behandlung von Osteoporose. Dabei ist das Ziel eines Osteoporose-Bewegungsprogramms der Erhalt von Muskelkraft, Knochenstabilität und Beweglichkeit.

Kräftige Muskeln fördern starke Knochen

Bei jeder Bewegung werden der Zug und der Druck der Muskeln über die Sehnen auf die Knochen übertragen. Dieser Reiz regt die Knochenzellen dazu an, neue Knochenmasse aufzubauen. Wenn Sie sich nicht regelmäßig bewegen, verlieren Sie pro Lebensjahrzehnt etwa 5 bis 10 % an Muskelmasse. Und weil die Muskeln zusammen mit den Knochen ein voneinander abhängiges, untrennbares System bilden, vermindert sich wegen des Bewegungsmangels auch die Knochendichte.

Das erreichen Sie mit einem regelmäßigen Bewegungsprogramm:
- Erhalt und Erhöhung der Knochenfestigkeit
- Verbesserung der Muskelkraft
- Verminderung der Sturzgefahr
- Erhalt der Beweglichkeit
- Verbesserung der Balance
- Linderung von osteoporosebedingten Schmerzen

Forscher der Universität Erlangen veröffentlichten im Jahr 2009 das Ergebnis ihrer Studie zur Auswirkung von Sport auf die Knochengesundheit. 100 Frauen mit einem

Diese Genussmittel sollten Sie einschränken

- **Alkohol** führt bei regelmäßigem und reichlichem Konsum zu einer Abnahme der Knochenmasse. Er hemmt die Tätigkeit der Osteoblasten, beeinflusst den Vitamin-D-Stoffwechsel negativ und führt zu einer vermehrten Ausscheidung von Kalzium mit dem Urin.
- **Nikotin** verengt die kleinen Blutgefäße (Kapillaren). Dadurch wird der Knochen nicht optimal mit Nährstoffen und Bausubstanz versorgt. Gleichzeitig fördert das Rauchen den Abbau des knochenschützenden Östrogens.
- **Koffein** wirkt kalziumausschwemmend. Mehr als vier Tassen Kaffee pro Tag sollten Sie daher nicht trinken.

Durchschnittsalter von 68 Jahren hatten ein Jahr lang einmal wöchentlich ein einstündiges Übungsprogramm absolviert, das unter anderem aus Aerobic, Kräftigungsübungen und einem Training auf einer Vibrationsplatte bestand. 51 Frauen bildeten die Kontrollgruppe; sie machten lediglich leichte Gymnastikübungen. Alle Studienteilnehmerinnen erhielten täglich 1.500 mg Kalzium und 400 I. E. Vitamin D. Nach Ablauf der Studie hatte sich in der Trainingsgruppe die **Knochendichte um 1,5 % erhöht**, in der Kontrollgruppe war sie unverändert geblieben.

Muskeln und Knochen wollen gefordert werden

Wussten Sie, dass Astronauten dem größten Osteoporoserisiko ausgesetzt sind? Als man in den 1970er Jahren nach monatelangem Aufenthalt im Weltall ihre Knochendichte maß, fand man bei den jungen durchtrainierten Männern Werte wie bei 80-Jährigen! Das liegt an der Schwerelosigkeit, in der die Muskeln und die Knochen wie bei einem Bettlägerigen nicht belastet werden. Die NASA hat daraus gelernt: Täglicher Sport in einer Spezialhalterung ist seitdem Pflichtprogramm im All. Damit Ihre Knochen stark bleiben, brauchen sie also immer wieder Belastungsimpulse.

Mit diesen Sportarten erhöhen Sie die Knochendichte:

- Aerobic und Step-Aerobic
- Tennis, Squash, Badminton
- Fuß-, Volley- und Basketball
- Seilspringen
- Trampolinspringen (Rebounding)
- Joggen
- Krafttraining am Gerät

Sportarten, bei denen Muskeln und Knochen keinem Druck, Stoß oder Zug ausgesetzt sind, wie beispielsweise Fahrradfahren, Schwimmen und Walken, helfen dagegen bei Osteoporose nicht.

Hüpfen wie die Kinder!

Wenn Sie täglich ein paar Minuten zu Hause auf einem kleinen Trampolin hüpfen, leisten Sie einen wertvollen Beitrag zu Ihrer Knochengesundheit.

Kräftige, dehnbare Muskeln schützen Sie vor Stürzen

Da starke Muskeln die Festigkeit der Knochen erhöhen, sind Muskel- und Kraftaufbau wichtige Therapieschritte gegen Osteoporose. Um Stürze zu vermeiden, brauchen Sie jedoch nicht nur die Kraft der Muskeln, sondern auch ihre Fähigkeit, sich schnell zu bewegen. Diese Muskelgeschwindigkeit verbessern Sie vor allem mit Hüpf- und Springübungen. Einfache Springseile oder Mini-Trampolins (siehe Kasten rechts) sind hier die besten Trainingsgeräte.

Um schnelle Bewegungen ausführen zu können, müssen Ihre Muskeln, Sehnen und Bänder allerdings auch dehnbar sein. Daher sind **Dehnübungen** in Ihrem Bewegungsprogramm unverzichtbar. Geeignete Übungen finden Sie auf dieser (siehe Kasten rechts) und den folgenden Seiten.

Integrieren Sie Dehnübungen in Ihren Tagesablauf

Beim Zähneputzen oder Telefonieren können Sie problemlos Ihre Muskeln und Bänder dehnen. Machen Sie dazu einen großen Schritt nach vorne, beugen Sie das vordere Bein, und verlagern Sie langsam das Gewicht auf den vorderen Fuß; das hintere Bein bleibt dabei gestreckt. Halten Sie die Spannung sechs Sekunden lang, und wechseln Sie dann die Seiten.

Dehnen Sie die Wirbelsäule!

Stehen Sie aufrecht mit hüftbreit auseinandergestellten Füßen. Heben Sie beim Einatmen die Arme, und recken Sie sich so weit wie möglich nach oben. Lassen Sie beim Ausatmen die Arme und den Oberkörper locker nach unten fallen.

Diese Dehnübung können Sie auch zur Seite hin ausführen, indem Sie seitlich in die Grätsche gehen. Wie Sie Muskeln und Bänder Ihrer Wirbelsäule dehnen können, zeigt Ihnen die Abbildung oben.

Falls Sie sich etwas unsicher auf den Beinen fühlen, können Sie sich während der Übungen zum Beispiel an einer Stuhllehne festhalten.

7 Übungen, die Ihre Knochen stärken

Mit den folgenden Übungen trainieren Sie die wichtigsten Knochen und Muskeln für mehr Festigkeit und Beweglichkeit. Nehmen Sie sich dazu am besten täglich, mindestens jedoch dreimal wöchentlich, etwa 30 Minuten Zeit. Besondere Aufmerksamkeit liegt bei diesem Programm auf der Muskulatur rund um das Hüftgelenk. Sie muss 70 % des gesamten Körpergewichts aufrecht halten, und ihre Kräftigung ist wichtig zur Vermeidung eines Oberschenkelhalsbruchs. Wenn bei Ihnen schon Osteoporose festgestellt worden ist, sollten Sie mit Ihrem Arzt sprechen, ehe Sie mit dem Übungsprogramm beginnen.

Beachten Sie beim Üben bitte Folgendes:
- Führen Sie alle Übungen langsam und nicht mit maximaler Muskelkraft aus.
- Atmen Sie während des Trainierens ruhig und gleichmäßig.
- Wiederholen Sie jede Übung sechs- bis achtmal.
- Halten Sie die Spannung bei den Übungen jeweils sechs Sekunden lang.
- Pausieren Sie eine bis zwei Minuten, ehe Sie mit dem nächsten Übungssatz beginnen.
- Beenden Sie das Übungsprogramm sofort, wenn Schmerzen auftreten.
- Tragen Sie bequeme Kleidung, die Sie nicht einengt.

1. Schultergürtel
Stehen Sie aufrecht mit hüftbreit auseinandergestellten Beinen. Fassen Sie mit beiden Händen die Enden eines Handtuchs, und führen Sie es hinter Ihren Kopf. Ziehen Sie nun das Tuch kräftig auseinander.

2. Oberarme
Umfassen Sie in derselben Körperhaltung Ihre Handgelenke; die Ellbogen sind dabei auf Schulterhöhe. Ziehen Sie jetzt Ihre Handgelenke auseinander.

3. Hüfte und Gesäß

Legen Sie sich flach auf den Bauch, und strecken Sie den rechten Arm nach vorne. Spannen Sie Hüfte und Gesäß an, drücken Sie das rechte Bein fest auf den Boden, und heben Sie das gestreckte linke Bein an. Wechseln Sie danach die Seiten.

4. Lendenwirbelsäule

Heben Sie in Rückenlage das rechte Bein senkrecht nach oben, und drücken Sie mit der linken Hand kräftig gegen das rechte Knie. Führen Sie die Übung danach seitenverkehrt aus.

5. Oberschenkel

Ziehen Sie in Rückenlage mit beiden Händen ein Bein angewinkelt zur Brust. Das andere Bein bleibt gestreckt. Halten Sie die Spannung, und üben Sie anschließend mit dem anderen Bein.

6. Brustwirbelsäule

Strecken Sie im aufrechten Stand Ihre Arme nach oben, und führen Sie die Handflächen über dem Kopf zusammen. Pressen Sie Ihre Handflächen zusammen, sodass Sie eine Spannung in der Brustwirbelsäule spüren.

7. Gesamte Wirbelsäule

Gehen Sie in den Vierfüßlerstand, und ziehen Sie den rechten Arm seitlich nach oben. Führen Sie dann die rechte Hand unter dem linken Arm hindurch. Wechseln Sie anschließend die Seiten.

Zeichnungen: Abtei

Leichte Stützschienen stärken Ihren Rücken und lindern die Schmerzen

Wenn Sie bereits unter Wirbelbrüchen oder ständigen Rückenschmerzen leiden, hilft Ihnen eine Orthese. Diese in der Behandlungs-Leitlinie empfohlenen, flexiblen Rückenschienen richten Ihre Wirbelsäule auf, stabilisieren sie und geben Ihnen dadurch ein Gefühl der Sicherheit. Gleichzeitig verbessern sie die Körperhaltung und aktivieren die Rückenmuskulatur. Dadurch wird Ihr Rücken auf Dauer gestärkt, und Sie haben deutlich weniger Schmerzen. Die leichten Rückenschienen werden durch Gurte gehalten und schränken Sie in Ihrer Beweglichkeit nicht ein: Sie tragen sie einfach unter Ihrer normalen Oberbekleidung. Orthesen werden nach Verordnung durch einen Arzt von den Krankenkassen erstattet.

Machen Sie Ihre Wohnung „sturzsicher"

Rund 80 % aller Oberschenkelhalsbrüche ereignen sich zu Hause. Entfernen Sie daher alle „Stolperfallen", indem Sie etwa Verlängerungskabel an der Wand entlang führen, und verringern Sie mit weiteren einfachen Vorkehrungen Ihr Sturzrisiko.

Mit diesen Maßnahmen beugen Sie Stürzen vor:
- Statten Sie die Badewanne sowie die Dusche mit Halterungen und Anti-Rutschmatten aus.
- Versehen Sie Treppenstufen mit rutschfesten Belägen.
- Sorgen Sie für eine gute Ausleuchtung in der Wohnung.
- Fixieren Sie die Ecken Ihrer Teppiche mit doppelseitigem Klebeband auf dem Fußboden.
- Schalten Sie beim nächtlichen Aufstehen unbedingt das Licht an.
- Tragen Sie flache Schuhe mit gummierter Sohle.

Wenn bei Ihnen eine erhöhte Sturzneigung besteht, sollten Sie sich sogenannte **Hüftprotektoren** anschaffen. Diese speziellen Hosen (ab ca. 20 € im Sanitätshaus) sind im Hüftbereich abgepolstert und fangen bei Stürzen den Aufprall ab. Sie tragen diesen Schutz für andere unsichtbar unter Ihrer Kleidung.

Achten Sie auf eine gerade Körperhaltung

Häufig entsteht bei der Osteoporose ein Rundrücken, der zu Muskelverspannungen und Schmerzen führt. Dem können Sie mit der richtigen Körperhaltung entgegenwirken. Nutzen Sie zur Verbesserung der Haltung auch unsere Übungen auf den Seiten 217 bis 219.

Passen Sie die Höhe aller Arbeitsflächen (wie z. B. das Bügelbrett oder die Küchen-Arbeitsplatten, siehe Kasten rechts) so an, dass Sie mit geradem Rücken daran stehen können. Stellen Sie auch das Rohr Ihres Staubsaugers so ein, dass Ihre Haltung beim Saugen aufrecht bleiben kann.

Aufrechte Haltung

Achten Sie darauf, dass die Höhe Ihrer Arbeitsplatte in der Küche es Ihnen erlaubt, mit geradem Rücken an ihr zu stehen.

Auch als Mann sollten Sie zur Knochendichte-messung

Osteoporose ist längst nicht mehr ein reines Frauenproblem. In der westlichen Welt ist jeder fünfte Patient ein Mann und fast jeder vierte osteoporosebedingte Oberschenkelhalsbruch betrifft das „starke Geschlecht". Darauf hat jetzt auch die Endokrinologische Gesellschaft reagiert, der offizielle internationale Zusammenschluss ärztlicher Hormonspezialisten.

Im Juni 2012 hat sie im *Journal of Clinical Endocrinology* neue Behandlungsleitlinien veröffentlicht, in denen sie nun auch Männern über 70 Jahren rät, sich zur Kontrolle einer röntgenunterstützten Knochendichtemessung (DXA-Messung) zu unterziehen. Frauen wird die Untersuchung ab dem 65. Lebensjahr angeraten.

Besonders hoch ist Ihr Osteoporoserisiko als Mann, wenn Sie bereits einen Knochenbruch als Erwachsener hinter sich haben oder Raucher sind. Den Osteoporoseschutz können Sie vervollständigen, indem Sie täglich 1.000 bis 1.200 mg Kalzium und 200 bis 1.000 Internationale Einheiten Vitamin D aufnehmen sowie regelmäßig muskelkräftigenden Sport treiben.

Parkinson

Keine Angst vor der Diagnose: Wie Sie Ihre Lebensqualität lange erhalten

Die auch als Schüttellähmung bekannte Parkinson-Krankheit tritt meistens in der zweiten Lebenshälfte auf und zeigt ihre ersten Symptome in der Regel zwischen dem 50. und 60. Lebensjahr. Bei den über 60-Jährigen leiden etwa 1 % an dieser Krankheit, wobei Männer häufiger als Frauen betroffen sind. Auch wenn inzwischen prominente Parkinson-Patienten wie Ottfried Fischer und Michael J. Fox mit ihrem Leiden an die Öffentlichkeit gehen, ist die Diagnose „Parkinson" für die Betroffenen zunächst ein Schock. Viele fürchten, durch unkontrollierte Bewegungen aufzufallen, und ziehen sich daher zurück.

Lesen Sie hier, wie Sie mit modernen Medikamenten, Bewegungsübungen sowie homöopathischen Mitteln Ihre Lebensqualität erhöhen können und welche Maßnahmen Ihnen den Alltag erleichtern.

Der Auslöser: Zellen im Mittelhirn gehen zugrunde

Im Jahr 1817 beschrieb der Londoner Arzt Dr. James Parkinson zum ersten Mal die spater nach ihm benannte Krankheit, deren Ursache bis heute nicht bekannt ist. Sie gehört zu den chronisch-degenerativen neurologischen Erkrankungen, da sie zu fortschreitendem Verlust von Gehirnzellen führt. Betroffen von diesem Schwund ist die Schwarze Substanz (**Substantia nigra**), ein Zellkomplex im Mittelhirn, der den Nervenbotenstoff Dopamin produziert. **Dopamin** ist zusammen mit den Nervenbotenstoffen Acteylcholin, Serotonin, Noradrenalin sowie Glutamat für die Koordination und Steuerung willkürlicher und unwillkürlicher Bewegungen notwendig. Wenn aufgrund des Zelltodes nicht mehr genügend Dopamin zur Verfügung steht, entsteht ein Ungleichgewicht zwischen den Botenstoffen, und es zeigen sich die für die Parkinson-Krankheit typischen Symptome.

Das sind die vier Hauptsymptome der Parkinson-Krankheit:

- **Zittern** (Tremor), vor allem im Ruhezustand und bei gezielten Bewegungen (z. B. beim Greifen nach einem Glas)
- **Verlangsamung der Bewegungsabläufe** (Akinese), wobei die Bewegungen nicht mehr flüssig sind (Zahnradphänomen)
- **Muskelsteifheit** (Rigor), die sich in oft schmerzhaften Verspannungen äußert
- Geh- und Haltungsstörungen, bei denen der Körper nach vorn gebeugt ist und der Gang schlurfend wird

Durch die zunehmende Steifheit der Muskeln ist auch die Mimik eingeschränkt, weshalb die Betroffenen einen starren Gesichtsausdruck bekommen. Die Stimme wird monotoner und verwaschener. Besonders unangenehm ist das sogenannte **Freezing** (engl.: Einfrieren), bei dem sich die Betroffenen während des Gehens für Sekunden wie „angeklebt" fühlen und absolut bewegungsunfähig sind. Viele Parkinson-Patienten leiden auch unter **psychischen Störungen**. Dabei kommt es in etwa 40 % der Fälle zu Antriebslosigkeit und depressiven Verstimmungen. Diese Beschwerden können den Parkinson-Symptomen um Jahre vorausgehen.

Schleichender Zelltod im Gehirn

Beschwerden bei Parkinson

Wenn die Zellen in der Dopamin produzierenden Schwarzen Substanz zugrunde gehen, fehlt dem Körper der Nervenbotenstoff Dopamin. Dadurch entstehen die typischen Beschwerden der Parkinson-Krankheit.

Die Krankheit entwickelt sich schleichend über viele Jahre

All diese Beschwerden zeigen sich allerdings erst, wenn bereits etwa 50 % der Nervenzellen in der Schwarzen Substanz abgestorben sind. Zu Beginn der Erkrankung treten nur sehr unspezifische Symptome auf.

Typische Frühsymptome der Parkinson-Krankheit sind:
- nachlassender Geruchssinn
- Stimmungsschwankungen
- Rückenschmerzen
- Verstopfung
- Schlafstörungen
- Muskelverspannungen

Falsche Diagnosen wie Depressionen oder Rheuma sind nicht selten. Der sicherste Weg, die Parkinson-Krankheit zu diagnostizieren, ist ein sogenannter pharmakologischer Test: Wenn sich die Beschwerden nach der einmaligen Gabe eines bei Parkinson wirksamen Medikaments bessern, gilt die Diagnose als gesichert.

Diese Vitalstoffe schützen Ihr Gehirn vor dem Zelluntergang

Vitalstoff	Wirkung	Tagesdosis*
Vitamin E	schützt als Antioxidans vor Zellabbau	400 I. E.
Vitamin B_6	verbessert durch nervenschützende Wirkung die Motorik	90 mg
Selen	schützt als Antioxidans vor Zellabbau	200 bis 400 µg
Alpha-Liponsäure	schützt die Gehirnzellen vor dem Angriff freier Radikale	1 bis 1,5 g
L-Tyrosin	kann im Gehirn zu Dopamin umgewandelt werden	2 bis 4 g
L-Methionin	verbessert die Beweglichkeit	2 bis 3 g
Gamma-Linolensäure	schützt die Nervenhüllen und vermindert das Zittern	2 bis 4 g

* Die angegebenen Tagesmengen sind therapeutische Dosierungen gemäß der orthomolekularen Medizin und nicht zur Selbstbehandlung geeignet. Sprechen Sie die Einnahme unbedingt mit Ihrem Arzt ab.

Die Parkinson-Krankheit ist bis heute nicht heilbar. Mit einer frühzeitig begonnenen Therapie können die Symptome jedoch gelindert und die Lebensqualität der Patienten über viele Jahre erhalten werden.

Medikamente bessern die Beschwerden

Zum Ausgleich des Dopamin-Mangels:
- **L-Dopa** (z. B. in Levopar®) ist eine Vorstufe von Dopamin und wird im Gehirn in den Botenstoff umgewandelt.
- **Dopamin-Agonisten** (z. B. in Dopergin®) ahmen die Wirkung des Dopamins im Gehirn nach.
- **COMT-Hemmer** (z. B. Comtess®) und **MAO-B-Hemmer** (z. B. Antiparkin®) verhindern, dass L-Dopa und Dopamin abgebaut werden.

Zur Hemmung der anderen Nervenbotenstoffe:
- **Glutamat-Antagonisten** (PK-Merz®) und
- **Anticholinergika** (Akinetin®) beheben das Ungleichgewicht zwischen den drei Nervenbotenstoffen.

Dabei können jedoch gravierende Nebenwirkungen wie Übelkeit, Überbewegungen (Hyperkinesen) und Fehlwahrnehmungen (Halluzinationen) auftreten. Setzen Sie die

Bewährte homöopathische Mittel gegen Parkinson-Beschwerden

Wählen Sie das passende Mittel aus, und legen Sie einmal täglich **drei Globuli in der Potenz C6** trocken unter die Zunge. Wenn das Mittel Ihre Beschwerden lindert, können Sie es bedenkenlos dauerhaft einnehmen.
- **Aranea diadema,** wenn die Muskeln der Arme zittern und Sie in den Armen ein Ameisenlaufen spüren
- **Conium** gegen Gangunsicherheit mit Schwäche in den Beinen und Koordinationsstörungen beim Sprechen
- **Manganum** bei gestörtem Gleichgewichtssinn und starker Muskelverspannung
- **Kresol** gegen das Zittern von Armen und Beinen verbunden mit Gangstörungen

Medikamente jedoch auf keinen Fall eigenmächtig ab. Durch eine Dosisanpassung kann Ihr Arzt die Nebenwirkungen verringern.

Operative Verfahren wie die **Tiefenhirnstimulation**, bei der eine kleine Sonde ins Gehirn implantiert wird, werden nur selten praktiziert. Zum einen können auch sie die Krankheit nicht heilen, zum anderen sind sie nicht ohne Risiko, und die Medikamente müssen in jedem Fall trotzdem weiter eingenommen werden.

Naturheilkundliche Methoden unterstützen die Behandlung

Auch die Naturheilkunde kann die Parkinson-Krankheit nicht heilen. Sie verfügt jedoch über wirksame Methoden, die die Beschwerden lindern.

Mit diesen natürlichen Mitteln bremsen Sie den Gehirnabbau

- Homöopathie
- Vitalstoffe
- Bewegungs- und Koordinationsübungen
- Ergotherapie
- Sprachtherapie (Logopädie)
- Physiotherapie
- Tai-Chi

Ausgewählte Vitalstoffe schützen die Gehirnzellen vor freien Sauerstoffradikalen und können dadurch zellerhaltend wirken. Welche Vitalstoffe Ihre Behandlung wirkungsvoll unterstützen können, haben wir für Sie in der Übersicht auf Seite 225 zusammengestellt. Die bewährtesten homöopathischen Mittel gegen Parkinson-Beschwerden finden Sie im Kasten auf Seite 226.

Diese Maßnahmen erleichtern den Alltag

- Tragen Sie Kleidung und Schuhe mit Klettverschlüssen statt mit Knöpfen oder Schnürsenkeln.
- Bringen Sie an Reißverschlüssen einen Ring an.
- Benutzen Sie ein Ess-Besteck mit dicken Griffen.
- Bleiben Sie an Türen oder vor Aufzügen nicht stehen, wenn Sie warten müssen. Treten Sie auf der Stelle, um nicht ins Stocken zu kommen.
- Nutzen Sie einen MP3-Player mit Musik als Taktgeber, um das Freezing-Phänomen zu überwinden.

Bewegungsübungen verbessern Ihre Bewegungsabläufe

Mit täglichen Bewegungsübungen vermindern Sie Störungen in Ihren Bewegungsabläufen und reduzieren die Muskelsteifheit. Mit welchen einfachen Übungen Sie zu Hause trainieren können, erfahren Sie auf Seite 229. Genauso wie Ihren Körper können Sie auch Ihre Mimik und Ihre Gestik beweglich halten.

So wirken Sie der Starre in Gesicht und Händen entgegen:

- Grimassieren Sie vor dem Spiegel. Zeigen Sie die Zähne, kneifen Sie die Augen zusammen oder reißen Sie den Mund auf.
- Sprechen Sie die Vokale A, E, I, O, U besonders übertrieben aus.
- Spielen Sie mit den Händen in der Luft Klavier.
- Krallen Sie Ihre Hände, und entspannen Sie sie anschließend wieder.
- Rollen Sie einen Noppenball zwischen den Händen.

Wenn Sie täglich üben, bleiben Sie beweglich und erhalten mit den Mimikübungen Ihren individuellen Gesichtsausdruck. Was Sie außerdem tun können, um Ihren Alltag zu erleichtern, lesen Sie im Kasten auf Seite 227.

Mit Tai-Chi bleiben Sie in der Balance

Tai-Chi ist ursprünglich eine uralte chinesische Kampfkunst, die fließende Körperbewegungen mit meditativen Übungen verbindet. Seit einiger Zeit hat die westliche Medizin entdeckt, dass diese speziellen Bewegungs- und Entspannungsübungen auch zu heilenden Zwecken geeignet sind. Dass Tai-Chi bei der Parkinson-Krankheit das Gleichgewicht verbessert und damit die Sturzgefahr verringert, konnte im Jahr 2012 eine Studie des gemeinnützigen Oregon Research Institute in Eugene/USA nachweisen. Die Forscher ließen 195 Parkinson-Patienten zweimal wöchentlich Tai-Chi-Übungen absolvieren. Eine gleich große Kontrollgruppe machte lediglich normale Dehnübungen.

Nach sechs Monaten hatten sich in der Tai-Chi-Gruppe sowohl die Beweglichkeit als auch der **Gleichgewichtssinn um bis zu 66 %** verbessert. In der Kontrollgruppe zeigten sich keinerlei Auswirkungen.

Fazit: Wenngleich die Parkinson-Krankheit nicht heilbar ist, so stellt sie doch auch keine tödliche Bedrohung dar. Zwar werden Sie Ihr Leben lang Medikamente einnehmen müssen: Mit Hilfe der Naturheilkunde gelingt es jedoch meistens, die Dosis zu verringern und die Lebensqualität deutlich zu erhöhen.

Mit diesen Übungen erhalten Sie Ihre Beweglichkeit

Drehübung

Setzen Sie sich aufrecht auf einen Stuhl. Drehen Sie Ihren Kopf und Ihren Oberkörper nach links sowie die Arme und die Hände nach rechts. Atmen Sie während der Drehung aus und wieder ein, wenn Sie den Körper in seine ursprüngliche Lage zurückbringen. Wechseln Sie anschließend die Seiten.

Händeklatschen

Klatschen Sie im Sitzen zuerst vor und danach hinter Ihrem Körper in die Hände. Wiederholen Sie die Übung zehnmal.

Koordinationsübung

Strecken Sie im Sitzen das linke Bein und den rechten Arm nach vorne, danach das rechte Bein und den linken Arm. Führen Sie zehn Wiederholungen der gesamten Übung durch.

Die Mitte finden

Stellen Sie die Füße mit leicht gebeugten Knien weit auseinander, die rechte Fußspitze zeigt dabei nach außen. Die Hände befinden sich in Hüfthöhe vor dem Körper. Verlagern Sie nun Ihren Schwerpunkt in den Unterkörper, und führen Sie eine leichte Drehbewegung zur rechten Seite aus, wobei die Arme mitschwingen. Der Trainer führt die Körpermitte, damit die Taille locker bleibt. Wechseln Sie danach die Seite.

Der Baum

Stellen Sie die Füße schulterbreit auseinander, die Knie sind leicht gebeugt. Führen Sie die Arme so vor den Körper, als ob Sie einen Ball halten würden. Atmen Sie langsam aus und spüren Sie, wie Sie fest verwurzelt wie ein Baum stehen.

Prostatavergrößerung

Keine Panik: So halten Sie eine gutartige Prostatavergrößerung natürlich in Schach

Fast jeder zweite Mann über 50 leidet an behandlungsbedürftigen Problemen beim Wasserlassen. Schuld daran ist fast immer eine vergrößerte Prostata. Lesen Sie hier, wie Sie diesen „wunden Punkt" des Mannes mit natürlichen Mitteln im Zaum halten können.

Die Prostata ist normalerweise nur kastaniengroß

Die Prostata (Vorsteherdrüse) gehört zu den Geschlechtsorganen des Mannes und liegt unterhalb der Harnröhre. In der Prostata münden die Ausführungsgänge der Samenleiter und der Samenblasen. Die Hauptaufgabe dieser Drüse ist die Bildung eines Sekrets, das für die Beweglichkeit der Spermien benötigt wird. Ohne dieses Sekret wäre ein Mann nicht zeugungsfähig, denn der wesentliche Bestandteil ist ein Enzym, das die Samenflüssigkeit erst befruchtungsfähig macht. Dieses Enzym ist das Prostata-spezifische Antigen, kurz PSA genannt. Es spielt eine wesentliche Rolle bei der Früherkennung bösartiger Prostataveränderungen. Voll funktionsfähig wird die Prostata erst mit Beginn der Pubertät, wenn die körpereigene Produktion der Sexualorgane beginnt.

Hormonelle Verschiebungen lassen die Drüse wachsen

Warum das Prostatagewebe mit zunehmendem Alter wächst, ist bis heute nicht eindeutig geklärt. Unumstritten ist jedoch, dass die Hormone eine zentrale Rolle dabei spielen. In der zweiten Lebenshälfte sinkt der Spiegel des männlichen Sexualhormons Testosteron – gleichzeitig nimmt die Konzentration seines Stoffwechselprodukts Dihydrotestosteron (DHT) zu. Dieses Hormon regt das Wachstum der Prostata an. Zu einem überschießenden Wachstum scheint es dann durch das im Alter entstehende Ungleichgewicht zwischen männlichen Hormonen und dem auch beim Mann gebildeten Östrogen zu kommen.

Die Größenzunahme der Prostata ist nicht krankhaft

Die Vergrößerung der Prostata erfolgt nicht gleichmäßig. Je nachdem, welche Regionen betroffen sind, kann die Harnröhre dadurch beengt werden. Zwar können die Beschwerden unangenehm sein, die Vergrößerung an sich ist jedoch in den meisten Fällen gutartig und harmlos. Mediziner sprechen daher von einer gutartigen Prostatavergrößerung (medizinisch: Benigne Prostatahyperplasie, BPH).

Bei diesen Beschwerden sollten Sie aktiv werden:

- Der Harnstrahl wird schwächer.
- Es dauert, bis die Entleerung beginnt.
- Der Harn träufelt nach.
- Es dauert länger, bis die Blase entleert ist.
- Sie haben das Gefühl, dass die Blase sich nicht ganz entleert.
- Sie müssen dem Harndrang schnell nachgeben.
- Sie haben häufiger in der Nacht Harndrang.

Wenn Sie diese Anzeichen bei sich bemerken, ist es höchste Zeit, einen Urologen aufzusuchen, denn unbehandelt drohen unter anderem Harnwegsentzündungen, Blasensteine und ein gefährlicher Rückstau des Urins.

Das sind die 3 Stadien der gutartigen Prostatavergrößerung

Stadium 1: Reizstadium
Die Blasenmuskulatur kann die Einengung durch die Prostata noch ausgleichen. Es kommt jedoch zu häufigem Harndrang, verzögertem Beginn der Entleerung und einem abgeschwächten Harnstrahl.

Stadium 2: Restharnstadium
Jetzt reicht die Kraft der Blase für eine ungestörte Entleerung nicht mehr aus. Es verbleibt Restharn in der Blase, und es besteht die Gefahr eines Rückstaus in die Nieren mit drohender Harnvergiftung.

Stadium 3: Dekompensationsstadium
Die Harnröhre ist mittlerweile so abgequetscht, dass nur noch ein Verweilkatheter oder die operative Entfernung der gutartigen Geschwulst Abhilfe schaffen kann.

Die Schulmedizin hat mehrere Behandlungsmöglichkeiten

Wenn aufgrund von Untersuchungen wie rektales Austasten, Ultraschall und Harnstrahlmessungen die Diagnose BPH gestellt wurde, richtet sich die Behandlung nach dem Schweregrad der Erkrankung (siehe Stadien auf Seite 232) und dem persönlichen Leidensdruck.

Diese Behandlungsoptionen setzt der Arzt ein:

- kontrolliertes Zuwarten
- Alpha-Blocker (Medikamente, die den Blasenausgang erweitern, z. B. Alfuzosin, Doxazosin)
- 5-Reduktase-Hemmer (Medikamente zur Hemmung der Umwandlung von Testosteron in DHT, z. B. Dutasterid, Finasterid)
- Operation

Aufgrund der teilweise unangenehmen Nebenwirkungen der chemischen Medikamente wie Schwindel, Kopfschmerzen und Erektionsstörungen setzt auch die Schulmedizin zunehmend pflanzliche Medikamente ein.

Heilpflanzen bessern die Beschwerden beim Wasserlassen

Einige Heilpflanzen machen zwar nicht die Vergrößerung rückgängig, sie können jedoch durchaus den Harnfluss verbessern und dadurch die Beschwerden lindern.

Starten Sie einen Versuch mit diesen homöopathischen Mitteln

- **Conium** könnte das richtige Mittel sein, wenn Sie nachts mehrmals zur Toilette müssen und der Harn schon auf dem Weg dorthin zu träufeln beginnt. Häufig besteht zusätzlich eine sexuelle Erregung bei geschwächter Potenz.
- **Staphisagria** hilft gegen häufiges Urinieren, bei dem jedes Mal nur geringe Mengen abgehen. Es bleibt ständig das Gefühl, die Blase habe sich nicht vollkommen entleert.
- **Sabal serrulata** wird auch der „homöopathische Katheter" genannt, denn es erleichtert die Entleerung, wenn das Gefühl besteht, als ob sich der Urin durch einen engen Ausgang zwängt.

Diese Heilpflanzen verringern Ihre Beschwerden:

- Sägepalme
- Brennnesselwurzel
- Kürbissamen
- Roggenpollen

In den Stadien 1 und 2 können Sie mit den entsprechenden Pflanzenextrakten ein Fortschreiten der Vergrößerung erfolgreich bremsen.

Die Früchte der Sägepalme hemmen die Bildung von DHT

Die Inhaltsstoffe der Sägepalme greifen in den Testosteron-Stoffwechsel ein und verhindern die Umwandlung in das wachstumfördernde DHT. Damit hat diese Heilpflanze denselben Wirkungsmechanismus wie die chemischen 5-alpha-Reduktase-Hemmer. Sägepalmenextrakte können jedoch zusätzlich die Bindung von DHT an die Hormonrezeptoren blockieren, wodurch die Hormonwirkung gehemmt wird. Ein weiteres Wachstum des Drüsengewebes kann auf diese Weise gebremst werden, und durch die Abnahme der Blutfülle kann es sogar zu einer leichten Verkleinerung der Prostata kommen. Alle anderen in der Zusammenstellung auf Seite 235 genannten Heilpflanzen wirken abschwellend auf das Drüsengewebe, beugen Entzündungen vor und haben einen krampflösenden Effekt auf die Muskulatur der Harnröhre. Be-

Kontrolliertes Zuwarten: So verhalten Sie sich richtig

- Führen Sie ein Miktionsprotokoll, in das Sie die tägliche Trinkmenge sowie die Häufigkeit und die Menge der Harnentleerung eintragen.
- Kontrollieren Sie Ihre Beschwerden regelmäßig anhand eines speziellen Fragebogens (IPSS, International Prostate Symptom Score), den Sie Ihrem Arzt zu den Untersuchungsterminen mitbringen.
- Verzichten Sie auf übermäßigen Alkoholkonsum, da Alkohol die Urinproduktion erhöht.
- Meiden Sie scharfe Gewürze sowie kohlensäure- und koffeinhaltige Getränke, da sie die Blase reizen und harntreibend wirken.
- Nehmen Sie Ihre tägliche Trinkmenge bis zum frühen Abend zu sich, und entleeren Sie Ihre Blase unbedingt vor dem Zubettgehen.
- Schlagen Sie beim Sitzen Ihre Beine nicht übereinander, um die Prostata zu entlasten und nicht abzudrücken.

währte Fertigpräparate mit den entsprechenden Extrakten haben wir für Sie im Kasten unten zusammengestellt.

Schützen Sie Ihre Prostata mit ungesättigten Fettsäuren

Die Überaktivität bestimmter hormonähnlicher Substanzen (Prostaglandine) kann eine Prostata-Vergrößerung auslösen. Die zu den ungesättigten Fettsäuren zählende Gamma-Linolensäure ist in der Lage, die Aktivität dieser Substanzen zu drosseln. Gamma-Linolensäure ist sowohl in Fischölkapseln als auch in Nachtkerzenöl enthalten.

Fertigpräparate mit Nachtkerzenöl erhalten Sie in Apotheken, Bioläden und im Internethandel (z. B. Allcura® Nachtkerzenöl, 90 Kapseln ab 16,50 €; Allpharm® Nachtkerzenöl, 400 Kapseln ab 50,50 €).

Diese Pflanzenpräparate lindern Ihre Prostatabeschwerden

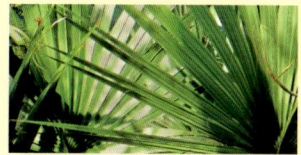

mit Sägepalmenfrüchten
Hyperprost®, 60 Kapseln ab 13 €
Prostagutt® mono, 200 Kapseln ab 37 €
Prosta Urgenin Uno®, 60 Kapseln ab 21,50 €
Sabalvit® uno, 100 Kapseln ab 18,50 €

mit Brennnesselwurzel
Bazoton®, 120 Tabletten ab 56,20 €
Natu-prosta®, 30 Tabletten ab 12,50 €
Prosta-Truw®, 50 Kapseln ab 14 €

mit Kürbissamen
Nomon® mono, 120 Kapseln ab 28 €
Uvirgan® mono, 60 Kapseln ab 20 €
Prostafink® forte, 80 Kapseln ab 20 €
Vesiherb®, 120 Tabletten ab 29 €

mit Roggenpollenextrakt
Cernilton®, 60 Kapseln ab 16 €
Herbafit® HerbaMen, 60 Kapseln ab 26,50 €

Kombinationspräparate
Granu Fink®, prosta, 60 Kapseln ab 16 €; Prostagutt® forte, 60 Kapseln, ab 20 €; Prostamed®, 60 Tabletten ab 5,10 €

Reizdarm

Wenn der Darm „verrückt spielt" und keine Ursache dafür gefunden wird

Die Diagnose „Reizdarm" wird immer dann bemüht, wenn sich trotz vieler Untersuchungen keine organischen Gründe für anhaltende Bauchschmerzen finden lassen. Dadurch werden die fast 12 Millionen betroffenen Deutschen leicht in die „Psycho-Ecke" gestellt und häufig leider auch von ihren Ärzten nicht ernst genommen. Lesen Sie hier, wie Sie Ihren überreizten Darm natürlich beruhigen können.

Das Reizdarm-Syndrom kann viele Gesichter haben

Über immer wieder auftretende Bauchschmerzen, anfallsartige Krämpfe im Unterbauch und ein allgemeines Unwohlsein klagen alle Patienten, die an einem Reizdarm leiden. Doch darüber hinaus kann das Beschwerdebild außerordentlich bunt sein.

Diese Beschwerden können bei einem Reizdarm auftreten:
- Blähungen mit sichtbar gewölbtem Blähbauch
- Völlegefühl
- Stuhlunregelmäßigkeiten, bei denen sich Durchfälle mit Verstopfungen abwechseln
- Schleimbeimengungen im Stuhl
- unvollständige Stuhlentleerungen
- Rücken-, Gelenk- und Kopfschmerzen

Da einige Erkrankungen, wie etwa Nahrungsmittel-Unverträglichkeiten und chronisch entzündliche Darmerkrankungen (z. B. Colitis ulcerosa), ganz ähnliche Beschwerden hervorrufen, müssen diese Krankheiten zunächst ausgeschlossen werden.

Die Ursache? Bis heute nicht genau geklärt

Zwar hat die Wissenschaft noch nicht klären können, wodurch die unangenehmen Beschwerden verursacht werden, es scheint jedoch so zu sein, dass die Betroffenen überempfindliche Darmnerven haben. Dieses darmeigene Nervengeflecht regelt die Weiterleitung des Speisebreis und die Geschwindigkeit der Darmbewegungen (Peristaltik). Bei Reizdarmpatienten scheint dieses Nervensystem irritiert zu sein, wodurch die Darmbewegungen gestört sind. Gleichzeitig reagieren die Darmwände sensibel auf Luftansammlungen, die den Darm dehnen, wodurch es zu Schmerzen kommt. Zusätzlich spielen auch psychische Faktoren eine Rolle.

Diese seelischen Belastungen können die Krankheit auslösen:

- Kummer und Trauer
- Nervosität
- Stress
- Ängste

Dabei ist der Reizdarm keine psychische Erkrankung. Vielmehr scheint die Summe mehrerer Faktoren das schmerzhafte Krankheitsbild hervorzurufen.

So entspannt sich Ihr Darm mit homöopathischer Hilfe

Wählen Sie aus den folgenden Mitteln das am besten zu Ihren persönlichen Beschwerden passende aus, und legen Sie davon **dreimal täglich je drei Globuli** in der Potenz D6 trocken auf die Zunge. Beenden Sie die Einnahme, sobald sich die Beschwerden bessern.

- **Argentum nitricum** ist ein passendes Mittel, wenn Sie – verbunden mit vielen geräuschvollen Winden – wässrigen Stuhl entleeren und sich ängstlich und unruhig fühlen. Der Stuhl kann schleimige Auflagerungen enthalten.
- **Colocynthis** passt bei schneidenden Kolikschmerzen und dünnen Stühlen oder Durchfällen, besonders nach dem Essen. Zusammenkrümmen und warme Anwendungen lindern die Beschwerden.
- **Nux vomica** ist ein Mittel für überempfindliche Patienten, die sich nicht entspannen können. Durchfall wechselt mit Verstopfung ab, und Sie empfinden ein Gefühl der unvollständigen Stuhlentleerung.
- **Chamomilla** hilft bei Blähungskoliken, die mit wässrig-schleimigen Durchfällen verbunden sind. Der Durchfall riecht nach faulen Eiern und ist von großer Reizbarkeit begleitet.

Eine ursächliche Behandlung gibt es nicht

Da die genauen Ursachen noch nicht bekannt sind, kann auch die Therapie nur lindernd eingreifen. Die Schulmedizin setzt dazu auf krampflösende Medikamente (z. B. Buscopan), stopfende Mittel bzw. milde Abführmittel wie Lactulose. Teilweise werden auch Antidepressiva und psychotherapeutische Gespräche verordnet. Die Naturheilkunde versucht, dem Übel mit einer Kombination verschiedener Methoden zu Leibe zu rücken

Diese Methoden wendet die Naturheilkunde bei Reizdarm an:
- Akupunktur
- Ernährungstherapie
- Homöopathie
- Ordnungstherapie
- Phytotherapie
- Entspannungstechniken

Mit einer Akupunkturbehandlung können Blockaden des Energieflusses im Bereich des Darms gelöst werden. Die positive Auswirkung der Nadelung ausgewählter Punkte auf einen Reizdarm konnte in mehreren kleinen Beobachtungsstudien nachgewiesen werden. Dennoch müssen Sie die Kosten für eine solche Behandlung mit etwa 30 € pro Sitzung selbst bezahlen.

Stellen Sie Ihre Ernährung um

Bei vielen Reizdarm-Patienten löst Essen Bauchschmerzen oder heftigen Stuhldrang aus. Wenn Sie jedoch bei Ihrer Ernährung ein paar Spielregeln beachten, können Sie diese Beschwerden leicht vermeiden.

Das sollten Sie beim Essen beachten:
- Verteilen Sie Ihre Mahlzeiten grundsätzlich auf fünf kleinere statt auf drei üppige Rationen.
- Halten Sie im Sinne der Ordnungstherapie regelmäßige Essenszeiten ein, und nehmen Sie sich Zeit dafür.
- Kauen Sie gründlich, und vermeiden Sie unbedingt Streitgespräche während des Essens.
- Beschränken Sie sich auf drei Portionen Obst oder Gemüse pro Tag, denn zu viele Ballaststoffe können blähend wirken.

- Meiden Sie generell blähende Speisen wie Kohl, Hülsenfrüchte oder Lauchgewächse. Falls Sie auf diese Gemüse nicht verzichten möchten, sollten Sie sie reichlich mit Kümmel oder Anis würzen, um dem blähenden Effekt entgegenzuwirken.

Bitterstoffe regen die Produktion der Verdauungssäfte an; dadurch können sie Blähungen und Völlegefühlen entgegenwirken. Die bewährtesten Bitterstoffdrogen sind Enzianwurzel, Bitterorange und Wermutkraut. Fertigpräparate mit Extrakten dieser Heilpflanzen (z. B. Abdomilon N®, Sedovent® und Amara Pascoe®) erhalten Sie in der Apotheke.

Mit Heilpflanzen können Sie den gereizten Darm beruhigen

Die ätherischen Öle einiger Heilpflanzen wirken krampflösend auf die glatte Muskulatur der Darmwände. Gleichzeitig harmonisieren sie die Darmbewegungen und haben einen blähungswidrigen Effekt.

Das ätherische Öl dieser Pflanzen entkrampft den Darm:

- Kamillenblüten
- Pfefferminze
- Anis- und Fenchelfrüchte
- Kümmel

Aus allen genannten Heilkräutern können Sie sich einzeln oder in Kombination einen Tee zubereiten. Ätherisches Pfefferminzöl erhalten Sie auch als Fertigpräparat in Kapselform (z. B. Medacalm®, Enteroplant®) in der Apotheke.

Entspannen Sie sich!

Reizdarmbeschwerden treten verstärkt bei Stress auf. Zwar lassen sich stressige Situationen im Alltag nicht immer vermeiden – den Umgang mit ihnen kann man sich jedoch durch den Einsatz von Entspannungstechniken erleichtern.

Diese Entspannungstechniken beugen Reizdarmbeschwerden vor:

- progressive Muskelentspannung
- Yoga
- autogenes Training
- Atemübungen

Entspannungstechniken erlernen Sie am besten unter professioneller Anleitung. Entsprechende Kurse werden beispielsweise von den Krankenkassen und an Volkshochschulen angeboten.

Hypnotherapie beruhigt Ihre Verdauung

Patienten mit einem sogenannten Reizdarm leiden oft abwechselnd an unerklärlichen Durchfällen oder Verstopfung und Darmkrämpfen. Als mögliche Ursache gilt unter anderem ein überaktives Darmnervensystem. Einen viel versprechenden Therapieansatz haben Wissenschaftler der Universität Göteborg/ Schweden im April 2012 im *Scandinavian Journal of Gastroenterology* präsentiert. Sie behandelten 208 Patienten mit einer speziell auf den Darm ausgerichteten Hypnosetherapie (eine wöchentliche Sitzung, insgesamt zwölf Wochen). Etwa die Hälfte der Patienten sprach gut auf die Behandlung an. Sie benötigten weniger Medikamente und mussten seltener mit Darmproblemen zum Arzt. Die Erfolge waren noch bis zu sieben Jahre nach der Behandlung nachweisbar.

Bei Reizdarm schlagen viele Behandlungsansätze fehl. Deshalb sollten Sie als Betroffener eine Hypnotherapie in Erwägung ziehen. Gut ausgebildete Therapeuten vermitteln die Deutsche Gesellschaft für Hypnose und Hypnotherapie (Tel.: 02541/ 88 07 60, www.dgh-hypnose.de) und die Milton-Erickson-Gesellschaft (Tel.: 089/ 34 02 97 20, www.meg-hypnose.de). Eine Therapiesitzung kostet 75 bis 100 €. Fragen Sie bei Ihrer Krankenkasse nach, ob sie sich an den Kosten beteiligt.

Mit diesen natürlichen Anwendungen beruhigt sich Ihr Darm

- Machen Sie sich einen **Prießnitzwickel**. Wringen Sie dazu ein Leinentuch in heißem Wasser aus, und legen Sie es sich auf den Unterbauch. Geben Sie ein trockenes Baumwolltuch sowie eine Wärmflasche darüber, und ruhen Sie 30 Minuten lang unter einer Wolldecke.
- Beginnen Sie den Tag mit **Atemübungen** am offenen Fenster. Stellen Sie sich dazu aufrecht hin, und atmen Sie bewusst tief in den Bauch hinein. Lassen Sie beim Ausatmen den Oberkörper locker zusammensacken. Wiederholen Sie die Übung mindestens dreimal.
- Bereiten Sie sich eine entkrampfende und blähungstreibende Tasse **Kräutertee** zu. Mischen Sie dazu Fenchel, Anis sowie Kümmel zu gleichen Teilen, und überbrühen Sie einen Teelöffel der Mischung mit einer Tasse kochendem Wasser. Seihen Sie den Tee nach zehn Minuten ab, und trinken Sie ihn in kleinen Schlucken.
- Nehmen Sie ein entspannendes **Vollbad**, dem Sie einige Tropfen Lavendel- oder Melissenöl hinzufügen.

Restless Legs

Restless Legs: Das hilft, wenn die Beine nicht stillhalten wollen

Die Füße zucken nachts unter der Bettdecke, und die Beine beginnen zu kribbeln, sobald man es sich auf dem Sofa gemütlich machen will. Wer am Restless-Legs-Syndrom leidet, kommt nur schwer zur Ruhe und kämpft dadurch meistens auch mit Schlafstörungen. Wie Sie Ihre Beine natürlich beruhigen können, wenn Sie auch zu den Betroffenen gehören, erfahren Sie hier.

Eine Stoffwechselstörung im Gehirn soll die Ursache sein

Das Restless-Legs-Syndrom (RLS, unruhige Beine) ist eine der häufigsten neurologischen Erkrankungen. Etwa 5 bis 10 % der Deutschen leiden unter dieser Erkrankung, die durch einen unkontrollierbaren Bewegungsdrang der Beine und Füße gekennzeichnet ist. Rund 3 % der Betroffenen sind so schwer beeinträchtigt, dass sie medikamentös behandelt werden müssen. Zwar ist der genaue Entstehungsmechanismus noch nicht eindeutig geklärt, mit großer Wahrscheinlichkeit ist jedoch eine Störung in der Übertragung der Nervenimpulse im Gehirn die Ursache. Dabei spielt offensichtlich ein gestörter Stoffwechsel des Nervenbotenstoffs **Dopamin** die Hauptrolle.

Die Stoffwechselstörung wird begünstigt durch:
- Vitalstoffmangel (Eisen, Vitamin B_{12})
- Schädigung peripherer Nerven (z. B. bei Diabetes)
- Schwangerschaft
- Stoffwechselveränderungen (z. B. Niereninsuffizienz, chronisches Nierenversagen)
- Rheuma

Auch **Medikamente** wie Antidepressiva, Lithium und Säureblocker können ein Restless-Legs-Syndrom begünstigen. Starker Alkohol-, Nikotin- und Kaffeekonsum verschlimmert die Beschwerden.

Abends und nachts sind die Beschwerden am schlimmsten

Der unkontrollierbare Drang, die Beine zu bewegen, wird fast immer durch unangenehme **Missempfindungen** wie Kribbeln, Jucken, Brennen oder Stechen ausgelöst. Wenn die Muskeln angespannt oder die Beine und Füße bewegt werden, verschwinden diese unangenehmen Empfindungen sofort. Typischerweise beginnen die Beschwerden **in Ruhephasen** wie etwa beim Sitzen oder Liegen. Auch während des Schlafs zucken die Beine und verhindern ein erholsames Durchschlafen. Am Vormittag sind die meisten Betroffenen beschwerdefrei. Aufgrund der Schilderung dieser Symptome kann der Arzt die Diagnose stellen und gegebenenfalls Medikamente verordnen, die jedoch erhebliche Nebenwirkungen haben.

Diese Medikamente verordnet der Arzt:
- Parkinson-Medikamente (L-Dopa, z. B. Madopar®)
- Dopamin-Antagonisten (Ropinirol, z. B. Adartrel®)
- Epilepsie-Medikamente (Gabapentin, z. B. Neurontin®)

Das erste Mittel der Wahl sind Medikamente, die den Wirkstoff L-Dopa, eine Vorstufe des Botenstoffs Dopamin, enthalten. Unter der Einnahme kann es jedoch zu

So unterstützen Sie Ihre Behandlung im Alltag

- **Halten Sie sich an feste Aufsteh- und Schlafenszeiten.** Beachten Sie dabei, dass Sie nicht zu früh zu Bett gehen, sondern erst dann, wenn Sie richtig müde sind. Verzichten Sie auf einen Mittagsschlaf.
- **Lassen Sie keine Langeweile aufkommen.** Beschäftigen Sie sich aktiv, beispielsweise mit einem Kreuzworträtsel oder mit Surfen im Internet.
- **Schränken Sie Genussmittel ein.** Alle Genussmittel stimulieren die Nerven und können daher die Beschwerden verstärken. Gehen Sie aus diesem Grund vorsichtig mit Alkohol, Nikotin und Kaffee um.
- **Sorgen Sie für ausreichende Bewegung.** Machen Sie öfter mal eine kleine Radtour, gehen Sie regelmäßig spazieren und walken oder schwimmen Sie.
- **Wechseln Sie ein Medikament, falls es die unruhigen Beine auslöst.** Sprechen Sie Ihren Arzt an, wenn Sie vermuten, dass ein Medikament die Ursache für Ihre Beschwerden sein kann. Häufig hilft schon der Wechsel zu einer anderen Wirkstoffgruppe.

Übelkeit, Kreislaufstörungen und Verwirrtheit kommen. Nach längerer Einnahme werden die Mittel trotz Steigerung der Dosis häufig wirkungslos. Teilweise werden die Beschwerden sogar schlimmer und treten auch tagsüber auf. Dieses Phänomen nennen Mediziner Augmentation. In diesem Fall muss auf ein anderes Medikament umgestellt werden.

Bieten Sie den unruhigen Beinen natürlich Paroli

Nicht jedes Restless-Legs-Syndrom muss medikamentös behandelt werden, und viele Betroffene haben auch ohne jede Therapie immer wieder wochenlange Phasen der Beschwerdefreiheit. Probieren Sie daher zunächst die Behandlungsmöglichkeiten der Naturheilkunde aus, ehe Sie zur Chemie greifen.

Die Naturheilkunde behandelt unruhige Beine mit:
- Homöopathie
- Akupunktur
- Vitalstoffen
- physikalischen Anwendungen
- Schüßler-Salzen
- Entspannungstechniken
- Ordnungstherapie (Regelung des Tagesablaufs)

Eine besondere Bedeutung in der Therapie der Restless Legs kommt der Anwendung von Eisenpräparaten zu.

Füllen Sie Ihre Eisenspeicher auf

Eisen ist nicht nur für den Sauerstofftransport im Blut und die Energiegewinnung der Zellen wichtig, es wird auch für die Herstellung von Dopamin benötigt. Wenn Ihr Eisenspeicherwert (Ferritin), den Ihr Arzt leicht durch eine Blutuntersuchung bestimmen kann, unter 50 Mikrogramm liegt, sollten Sie daher unbedingt den Vitalstoff zuführen. Entsprechende Präparate kann der Arzt Ihnen verordnen.

Ein altbewährtes Mittel zur Verbesserung der Eisenwerte ist auch Kräuterblut Floradix® (500 ml ab 13 €), das Sie rezeptfrei in der Apotheke erhalten. Da **Vitamin C** die Aufnahme von Eisen ins Blut verbessert, sollten Sie zusätzlich Vitamin C in Form von Brausetabletten aus dem Drogeriemarkt zu sich nehmen.

Entspannen Sie die Beinmuskulatur mit Vitalstoffen

Vitamin B$_{12}$ schützt die Nervenhülle und ist an der Bildung der Nervenbotenstoffe beteiligt. Starten Sie zunächst einen Versuch mit einem Vitamin-B-Komplex-Präparat (z. B. taxofit® Vitamin B-Komplex, 40 Tabletten ab 3,60 €; Vitamin B-Komplex forte Hervert®, 50 Tabletten ab 11 €). Eine noch höhere Wirkstoffkonzentration erreichen Sie, wenn Sie sich den Vitamin-Komplex von Ihrem Arzt in Form von Spritzen verabreichen lassen.

Magnesium wirkt entspannend auf die Muskulatur und wird daher auch gegen nächtliche Wadenkrämpfe gegeben. Bei unruhigen Beinen sollten Sie jeden Abend vor dem Schlafengehen ein Magnesiumgranulat mit 300 mg des Vitalstoffs (z. B. Magnesium Diasporal®, 100 Beutel ab 17,50 €; Magnesium Verla®, 50 Beutel ab 15,70 €; Biolectra® Magnesium 300, 20 Kapseln ab 5,50 €) einnehmen.

Schüßler-Salze entkrampfen die Muskulatur

Der Oldenburger Arzt Dr. Wilhelm Heinrich Schüßler (1821 bis 1898) war davon überzeugt, dass eine Mangelversorgung der Körperzellen mit Mineralsalzen zu Krankheiten führt. Mit den von ihm entwickelten Salzen kann dieses Defizit ausgeglichen und damit die Ursache der Beschwerden beseitigt werden.

Diese Schüßler-Salze helfen gegen Restless Legs:
- Nr. 7 Magnesium D6 phosphoricum löst die Krämpfe in der Beinmuskulatur.
- Nr. 19 Cuprum arsenicosum D6 dient ebenfalls der Entkrampfung und wirkt den unfreiwilligen Zuckungen entgegen.
- Nr. 21 Zincum chloratum D6 lindert die Missempfindungen in den Beinen und Füßen.

Lassen Sie von diesen Salzen dreimal täglich drei Tabletten langsam im Mund zergehen. Von dem Salz Nr. 7 können Sie sich bei Bedarf auch eine sogenannte heiße Sieben (10 bis 15 Tabletten in heißem Wasser auflösen) zubereiten, die sie langsam und so warm wie möglich trinken.

Mit homöopathischem Zink schlafen Sie wieder durch

Homöopathisch aufbereitetes Zink (Zincum metallicum) hat sich seit vielen Jahren in der Behandlung von unruhigen Beinen bestens bewährt, denn es bremst deren ständigen Bewegungsdrang. Legen Sie dazu täglich einmal zwei Tabletten in der Potenz D12 trocken unter die Zunge. Wenn sich nach einer Woche keine Besserung einstellt, sollten Sie einen naturheilkundigen Arzt oder Heilpraktiker zu Rate ziehen.

Implantat-Akupunktur kann den Gehirnstoffwechsel regulieren

Durch den dauerhaften Einsatz winziger Titan-Nadeln in die Ohrmuschel kann der Ausstoß des für die Muskelzuckungen verantwortlichen **Nerven-Botenstoffs** Dopamin im Gehirn **gehemmt** werden.

Eine Behandlung mit Implantat-Akupunktur ist bei Preisen von etwa 800 bis 1.000 €, die Sie selbst bezahlen müssen, nicht billig. Positive Erfahrungsberichte von betroffenen Patienten bescheinigen dieser Behandlung jedoch gute Erfolge. Speziell ausgebildete Therapeuten finden Sie über die Internetseite www.inauris.com.

Bäder und Massagen vertreiben das unangenehme Kribbeln

Vielen Betroffenen hilft vor dem Schlafengehen ein **Fußbad**. Ob für Sie dabei Wärme oder Kälte besser ist, müssen Sie einfach ausprobieren.

Kurzfristige Linderung verschafft Ihnen auch eine Abreibung der Unterschenkel mit **Franzbranntwein**. Durch die anschließende Verdunstungskälte lassen die Missempfindungen in den Beinen für eine Weile nach. Einen ganz ähnlichen Effekt haben auch Einreibungen mit **Kühlgel**. Für diese Anwendung greifen Sie am besten zu einem in der Sportmedizin gebräuchlichen Kühlgel, das Sie in jeder Apotheke und in Drogeriemärkten kaufen können. Beruhigend auf die überreizten Nerven in den Beinen wirkt auch **Lavendelöl**. Wenn Sie Ihre Beine vor dem Schlafengehen mit dem ätherischen Öl einreiben, wird das unangenehme Kribbeln Sie nicht beim Einschlafen stören.

Entspannungstechniken können hilfreich sein

Manchen Patienten hilft es, Entspannungsverfahren zu praktizieren. Als geeignet haben sich hierzu das autogene Training, Yoga und die progressive Muskelentspannung nach Jacobson erwiesen. Bei einigen Betroffenen werden die Beschwerden durch das Training allerdings noch schlimmer, da sie hierbei die Beine bewusst still halten müssen. Probieren Sie es einfach mal aus!

Rheuma

Bei entzündlichen Gelenk-schmerzen helfen Ihnen Ausleitungsverfahren und Neuraltherapie

Die rheumatoide Arthritis gehört zu den Erkrankungen des rheumatischen Formenkreises. Über 800.000 Deutsche sind von dieser entzündlichen Gelenkerkrankung betroffen, bei der Fehlreaktionen des Immunsystems die Gelenkstrukturen angreifen. Fast immer tritt die Krankheit erst in der zweiten Lebenshälfte auf. Frauen sind davon dreimal so häufig betroffen wie Männer. Wie Ihnen unter anderem eine Ernährungsumstellung, Vitalstoffe und homöopathische Mittel helfen, die Gelenkentzündung zurückzudrängen, und welche Heilpflanzen Ihre Gelenke abschwellen lassen, lesen Sie in diesem Kapitel.

Immer sind mehrere Gelenke von der Erkrankung betroffen

Eine der häufigsten der über 100 bekannten Erkrankungen aus dem rheumatischen Formenkreis ist die rheumatoide Arthritis. Ihr früherer Name „chronische Polyarthritis" beschreibt genau, worum es sich bei dieser Krankheit handelt: Sie dauert lange an (chronisch), betrifft viele (poly) Gelenke und ist eine Entzündung (Arthritis = Gelenkentzündung). Meistens beginnt die Krankheit an den Finger- oder Zehengelenken. Bei den großen Gelenken sind häufig die Hand- und Schultergelenke betroffen (siehe Abbildung auf Seite 250).

Daran erkennen Sie eine rheumatische Gelenkentzündung:
- Gelenkschmerzen auch in Ruhe
- Morgensteifigkeit für mehr als 30 Minuten
- symmetrische Schwellung in mindestens zwei Gelenken
- Überwärmung der befallenen Gelenke
- allgemeines Krankheitsgefühl mit Erschöpfung
- eventuell leichtes Fieber

Im weiteren Verlauf der Erkrankung kann es zu Verformungen und Bewegungsunfähigkeit der Gelenke kommen.

Eine Fehlsteuerung im Immunsystem ist die Ursache

Eindeutig bewiesen ist, dass eine Fehlsteuerung des Immunsystems die Gelenkentzündungen auslöst. Damit zählt die rheumatoide Arthritis zu den sogenannten **Autoimmunkrankheiten**. Durch ein Zusammenspiel von Abwehrzellen (Lymphozyten und Fresszellen) und entzündungsvermittelnden Botenstoffen (Zytokine) schwillt zunächst die Gelenkschleimhaut entzündlich an. In der Folge werden Knorpel und Knochen durch die Entzündungsreaktion zerstört.

Faktoren, die eine rheumatoide Arthritis begünstigen, sind:
- erbliche Veranlagung
- bakterielle und virale Infektionen
- Nahrungsmittelunverträglichkeiten
- Schwermetallbelastungen (z. B. Quecksilber, Blei)
- anhaltender Stress

Die Fingergelenke sind am häufigsten betroffen

Schulter: 10 %
Ellenbogen: 8 %
Hand: 18 %
Daumen: 30 %
Finger: 40 %
Knie: 15 %
Knöchel: 15 %
Zehen: 10 %

gesundes Gelenk

Knochen
Knorpel
Gelenk-innenhaut

Knochen-schäden
Knorpelschäden
Schwellung

entzündetes Gelenk

Meistens sind von der rheumatoiden Arthritis die kleinen Gelenke betroffen, mit 40 % liegen die Fingergelenke an der Spitze. Dabei entzündet sich die Gelenkinnenhaut schmerzhaft und verdickt sich.

Quelle: Statistisches Bundesamt

Bei 60 bis 70 % der Arthritis-Patienten verschlimmert sich die Krankheit schubweise und kontinuierlich. Zwischen den heftig entzündlichen Schüben gibt es dann auch immer wieder beschwerdefreie Zeiträume. Nur 10 % aller Fälle nehmen einen schweren Verlauf, der sich dramatisch schnell verschlechtert.

Die Krankheit zeigt sich auf dem Röntgenbild

Bei einem Verdacht auf rheumatoide Arthritis wird Ihr Arzt Röntgenbilder von den betroffenen Gelenken anordnen. Bereits zwei Jahre nach Beginn der Erkrankung sind hier schon Veränderungen wie **Verschmälerungen im Gelenkspalt** sichtbar. Außerdem führen bestimmte Entzündungszeichen im Blut (unter anderem beschleunigte Blutsenkungsgeschwindigkeit, Rheumafaktoren, CCP-Antikörper, C-reaktives Protein) Ihren Arzt zur Diagnose.

Moderne Rheuma-Diät: Mit dieser Kost bremsen Sie die Gelenkentzündung

- Führen Sie ein **Ernährungstagebuch**, um Auslöser für entzündliche Schübe herauszufinden.
- Meiden Sie **tierisches Eiweiß**. Die vor allem in Schweinefleischprodukten, Eigelb und Butter enthaltene Arachidonsäure löst Gelenkentzündungen aus.
- **Fasten** entgiftet den Organismus und reinigt das Bindegewebe. Legen Sie daher zwischendurch ein bis zwei Fastentage ein, an denen Sie pro Tag nur zwei bis drei Liter Flüssigkeit in Form von Wasser, ungesüßtem Kräutertee, Gemüsesaft und Gemüsebrühe zu sich nehmen.
- Verwenden Sie Öle mit einem **hohen Anteil an Omega-3-Fettsäuren** wie Lein-, Raps- oder Walnussöl. Sie hemmen die Produktion der entzündungsfördernden Arachidonsäure im Körper. Omega-6-Fettsäuren (vor allem in Sonnenblumen- und Distelöl sowie Margarine) erhöhen die Produktion dagegen.
- Essen Sie mindestens zweimal wöchentlich **fetten Fisch** wie Lachs, Makrele oder Hering. Diese Fische sind ebenfalls reich an Omega-3-Fettsäuren.
- Ernähren Sie sich **basisch** mit viel Obst und Gemüse. Jede Übersäuerung fördert die Gelenkentzündung.
- Bringen Sie nur **einmal pro Woche Fleisch** wie mageres Rind-, Kalb- oder Geflügelfleisch auf den Speiseplan, und decken Sie Ihren Eiweißbedarf mit Hülsenfrüchten wie Soja, Linsen oder Bohnen sowie mit Fisch.

Die schulmedizinische Therapie ruht auf 3 Säulen:

1. Medikamente
   - Kurzfristig wirksame, kortisonfreie Entzündungshemmer, z. B. Diclofenac® oder Ibuprofen®, hemmen die Bildung entzündungsfördernder Botenstoffe und lindern die Schmerzen.
   - Langwirksame Antirheumatika (Basistherapeutika, z. B. Methotrexat, Sulphasalazin) verzögern die Gelenkzerstörung durch Unterdrückung der fehlgeleiteten Immunreaktion.
   - Kortison wirkt entzündungshemmend.

2. **Physikalische Maßnahmen** (unter anderem Krankengymnastik, Bewegungsbäder oder Kälte- und Wärmetherapie)

3. **Operative Eingriffe** (Gelenkspiegelung oder künstlicher Gelenkersatz im Spätstadium etc.)

Schulmedizinische Medikamente unterdrücken die Schmerzen und dämmen Entzündungen ein, heilen können sie die Erkrankung jedoch nicht. Kortison und kor-

---

Bewährte Helfer aus der Homöopathie

Lassen Sie von dem zu Ihren Beschwerden passenden Mittel dreimal täglich drei Globuli in der sehr niedrigen Potenz D4 langsam im Mund zergehen. Stoppen Sie die weitere Einnahme, wenn Sie nach drei Tagen keine Besserung bemerken, und wenden Sie sich an einen erfahrenen Homöopathen.

- **Acidum formicum,** wenn starker Bewegungsdrang besteht, obwohl Bewegung die Schmerzen verschlechtert
- **Bryonia** im akuten Schub mit Steifigkeit aller Gelenke und Verschlechterung der Schmerzen durch die geringste Bewegung
- **Causticum** bei chronischen Beschwerden mit Kraftlosigkeit in den Gliedern. Ruhe und Kälte verschlimmern die Schmerzen
- **Dulcamara** gegen rheumatische Beschwerden nach Durchnässung oder bei nasskaltem Wetter; die reißenden Schmerzen in den Gelenken bessern sich durch Wärme und Bewegung

tisonfreie Rheumamittel können schwere Nebenwirkungen von Magengeschwüren bis hin zu Nierenschäden verursachen, die Basismedikamente führen auf Dauer zu einer erhöhten Anfälligkeit für Infektionen. Im akuten Schub sollten Sie diese Mittel zunächst dennoch einige Wochen lang einnehmen, um eine weitere Gelenkzerstörung zu verhindern.

Natürliche Methoden reduzieren Ihren Medikamentenverbrauch

Nutzen Sie die beschwerdefreien Intervalle, und beginnen Sie mit ganzheitlichen natürlichen Methoden. Sie wirken der Gelenkentzündung entgegen, lösen eine Umstimmung im Immunsystem aus und helfen Ihnen, schulmedizinische Medikamente einzusparen.

Diese Verfahren helfen Ihnen bei rheumatoider Arthritis:

- Phytotherapie
- Akupunktur
- Eigenblutbehandlungen
- Vitalstoffe
- Hydrotherapie
- Ernährungstherapie
- Homöopathie
- Ausleitungsverfahren
- Entsäuern und Entgiften
- Neuraltherapie
- Wärme- und Kältetherapie
- Bewegungstherapie

In den schubfreien Zeiträumen sollten Sie Ihren Arzt um eine Behandlung mit ausleitenden Verfahren bitten. **Schröpfen, Cantharidenpflaster** und **Baunscheidtieren** sind die besten Methoden, um das Immunsystem umzustimmen und Toxine aus den Gelenken abzutransportieren. Die besten homöopathischen Mittel bei rheumatoider Arthritis finden Sie im Kasten auf Seite 252.

Vitamin D und Antioxidantien schützen Ihre Gelenke

Vitamin C und E schützen die Gelenke ebenso wie **Selen** vor den bei Entzündungen vermehrt gebildeten freien Radikalen. Nehmen Sie daher bei den ersten Anzeichen täglich 500 bis 1.000 mg Vitamin C und 800 bis 1.200 I. E. Vitamin E in Form von Fertigpräparaten (aus dem Drogeriemarkt) ein. **Omega-3-Fettsäuren** mindern die Entzündungsaktivität. 1 bis 2 Gramm dieses Vitalstoffs aus Fischöl schützen daher Ihre Gelenke vor einem neuen Schub.

Dass ein niedriger **Vitamin-D-Spiegel** in direktem Zusammenhang mit einer rheumatoiden Arthritis steht, fanden im Jahr 2011 Forscher der Universität von Washington gemeinsam mit Kollegen anderer US-amerikanischer Universitäten heraus. Von 850 untersuchten Rheuma-Patienten hatten über 80 % erniedrigte Vitamin-D-Werte im Blut. Die Wissenschaftler raten daher, bei der entzündlichen Gelenkerkrankung täglich 800 bis 1.000 I. E. Vitamin D (z. B. Vigantoletten®, 90 Tabletten ab 3,90 € ; Vitamin D3 Hevert®, 100 Tabletten ab 4,40 € ; Vitamin D Wörwag, 50 Tabletten ab 2,90 €) einzunehmen.

Brennnessel & Co. lindern Schmerzen und Entzündungen

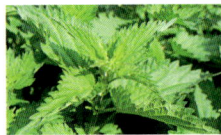

Heilpflanzen hemmen die Bildung der entzündungsvermittelnden Botenstoffe und die Aktivität knorpelzerstörender Enzyme. Dadurch wirken sie abschwellend und schmerzstillend.

Diese Heilpflanzen lassen die Gelenke abschwellen:

- **Brennnessel** (z. B. in Natu-lind®, 20 Tabletten ab 7 € ; Hox® alpha, 50 Kapseln ab 22 € ; Rheuma-Hek®, 200 Kapseln ab 30 €)
- **Teufelskralle** (z. B. in Cefatec®, 100 Tabletten ab 18,50 € ; Bomarthros®, 100 ml ab 12 € ; Doloteffin®, 50 Tabletten ab 13 €)
- **Weidenrinde** (z. B. in Assalix®, 40 Dragees ab 12 € ; Proaktiv®, 50 Kapseln ab 26,50 €)
- **Weihrauch** (z. B. in H15®, 100 Kapseln ab 32 €)

Die entsprechenden Präparate erhalten Sie in der Apotheke.

Neuraltherapie nimmt Ihnen die Schmerzen

Die Neuraltherapie gehört zu den Regulations- und Umstimmungsverfahren. Dabei werden lokale Betäubungsmittel (z. B. Procain) mit feinen Nadeln in die Haut eingespritzt, um über die Hautnerven in den darunterliegenden Strukturen einen Reiz auszulösen. Gleichzeitig kommt es zu einer sofortigen Schmerzausschaltung.

Auch mit **Bewegung** arbeiten Sie dem Schmerz entgegen und erhalten Ihre Gelenke funktionsfähig. Besonders gut sind dazu Sportarten wie Schwimmen, Radfahren, Wandern und Golf geeignet.

Rauchen schadet auch Ihren Gelenken

Schon eine bis sieben Zigaretten täglich verdoppeln Ihr Risiko für entzündliches Gelenkrheuma (rheumatoide Arthritis). Das ergab eine Auswertung der gesundheitlichen Daten von 34.000 Frauen im Alter zwischen 54 und 89 Jahren am staatlichen Karolinska-Institut in Stockholm/Schweden. Wie die Fachzeitschrift *Arthritis Research & Therapy* im April 2013 berichtete, ist das Risiko für Gelenkrheuma auch lange nach einem Rauchstopp erhöht. Erst nach 15 rauchfreien Jahren sinkt es um etwa ein Drittel ab.

Wenn Sie von den Glimmstängeln trotz intensiver Bemühungen einfach nicht loskommen können, sollten Sie es einmal mit Naturheilverfahren wie Akupunktur, Hypnose oder Homöopathie versuchen. Diese Verfahren erleichtern oft den letzten kleinen Schritt, der vielen für eine dauerhafte Entwöhnung so schwer fällt.

Mit Wärmeanwendungen lindern Sie chronische Gelenkschmerzen

Wärmeanwendungen erhöhen die Durchblutung im Gewebe und wirken schmerzlindernd. Sie dürfen sie allerdings nur bei chronischen Gelenkschmerzen und nicht in akut entzündlichen Schüben anwenden.

Heublumenkompresse
Füllen Sie eine Hand voll getrocknete Heublumen (aus der Apotheke) in ein Mullsäckchen, und erwärmen Sie es über Wasserdampf auf ca. 42 °C. Legen Sie das Säckchen einmal täglich für eine Stunde auf das schmerzende Gelenk.

Senfsamenumschlag
Rühren Sie 3 bis 4 Esslöffel pulverisierten weißen Senfsamen (aus der Apotheke) mit warmem Wasser zu einem dicken Brei an. Bestreichen Sie damit ein Kompressentuch, und legen Sie es zweimal täglich 15 Minuten lang auf.

Rheumabad
Rheumabäder mit ätherischen Ölen (z. B. Kneipp® Rheumabad spezial, 100 ml ab 4 €; Pernionin® Thermo-Vollbad, 100 ml ab 5 €; Rheubalmin® Bad med, 200 ml ab 5 €) erhalten Sie in der Apotheke und im Drogeriemarkt. Nehmen Sie zweimal wöchentlich ein Bad mit diesen Zusätzen bei etwa 38 °C.

Schlafstörungen

Die beste Voraussetzung für Ihre Gesundheit: Erholsamer Schlaf

Ein Drittel unseres Lebens verbringen wir im Schlaf. Diese allnächtliche Erholung ist eine Grundvoraussetzung für Gesundheit und Wohlbefinden. Doch jeder dritte Deutsche leidet zumindest zeitweise unter quälenden Schlafstörungen. Woran das liegen kann, welche gesundheitlichen Auswirkungen die Folge sein können und welche natürlichen Wege Sie sicher wieder zu einem gesunden Schlaf führen, erfahren Sie hier.

Unser Schlaf-Wach-Rhythmus wird über das Gehirn gesteuert

Unser Körper folgt einem etwa 24-stündigen Schlaf-Wach-Rhythmus, dessen **Taktgeber** (suprachiasmatischer Nucleus, SCN) sich **im Zwischenhirn** befindet. Diese innere Uhr wird durch den Wechsel von Tageslicht und Dunkelheit gesteuert, da es eine enge Verbindung zwischen den Augen, die das Licht aufnehmen, und dem SCN gibt. In der Dämmerung schüttet unser Körper Hormone (Melatonin, Serotonin) aus, die uns schlafbereit machen.

So vorbereitet, können wir einschlafen und durchlaufen anschließend mehrere Schlafphasen, die Ihnen die Grafik auf Seite 258 zeigt. Dabei wechseln sich immer wieder Phasen von Leichtschlaf, Tiefschlaf und Traumschlaf ab. Die Schlafenszeit, in der wir träumen, wird auch REM-Schlaf (REM = engl.: rapid eye movement) genannt, da sie durch schnelle Bewegungen der Augen hinter den geschlossenen Lidern gekennzeichnet ist.

Das verändert sich im Körper während des Schlafs:
- Der Blutdruck sinkt leicht ab.
- Der Pulsschlag verlangsamt sich.
- Die Muskulatur entspannt sich.
- Die Körpertemperatur ist erniedrigt.
- Die Atemfrequenz nimmt ab.

Auf diese Weise schaltet der Körper auf Sparflamme und kann sich erholen. Wenn morgens das Tageslicht anbricht, schüttet unser Körper das Stresshormon Kortisol aus, das uns aktionsbereit für den Tag macht, und wir erwachen.

Die optimale Schlafenszeit gibt es nicht

Gesunde Erwachsene schlafen im Durchschnitt sieben bis acht Stunden pro Nacht. Es gibt jedoch auch Menschen, die sich schon nach fünf oder sechs Stunden absolut erholt und frisch fühlen. Setzen Sie sich daher nicht unter Druck, wenn Sie weniger als sieben Stunden schlafen. Wie groß das persönliche Schlafbedürfnis ist, wird durch die Gene vorgegeben und ist individuell sehr unterschiedlich.

Nicht nur die Schlafdauer, sondern auch die Einschlafzeit sollten Sie ruhig Ihren eigenen Bedürfnissen anpassen. Schlafwissenschaftler kennen hier die sogenannten Eulen und Lerchen. Zwingen Sie sich also beispielsweise nicht, als Nachtmensch um 22 Uhr ins Bett zu gehen – dadurch würden Sie nur Ihren persönlichen Rhythmus durcheinanderbringen. Generell gilt jedoch, dass die ersten drei Stunden Schlaf die erholsamsten sind, da Sie hier die längsten Tiefschlafphasen haben.

Die Schlafphasen

	1. Phase	2. Phase	3. Phase	4. Phase
wache Zeit				
REM-Schlaf				
Non-REM-Schlaf 1				
2				
3				
4				

Ein erholsamer Schlaf besteht immer aus vier aufeinanderfolgenden Phasen, die zusammen einen Schlafzyklus bilden, der etwa 90 bis 120 Minuten lang dauert.

Mit zunehmendem Alter verändert sich der Schlaf

Bei den über 65-Jährigen leidet jeder Zweite unter chronischen Schlafstörungen. Zwar nimmt die effektive Schlafdauer in der zweiten Lebenshälfte meistens nicht ab, die Schlafqualität wird aber trotzdem als eher unbefriedigend empfunden. Das liegt daran, dass sich zum einen die Tiefschlafphasen verkürzen und zum anderen der Schlaf „störanfälliger" durch äußere Faktoren wie etwa Geräusche wird.

Zusätzlich schlafen ältere Menschen häufig auch tagsüber mehr als jüngere, wodurch sich der Nachtschlaf automatisch verkürzt. Teilweise wird der Schlaf auch durch altersbedingte Erkrankungen (siehe Kasten auf Seite 260) oder Medikamente gestört.

Wann handelt es sich um eine ernsthafte Schlafstörung?

Wenn Sie etwa bei akutem Kummer oder in einer Stressphase ein paar Nächte nicht gut schlafen, ist das eine vollkommen normale Reaktion. Halten die Schlafprobleme jedoch an, sollten Sie sich ärztlich untersuchen lassen.

Grundsätzlich werden diese Formen der Schlafstörung unterschieden:

- **Einschlafstörungen,** bei denen die Zeit bis zum Einschlafen regelmäßig länger als eine halbe Stunde dauert
- **Durchschlafstörungen** mit häufigem nächtlichen Erwachen und anschließender mindestens 30-minütiger Schlaflosigkeit
- **Störungen des Schlaf-Wach-Rhythmus,** z. B. durch Schichtarbeit oder Krankenpflege, die das Schlafen zur normalen Nachtzeit verhindern
- **nächtliche Auffälligkeiten (Parasomnie)** wie Schlafwandeln, Alpträume, Zähneknirschen etc.

Schlafstörungen verringern die Lebensqualität und machen krank

Schlechter oder fehlender Schlaf vermindert nicht nur die Leistungsfähigkeit und das Konzentrationsvermögen am Tag, anhaltender Schlafmangel kann sogar ernsthafte gesundheitliche Folgen haben.

So wird beispielsweise das **Immunsystem** durch zu wenig Schlaf **geschwächt,** und die Anfälligkeit für psychische Erkrankungen wie **Depressionen** oder **Angststörungen** nimmt zu.

Besonders gravierend sind jedoch die Auswirkungen auf das Herz-Kreislauf-System, wie eine norwegische Bevölkerungsstudie zeigte. Forscher hatten mehr als 52.000 Norweger 11,4 Jahre lang beobachtet und ihre Daten erhoben. Im Jahr 2011 veröffentlichten die Wissenschaftler ihr erstaunliches Ergebnis in der Fachzeitschrift *Circulation*: Studienteilnehmer, die häufig unter Einschlafstörungen litten, hatten ein um **45 %** **höheres Herzinfarktrisiko** als diejenigen ohne Schlafprobleme.

Lernen Sie, wieder ungestört zu schlafen

Falls Sie zu den Menschen gehören, die schon mittags befürchten, am Abend wieder nicht einschlafen zu können oder die halbe Nacht wach zu liegen, sollten Sie aktiv werden. Finden Sie mit unserem Selbsttest auf Seite 261 heraus, ob Sie wirklich schlafgestört sind, und sprechen Sie dann Ihren Arzt auf Ihr Schlafproblem an. Selbst die Schulmedizin rät heute nur noch in Ausnahmefällen zu chemischen Schlafmitteln und setzt verstärkt auf natürliche Methoden. Und davon gibt es ein ganzes Arsenal! Von Entspannungstechniken über homöopathische Mittel bis hin

Das können Ursachen von Schlafstörungen sein

organische Erkrankungen
- Schilddrüsenüberfunktion
- Schlafapnoe
- unruhige Beine (Restless Legs)
- chronische Schmerzen
- Herzerkrankungen
- Sodbrennen (Reflux-Krankheit)

psychische Erkrankungen
- Depressionen
- Angsterkrankungen

Medikamente
- Schmerz- und Erkältungsmittel, die Koffein enthalten
- Appetitzügler
- Antidepressiva
- Hustenmittel mit Ephedrin

- Beta-Blocker
- ACE-Hemmer

hormonelle Umstellungen
- in den Wechseljahren
- nach Geburten

ungünstige Schlafbedingungen
- unregelmäßige Schlafenszeiten
- zu weiches oder zu hartes Bett
- unruhige Umgebung (Lärm, schnarchender Partner etc.)

psychosoziale Probleme
- beruflicher oder privater Stress
- unbewältigte Konflikte
- anhaltende Sorgen

zu Akupunkturbehandlungen stehen Ihnen wirkungsvolle Methoden zur Lösung des Problems zur Verfügung. Und hätten Sie gedacht, dass man Schlafen wieder lernen kann? Mit gezielter Schlafhygiene und dem geeigneten Schlafumfeld ist das durchaus möglich. Auf den folgenden Seiten lesen Sie Schritt für Schritt, mit welchen Maßnahmen Ihre Nächte für Sie wieder erholsam werden.

Testen Sie sich selbst:
Wie gesund ist Ihr Schlaf?

Es ist vollkommen normal, wenn Sie ab und zu schlecht einschlafen oder zwischendurch in der Nacht einmal aufwachen. Ob es sich bei Ihnen um ein harmloses, gelegentliches Problem oder um eine echte Schlafstörung handelt, können Sie mit unserem Selbsttest herausfinden. Beantworten Sie in Ruhe die folgenden Fragen, und zählen Sie am Ende die Zahl Ihrer Ja-Antworten zusammen.

1. Fühlen Sie sich meistens noch hellwach,
   wenn Sie abends zu Bett gehen? . . . . ja ☐   nein ☐

2. Brauchen Sie eigentlich immer länger
   als zehn Minuten, um einzuschlafen? . . . . ja ☐   nein ☐

3. Kommt es häufig vor, dass Sie nachts aufwachen
   und nicht wieder einschlafen können? . . . . ja ☐   nein ☐

4. Sind Sie tagsüber oft müde und unkonzentriert? . . . . . . ja ☐   nein ☐

5. Schlafen Sie tagsüber manchmal plötzlich und
   ohne erkennbaren Grund ein? . . . . ja ☐   nein ☐

6. Grübeln Sie tagsüber häufig über
   Ihr Schlafproblem nach? . . . . ja ☐   nein ☐

7. Haben Sie das Gefühl, dass Ihr Schlaf
   nur leicht und oberflächlich ist? . . . . ja ☐   nein ☐

8. Schnarchen Sie jede Nacht laut? . . . . ja ☐   nein ☐

9. Bekommen Sie meistens nicht mehr als
   sechs Stunden Schlaf pro Nacht? . . . . ja ☐   nein ☐

10. Können Sie abends im Bett einfach nicht abschalten,
    weil sich Ihre Gedanken ständig im Kreis drehen? . . . . . ja ☐   nein ☐

Ja-Antworten: . . . . ☐

Auswertung

0 bis 2 Ja-Antworten: Glückwunsch! Ihr Testergebnis zeigt, dass Sie meistens gesund schlafen. Bei gelegentlichen Schlafproblemen, etwa durch Stress oder seelische Belastung, sollten Sie jedoch rechtzeitig gegensteuern.

3 bis 4 Ja-Antworten: Ihr Schlaf könnte besser sein. Verbessern Sie Ihre Schlafbedingungen, und achten Sie auf Ihre Schlafhygiene. Setzen Sie gezielt naturheilkundliche Maßnahmen (siehe Seite 273) ein, und sprechen Sie mit Ihrem Arzt, falls sich Ihr Schlafproblem dadurch nicht bessert.

Mehr als 4 Ja-Antworten: Sie sollten Ihre Schlafstörungen ernst nehmen und unbedingt Ihren Arzt darauf ansprechen. Beachten Sie auch unsere Empfehlungen zu Schlafbedingungen und -hygiene, und probieren Sie natürliche Anwendungen sowie schlaffördernde Heilkräuter aus.

Diagnose und schulmedizinische Therapie

Mit Hilfe von Fragebögen und zwei Nächten im Schlaflabor kommen die Ärzte den Ursachen Ihrer Schlafstörungen auf die Spur. Die anschließende Therapie erfolgt heute meistens ohne Medikamente.

Die 1. Untersuchungen macht Ihr Hausarzt

Wenn Sie unter anhaltenden Schlafstörungen leiden, müssen zunächst organische Ursachen (sekundäre Schlafstörung) ausgeschlossen werden. Hierzu wird Ihr Hausarzt Sie körperlich untersuchen und Bluttests durchführen. Zusätzlich wird er in einem ausführlichen Gespräch Ihr Schlafverhalten und Ihre Lebensumstände abklären. Häufig werden dazu spezielle Fragebögen (z. B. Pittsburgher Schlafqualitätsindex) verwendet. Unter anderem werden diese Punkte abgefragt:

- Zubettgeh- und Aufwachzeiten
- Dauer der Einschlafzeit
- persönliche Lebensumstände (z. B. Stress, seelische Belastungen)
- eventuell Medikamenteneinnahme, Alkoholkonsum
- persönliche Einschätzung der Schlafqualität
- vom Partner beobachtetes Schlafwandeln, Zähneknirschen, Schnarchen

Hilfreich ist es auch, wenn Sie ein **Schlaftagebuch** führen, in dem Sie jeden Tag die Abläufe der letzten Nacht festhalten.

Die 2. Station: Ein Schlafmediziner

Wenn Ihre Schlafstörung keine erkennbaren körperlichen Ursachen hat (primäre Schlafstörung), werden die weiteren Untersuchungen von einem Schlafmediziner durchgeführt. Diese Fachärzte arbeiten in der Regel an Kliniken, die über sogenannte Schlafambulanzen und Schlaflabore verfügen. In Deutschland gibt es zurzeit über 300 dieser von der Deutschen Gesellschaft für Schlafforschung und Schlafmedizin (DGSM) anerkannten schlafmedizinischen Zentren. Hier führen Sie zunächst in einer Schlafambulanz ein ausführliches Gespräch mit einem Schlafspezialisten, der dann darüber entscheidet, ob ein Aufenthalt im Schlaflabor für Sie erforderlich ist.

2 Nächte im Schlaflabor bringen Gewissheit

Um Ihr Schlafverhalten und Ihre Schlaftiefe genau zu analysieren, benötigt Ihr Arzt detaillierte Messungen aus einem Schlaflabor. Bei dieser Untersuchung liegen Sie in einem ganz normalen **Patientenzimmer**, das allerdings per **Monitor überwacht** wird. Dazu

Eine Untersuchung im Schlaflabor ist angebracht, wenn

- Sie länger als ein halbes Jahr unter Schlafstörungen leiden, die trotz Behandlung nicht nachlassen,
- der Verdacht auf eine organische Störung (z. B. Schlafapnoe, Epilepsie) besteht,
- Sie durch die Schlafstörungen in Ihrem Allgemeinbefinden erheblich eingeschränkt sind,
- unklare Auffälligkeiten wie Schlafwandeln oder Ähnliches vorliegen.

Das wird beobachtet und aufgezeichnet, während Sie schlafen:

- Hirnströme (Elektroencephalogramm, EEG)
- Atmung
- Herzschlag
- Augenbewegungen während der REM-Phasen
- Muskelspannung am Kinn
- Schnarchen
- Körperposition

werden an verschiedenen Körperstellen feine Elektroden angebracht, die während Ihres Schlafs alle Körpervorgänge aufzeichnen.

Paradox: Die wirkungsvollste Therapie ist weniger Schlaf

Nach Auswertung Ihrer Schlafdaten erhalten Sie ein Therapiekonzept, zu dem in jedem Fall eine Änderung Ihrer Schlafhygiene (siehe Seite 277) gehört. Die besten Erfolge erzielt die moderne Schlafmedizin heute mit der sogenannten **Schlafrestriktion**. Bei dieser Methode dürfen Sie nur noch fünf bis sechs Stunden im Bett verbringen. Ihr Arzt gibt Ihnen dabei die einzuhaltenden Zeiten vor. So legt er beispielsweise fest, dass Ihr „Schlaffenster" zwischen Mitternacht und 6 Uhr morgens ist. In der übrigen Zeit dürfen Sie sich auf keinen Fall ins Bett legen und auch keinen Mittagsschlaf halten.

Darauf beruht die Wirksamkeit der Schlafrestriktion:
- Durch die eingeschränkte Liegezeit entsteht ein Schlafdruck, der ein **schnelleres Einschlafen** begünstigt.
- Die beschränkte Zeit im Bett **verringert** automatisch die Zeit, in der Sie **wach liegen**. Das durchbricht die gedankliche Gleichsetzung von „Bett" und „Wachliegen".
- Die vorgeschriebenen Zubettgeh- und Aufstehzeiten bringen Sie in einen **geordneten Schlaf-Wach-Rhythmus.**

Zu Beginn dieser sechs bis zehn Wochen dauernden Therapie werden Sie sich tagsüber müde fühlen. Doch schon in der zweiten Woche verbessert sich Ihr Befinden.

Achtung! Führen Sie diese Therapie nur unter Anleitung eines erfahrenen Schlafmediziners durch, der Ihr Schlaffenster entsprechend dem von Ihnen geführten Schlafprotokoll anpasst.

Schlafmittel sollten Sie nur kurzzeitig einnehmen

Bei sehr starker Beeinträchtigung durch den mangelnden Schlaf kann die zeitlich begrenzte Einnahme von Schlafmitteln sinnvoll sein, um für Entlastung zu sorgen. Doch Schlafmediziner warnen: Nach spätestens zwei Wochen sollten diese „Krücken" wieder ausgeschlichen und die Behandlung mit nichtmedikamentösen Methoden weitergeführt werden.

Achtung! Nehmen Sie keine Schlaftabletten auf eigene Faust ein – Sie könnten eine Abhängigkeit riskieren.

Optimale Schlafbedingungen

Ihre Schlafqualität wird wesentlich von Ihrem Schlafumfeld beeinflusst. Mit relativ einfachen Mitteln können Sie hier die besten Voraussetzungen für einen erholsamen Schlaf schaffen.

Machen Sie Ihr Schlafzimmer zu einer Oase der Ruhe

Das Schlafzimmer ist der intimste Raum Ihrer Wohnung und Ihr Rückzugsort vom Stress des Alltags. Doch nicht selten wird in diesem Raum alles untergebracht, was woanders keinen Platz findet: das Bügelbrett, dazu der Wäschekorb mit Bügelwäsche, der Schreibtisch samt Computer oder Aktenstapeln etc. Da dürfen Sie sich nicht wundern, wenn Sie Probleme mit dem Einschlafen haben. Wie sollen Sie denn abschalten, wenn Sie beim Zubettgehen auf unerledigte Wäsche und Arbeit blicken?

Abhilfe schaffen Sie, indem Sie konsequent alles aus Ihrem Schlafzimmer **verbannen**, was zu Ihrem Alltag und **nicht zur Nachtruhe** gehört. Falls Sie aus Platzgründen keine andere Wahl haben, als Ihren Schreibtisch ins Schlafzimmer zu stellen, hilft ein kleiner Trick: Teilen Sie mit einem Paravent eine kleine Ecke ab, sodass Sie vom Bett aus nichts im Blick haben, was Sie an Ihre Arbeit erinnert.

Die Feng-Shui-Lehre bringt Harmonie in Ihr Schlafzimmer

Feng-Shui ist eine über 3.500 Jahre alte chinesische Wissenschaft, die sich damit beschäftigt, eine Harmonie zwischen dem Menschen und seiner Umwelt herzustellen. Die Grundlage bildet dabei die allumfassende Energie Chi, die in einem Raum frei fließen muss, damit der Mensch gesund bleibt und sich wohl fühlt.

Um diesen unbehinderten Energiefluss zu gewährleisten, müssen Sie nach dieser Lehre sowohl die Position Ihres Betts als auch die Auswahl Ihrer Möbel und Raumaccessoires genau beachten. Wie Sie nach den Feng-Shui-Grundsätzen Ihr Schlafzimmer optimal gestalten, haben wir für Sie im Kasten auf Seite 270 zusammengestellt.

Sorgen Sie für ein schlaffreundliches Raumklima

Generell sollte Ihr Schlafraum **eher kühl** sein. Eine Temperatur **um 18 Grad** gilt unter Schlafexperten als ideal. Damit Ihr Körper die während der Nacht ausgeschiedene Feuchtigkeit verdunsten kann, sollte es in Ihrem Schlafzimmer jedoch nicht kälter als 16 Grad sein.

Auch **kühle Farben** wie ein zartes Blau, Grau oder Grün wirken sich beruhigend und schlaffördernd aus. Warme Töne wie Rot, Gelb und Orange erschweren dagegen eher das Einschlafen, da sie einen anregenden und aktivierenden Effekt haben.

Falls Sie nicht gerne bei offenem Fenster schlafen, sollten Sie in jedem Fall eine Viertelstunde vor dem Zubettgehen das **Fenster** weit **öffnen**, um für die Nacht gut mit Sauerstoff versorgt zu sein.

Pflanzen im Schlafzimmer? Ja, aber nur bestimmte!

Vielleicht haben Sie gehört, dass Pflanzen im Schlafzimmer schädlich sind, weil sie in der Nacht Sauerstoff verbrauchen und Stickstoff ausscheiden. Lassen Sie sich davon nicht irritieren, denn die nächtliche Sauerstoffaufnahme der Grünpflanzen ist so gering, dass Sie dadurch nicht beeinträchtigt werden. Vielmehr tragen Zimmerpflanzen durch die **Verdunstung von Feuchtigkeit** zu einem **gesunden Raumklima** bei und schaffen eine angenehme Wohlfühl-Atmosphäre. Allerdings sollten Sie Ihren Schlafraum nicht mit Pflanzen überladen, sondern sich für ein bis maximal zwei Exemplare entscheiden.

Besonders geeignete Schlafzimmerpflanzen sind:
- Birkenfeige
- Myrte
- Russischer Wein
- Efeu
- Kakteen
- Palmlilie

Verzichten sollten Sie jedoch auf blühende Pflanzen, die durch Ihren Duft zu Kopfschmerzen führen könnten.

Ihr Bett entscheidet maßgeblich über Ihre Schlafqualität

Etwa ein Drittel Ihres Lebens verbringen Sie im Bett. Grund genug, hier bei der Auswahl besonders sorgfältig zu sein. Wichtig ist dabei zunächst die richtige Größe: Die Liegefläche sollte mindestens 20 Zentimeter länger sein als Sie selbst. Da Sie sich pro Nacht etwa 50-mal bewegen, benötigen Sie außerdem pro Person eine Matratzenbreite von mindestens einem Meter. Falls Sie Allergiker sind, sollten Sie kein Polsterbett wählen, da sich hier unweigerlich Hausstaubmilben ansiedeln. Entscheiden Sie sich daher lieber für ein Bett mit Holzrahmen. Worauf Sie beim Kauf von Matratzen und Lattenrosten achten sollten, erfahren Sie unten.

Bettdecken und Kissen müssen Feuchtigkeit abgeben können

Pro Nacht verlieren wir etwa einen halben Liter Feuchtigkeit – 80 % davon werden an die Bettdecke und das Kopfkissen abgegeben. Daher ist es sehr wichtig, dass Kissen und Decke die Feuchtigkeit nicht nur aufnehmen, sondern auch wieder abgeben können. Diese Voraussetzung erfüllen sowohl hochwertige **Daunen-** als auch **Mikrofaserdecken.** Mikrofaserdecken und -kissen haben dabei den Vorteil, dass sie in der Maschine gewaschen werden können sowie frei von Hausstaubmilben und hygienisch sauber bleiben.

Auch Ihre Bettwäsche und Ihr Bettlaken sollten die Feuchtigkeit nicht an sich binden. Baumwolle saugt zwar die Flüssigkeit auf, gibt sie jedoch nicht wieder ab. Das

Das sollten Sie bei der Auswahl Ihres Bettes beachten

- Wählen Sie einen sehr **flexiblen Lattenrost**. Gut geeignet sind Roste, deren Latten an elastischen Elementen aufgehängt sind, oder solche aus Kunststofftellerplatten.
- Um eine optimale Entlastung Ihrer Wirbelsäule zu gewährleisten, darf der **Abstand** zwischen den einzelnen Latten **nicht größer als 5 cm** sein.
- Ihre **Matratze** sollte **punktelastisch** sein: Wenn Sie mit der Faust hineindrücken, darf Sie nur an der eingedrückten Stelle nachgeben.
- Beim Probeliegen sollte Ihre **Wirbelsäule** in Seitenlage eine **gerade Linie** bilden und nicht im Schulter- oder Hüftbereich absinken.
- Der **Härtegrad** der Matratze muss auf Ihr **Körpergewicht abgestimmt** sein. Es gilt die Faustregel: Je höher das Gewicht, desto härter sollte die Matratze sein.

kann schon nach wenigen Tagen zu einem unangenehmen Schlafzimmergeruch führen. Hier ist sicherlich Mikrofaserwäsche die bessere Wahl, da diese modernen Fasern die hygienischsten Voraussetzungen schaffen.

Das perfekte Kissen stützt Kopf und Nacken

Haben Sie noch das Standardkopfkissen mit den Maßen 80 x 80 cm? Dann sollten Sie überlegen, sich davon zu trennen oder zumindest ein zweites 40 x 80 cm großes Kissen anzuschaffen. Dieses Format sorgt dafür, dass Ihr Kopf sowohl in Rücken- als auch in Seitenlage weder nach oben noch nach unten abknickt. Dadurch bildet Ihr Hals mit der Wirbelsäule eine gerade Linie, und die Muskulatur kann sich entspannen. Damit beugen Sie nicht nur Kopf- und Nackenschmerzen vor, Sie fördern durch die Entspannung auch gleichzeitig das Einschlafen.

**Optimales Kissen:
40 x 80 cm**

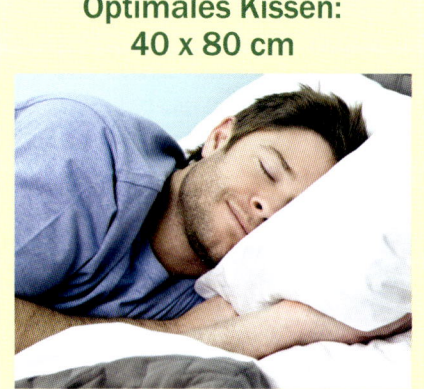

Für einen gesunden Schlaf soll Ihr Kissen den Nacken stützen und gehört daher nicht unter die Schultern.

Elektrosmog kann Ihre Nachtruhe stören

Auch wenn Sie mit der Einrichtung Ihres Schlafzimmers und der Wahl Ihres Betts die besten Schlafbedingungen geschaffen haben, kann Ihr Schlaf dennoch durch unsichtbare Störenfriede beeinträchtigt werden: **elektromagnetische Felder**, die auch Elektrosmog genannt werden. Diese Strahlen beeinflussen die Frequenz der Hirnströme und stören dadurch die Tiefschlafphasen.

Von diesen Geräten kann Elektrosmog ausgehen:
- Computer
- Radiowecker
- Stereoanlage
- Handy
- schnurloses Telefon
- Fernsehgerät

Verzichten Sie daher am besten auf diese Geräte im Schlafzimmer, wenn Sie sensibel sind. Ebenso sollten Sie lieber nicht in einem elektrisch verstellbaren Bett oder Wasserbett schlafen, da auch hier Elektrosmog entstehen kann.

Lassen Sie Störfelder vom Fachmann aufspüren

Manchmal kann auch ein sogenanntes **geopathisches Störfeld** (z. B. Wasseradern, Gitternetze, Erdstrahlen) schuld an einer unerquicklichen Nachtruhe sein. Solche Störfelder strahlen ebenfalls messbare Schwingungen ab, die den Körper in einen Stresszustand versetzen können. Wenn Sie hier empfindlich reagieren, kann Ihnen ein ausgebildeter Geopathologe helfen. Er untersucht mit speziellen Geräten Ihren Schlafraum und findet so den optimalen, störungsfreien Platz für Ihr Bett.

Verbessern Sie Ihren Schlaf natürlich

Chemische Schlaftabletten sind keine dauerhafte Lösung eines Schlafproblems. Sie erreichen dadurch kaum erholsamen Schlaf, sondern vielmehr eher einen „narkoseartigen" Zustand. Mit den Mitteln der Naturheilkunde können Sie dagegen die körpereigene Schlafbereitschaft fördern und zu einem gesunden Schlaf-Wach-Rhythmus zurückfinden.

Die besten Naturheilverfahren gegen Schlafstörungen sind:
- Homöopathie
- Entspannungstechniken
- Akupunktur
- Akupressur
- Bachblüten-Therapie
- Behandlung mit Vitalstoffen
- Kneippsche Anwendungen
- Aromatherapie
- Phytotherapie
- Ordnungstherapie

Die uralten Grundsätze der naturheilkundlichen **Ordnungstherapie** decken sich im Wesentlichen mit der von Schlafmedizinern heute empfohlenen Schlafhygiene. Ein **regelmäßiger Rhythmus** von Aktivität und Entspannung, feste Zubettgeh- und Aufstehzeiten sowie die ausschließliche Nutzung des Betts zum Schlafen sind dabei unverzichtbar. Wenn Sie diese Regeln beherzigen, wird sich Ihr Schlaf-Wach-Rhythmus nach einiger Zeit stabilisieren.

Leiten Sie den Schlaf mit Entspannungstechniken ein

Mit Entspannungstechniken bringen Sie sowohl Ihren Körper als auch Ihren Geist zur Ruhe. Welches Verfahren bei Ihnen den besten Erfolg zeigt, hängt davon ab,

10 goldene Feng-Shui-Tipps für einen gesunden Schlafraum

1. Möblieren Sie Ihr Schlafzimmer sparsam, und vermeiden Sie dabei schwere, wuchtige Möbel.

2. Sorgen Sie für Ordnung im Schlafraum, und entfernen Sie unbedingt herumliegende Gegenstände wie Kleidungsstücke oder Zeitschriftenstapel.

3. Stellen Sie Ihr Bett immer mit dem Kopfteil an eine Wand, da diese Position besonderen Schutz vermittelt.

4. Ihr Bett sollte nicht unter einem Fenster stehen.

5. Bringen Sie keine Hängeschränke oder Regalbretter direkt über dem Kopfteil Ihres Betts an.

6. Achten Sie darauf, dass Ihr Bett nicht zwischen zwei gegenüberliegenden Fenstern oder Türen steht.

7. Ihre Füße sollten im Bett nicht zur Tür zeigen. Das gilt im Feng-Shui als die „Totenstellung", da Verstorbene immer mit den Füßen zuerst hinausgetragen werden.

8. Spiegel sollten niemals gegenüber vom Bett angebracht werden. Streng genommen sollten Sie völlig auf Spiegel im Schlafraum verzichten.

9. Bevorzugen Sie rundblättrige Pflanzen.

10. Schließen Sie unbedingt die Tür zum Bad oder zur Toilette, falls sie an Ihr Schlafzimmer angrenzen.

wie angenehm Ihnen die Übungen sind. Wenn Sie eher ein körperlich aktiver Mensch sind, werden Sie wahrscheinlich am besten mit körperorientierten Methoden wie der **progressiven Muskelentspannung, Yoga-Übungen** oder **Tai-Chi** zurechtkommen. Wer Gymnastikübungen nicht so gerne mag, findet vielleicht durch **autogenes Training** oder **Meditation** zur Tiefenentspannung. Volkshochschulen und Krankenkassen bieten die entsprechenden Kurse an, sodass Sie durch Ausprobieren die für Sie beste Methode herausfinden können.

Ganz gleich, für welche Technik Sie sich entscheiden: Das Wichtigste ist regelmäßiges Training. Reservieren Sie jeden Abend mindestens eine Viertelstunde für Ihr Entspannungsprogramm.

Pfarrer Kneipp empfiehlt ein ansteigendes Fußbad oder Güsse

Ein **kalter Unterschenkelguss** kurz vor dem Zubettgehen ist eine erprobte Einschlafhilfe. Führen Sie dazu den kalten Wasserstrahl mit Ihrer Handbrause von den Füßen zum Knie und an der Rückseite des Unterschenkels wieder nach unten zurück. Als Reaktion auf die Kälte stellen sich die Gefäße in den Beinen und Füßen weit und bewirken eine Erwärmung. Dadurch wird das Blut aus den oberen Körperregionen abgezogen, was für eine Entspannung des Kopfes sorgt.

Sollten bei Ihnen allerdings kalte Füße das Einschlafen verhindern, kann Wärme für Sie förderlich sein. In diesen Fällen rät Pfarrer Kneipp zu einem **ansteigenden Fußbad**. Stellen Sie dazu Ihre Füße in eine mit warmem Wasser gefüllte Wanne, und gießen Sie so lange heißes Wasser hinzu, bis Sie die Temperatur gerade noch ertragen können. Dadurch erwärmen sich Ihre Füße, und es stellt sich ein wohliges Entspannungsgefühl ein.

Kombinieren Sie entspannende Bäder mit Aromatherapie

Wenn Sie Ihrem abendlichen Fußbad ein paar Tropfen **ätherisches Lavendelöl** hinzufügen, kombinieren Sie die Kneippsche Anwendung mit der **Aromatherapie** und erhöhen dadurch die schlaffördernde Wirkung.

Auch in warmen Vollbädern sind ätherische Öle eine gute Einschlafhilfe. Ihre Essenzen erreichen durch die aufsteigenden Dämpfe über die Sinneszellen in der Nase das Schlafzentrum im Gehirn und machen Sie schläfrig.

Alle im Kapitel „**Schlaffördernde Heilpflanzen**" (Seite 275) genannten Pflanzen können Sie sowohl als getrocknetes Kraut in einem Mullsäckchen oder in Form von ätherischem Öl Ihrem Badewasser hinzufügen. Alternativ stehen Ihnen in Apotheken und Drogeriemärkten auch fertige Badezusätze mit Extrakten der verschiedenen Heilpflanzen (z. B. Kneipp® Gesundheitsbad Träum Schön, 100 ml ab 4,50 €; tetesept® Schlaf gut Bad, 125 ml ab 6 €; Schupp Baldrian Ölbad, 1.000 ml ab 20 €) zur Verfügung.

Akupunktur harmonisiert den Schlaf-Wach-Rhythmus

Aus Sicht der Traditionellen Chinesischen Medizin (TCM) wird der Fluss unserer Lebensenergie Qi durch die beiden gegensätzlichen Energieanteile Yin und Yang beeinflusst. Dabei steht Yin für die Dunkelheit und den Schlaf, während Yang das Helle und die Aktivität repräsentiert. Daher hält die TCM ein **Ungleichgewicht** von **Yin und Yang** für den Auslöser eines gestörten Schlaf-Wach-Rhythmus und damit von Schlafstörungen. Durch das Nadeln ausgewählter Energiepunkte können Yin und Yang harmonisiert sowie der Energiefluss dadurch reguliert werden. Gleichzeitig fördert die

Diese Vitalstoffe unterstützen Ihre Schlafbereitschaft

- **Magnesium** wirkt gefäßentspannend und beruhigend. Nehmen Sie am Abend 300 mg in Form eines Fertigpräparats (z. B. Magnesium Verla® N, 200 Dragees ab 8 €; Magnesium Diasporal® 300, 100 Beutel ab 17 €; Biolectra® Magnesium 300, 100 Kapseln ab 19 €) zu sich.
- **Zink** erhöht die körpereigene Produktion des Botenstoffs Serotonin, der an der Steuerung des Schlaf-Wach-Rhythmus beteiligt ist. 10 bis 20 mg täglich (z. B. Unizink®, 50 Tabletten ab 8,50 €; Zink-Sandoz®, 100 Tabletten ab 15 €; Curazink®, 50 Tabletten ab 13 €) haben sich hier bewährt.
- **Tryptophan** ist eine Aminosäure, die über die Serotonin-Beeinflussung das Einschlafen erleichtert. Wir empfehlen bei mittelschweren Schlafstörungen 500 bis 1.000 mg (z. B. in L-Tryptophan-ratiopharm®, 100 Tabletten ab 32 €; Ardeydorm®, 50 Tabletten ab 29 €; Synomed Neuro L-Tryptophan, 60 Tabletten ab 20,50 €) 30 Minuten vor dem Schlafengehen.
- **Melatonin** wird als „Schlafhormon" vom Körper selbst gebildet. Tabletten mit diesem Wirkstoff sind in Deutschland rezeptpflichtig. In den USA ist Melatonin als Nahrungsergänzung erhältlich und daher auch über den Internethandel frei verkäuflich.

Akupunktur die Ausschüttung körpereigener Morphine, die beruhigend und schlaffördernd wirken.

Eine Akupunkturbehandlung kostet etwa 40 €, die von den gesetzlichen Krankenkassen nicht erstattet werden. Damit Sie bei länger anhaltenden Schlafstörungen eine Besserung verspüren, benötigen Sie etwa vier bis sechs Behandlungen.

Durch Akupressur schlafen Sie leichter ein

Die TCM geht davon aus, dass bestimmte Punkte auf der Körperoberfläche über Energieleitbahnen mit dem Körperinneren verbunden sind. Darauf beruht die Wirksamkeit der Akupunktur.

Nutzen Sie diese Leitbahnen, und stimulieren Sie ausgewählte Punkte mit der „kleinen Schwester" der Akupunktur: einer **Akupressur-Druckmassage**. So harmonisieren Sie Ihr nicht vom Willen beeinflussbares (vegetatives) Nervensystem und finden zur Ruhe. Natürlich ist eine solche Akupressur keine ausreichende Behandlungsme-

---

Die besten homöopathischen Einschlafhilfen

Mit homöopathischen Mitteln können Sie ganz gezielt an der Ursache Ihrer Schlafstörung ansetzen. Lassen Sie bei Bedarf eine Stunde vor dem Schlafengehen **drei Globuli** des passenden Mittels **in der Potenz D6** langsam im Mund zergehen.

- **Aconitum:** Schlaflosigkeit nach Schreck- oder Schockerlebnissen und in der Akutphase von Krankheiten; häufiges Herzklopfen und Ängstlichkeit.
- **Coffea:** Anhaltender Gedankenandrang verhindert das Einschlafen; flacher Schlaf bis etwa 3 Uhr, danach nur noch oberflächliches Dösen.
- **Nux vomica:** gestörter Schlaf durch Überarbeitung und ständiges Denken an die Geschäfte; auch Schlaflosigkeit als Folge von zu viel Kaffee, Zigaretten oder Alkohol.
- **Silicea:** schlaflos durch Blutandrang zum Kopf; häufiges Hochfahren aus dem Schlaf mit Alpträumen und der Neigung zum Schlafwandeln.
- **Zincum metallicum:** Aufgrund von zuckenden, unruhigen Beinen (Restless Legs) kann keine ruhige Schlafposition gefunden werden.

thode für massive Schlafstörungen. Wenn Sie jedoch kurzzeitig nicht zur Ruhe kommen, können Sie sich mit dieser Technik wirkungsvoll selbst helfen. Wie Sie dabei vorgehen, zeigt Ihnen der Kasten unten.

Unser besonderer Tipp: Probieren Sie auch einmal die Wirkung der Bachblüten-Essenz **White Chestnut** (20 ml ab 5 € in der Apotheke) aus. Wenn Sie vor lauter Grübeleien nicht einschlafen können, bringen ein paar Tropfen dieser Essenz das Gedankenkarussell zum Stoppen, und Sie können friedlich einschlafen.

Behandeln Sie sich selbst: Mit Akupressur kommen Sie zur Ruhe

Massieren Sie die folgenden Punkte mit dem Zeigefinger in kreisenden Bewegungen jeweils etwa fünf Minuten lang vor dem Einschlafen.

Shenmen (H7)	Anmian (Ex5)	Yintang (Ex1)
Der Punkt liegt an der Innenseite des Unterarms direkt auf der Handgelenkfalte. Sie finden ihn hier auf einer gedachten Linie vom kleinen Finger zum Handgelenk.	Dieser Spezialpunkt wird auch „ruhiger Schlaf" genannt. Er liegt hinter dem Ohr in der kleinen Mulde unterhalb des Schädelknochens.	Der beruhigende Akupunkturpunkt ist leicht zu finden: Er liegt genau in der Mitte einer gedachten Linie zwischen den Augenbrauen.

Schlaffördernde Heilpflanzen

Auch gegen Schlafstörungen ist so manches Kraut gewachsen, das Ihnen als Tee oder Fertigpräparat zu einer erholsamen Nachtruhe verhelfen kann.

Altbewährte Einschlafhilfe: Baldrian

Für die **schlaffördernde** Wirkung von Baldrian sind vor allem die in der Baldrianwurzel enthaltenen **Valerensäuren** verantwortlich. Sie verhindern im Gehirn den Abbau eines beruhigenden Nervenbotenstoffs (Gamma-Amino-buttersäure, GABA) und erhöhen gleichzeitig dessen Produktion. Dadurch haben Baldrianpräparate denselben Wirkungsmechanismus wie Schlafmittel aus der Gruppe der Diazepame (z. B. Oxazepam). Allerdings haben sie anders als die chemischen Mittel kein Suchtpotenzial und führen auch am nächsten Tag nicht zu Müdigkeit (Hangover).

Die zu den Pflanzen-Östrogenen zählenden Lignane des Baldrians binden an den sogenannten Schlafrezeptor im Gehirn (Adenosin-A-Rezeptor) an, der den Schlaf-Wach-Rhythmus regelt. Daher kann Baldrian ebenso einschlaffördernd wirken wie der natürliche Nervenbotenstoff Adenosin.

Baldrianpräparate nehmen Sie am besten eine halbe Stunde vor dem Zubettgehen ein.

Baldrian fördert den Schlaf am besten zusammen mit Hopfen

Es ist bekannt, dass das körpereigene Hormon **Melatonin**, das in der Dunkelheit vermehrt ausgeschüttet wird, unseren **Schlaf einleitet**. Eine ganz ähnliche Wirkung wie dieses Schlafhormon haben auch bestimmte Bitterstoffe in **Hopfenzapfen** (Sesquiterpene), denn sie binden an denselben Rezeptoren an.

Baldrian und Hopfen ergänzen sich besonders gut und steigern gegenseitig ihre Wirkung. Das konnte auch eine Studie aus dem Jahr 2007 belegen. 202 Patienten mit massiven Einschlafstörungen hatten vier Wochen lang eine Stunde vor dem Schlafengehen entweder ein Kombinations-präparat (Allupret®), ein Baldrianpräparat oder ein Scheinmedikament eingenommen. Nach dieser Zeit hatte sich in der Kombi-Gruppe die **Einschlafzeit** um **45 Minuten** und in der Baldrian-Gruppe um 22 Minuten **verringert**. Durch das Scheinmedikament war sie sogar um fünf Minuten länger geworden. Auch wenn es hierbei um eine Studie ging, die von einem Pharmahersteller beauftragt wurde, sprechen die Inhaltsstoffe der beiden Heilpflanzen jedoch für ihre Glaubwürdigkeit.

Melisse beruhigt die überreizten Nerven

Das in den Melissenblättern enthaltene ätherische Öl kann aufgrund seiner Bestandteile (unter anderem Citronellal und Citral) beruhigend auf das Gehirn wirken und die Schlafbereitschaft fördern. Auch hier liegen über die Wirksamkeit Studien – etwa vom Interdisziplinären Schlafmedizinischen Zentrum der Berliner Charité – vor. Bei leichten nervösen Schlafstörungen hilft oft schon eine Tasse frisch aufgebrühter Melissentee. Noch wirkungsvoller zeigt sich die Melisse in Kombination mit den anderen hier genannten Heilpflanzen.

Lavendel hilft, wenn Sie nicht abschalten können

Dreht sich bei Ihnen nachts im Bett das Gedankenkarussell? Dann sollten Sie es einmal mit Lavendel probieren. Die in seinem ätherischen Öl enthaltenen Substanzen (Linalool, Linalylacetat) bremsen die Ausschüttung von erregenden Nervenbotenstoffen (unter anderem Noradrenalin) und lassen Sie dadurch zur Ruhe kommen.

Zwar können Sie Lavendelextrakte auch in Kapselform (Lasea®, 14 Kapseln ab 7 €) einnehmen – in vielen Fällen reichen aber auch ein Lavendeltee und/oder ein entspannendes, warmes Vollbad mit ätherischem Lavendelöl (aus der Apotheke). Alternativ können Sie im Sinne der Aromatherapie am Abend auch ein paar Tropfen Lavendelöl in eine Duftlampe geben.

Die Basis jeder Therapie:
Schlaffördernde Verhaltensänderungen

Die Änderung von Gewohnheiten und Umständen, die das Schlafen behindern, sind fester Bestandteil jeder Behandlung von Schlafstörungen. Hierbei unterscheiden Schlafmediziner zwischen Ihrem täglichen Lebensstil und Ihrem Verhalten im Bett. Beide Faktoren können Sie mit der Einhaltung einfacher Spielregeln so verbessern, dass einem erholsamen Schlaf nichts mehr im Weg steht.

Schlafhygiene können Sie selbst aktiv betreiben

Alle Verhaltensweisen und Lebensgewohnheiten, die einen gesunden Schlaf begünstigen, werden **Schlafhygiene** genannt. Mit diesen Maßnahmen haben Sie es selbst in der Hand, Ihre Schlafqualität zu verbessern. Allerdings ist es notwendig, die Grundregeln **mindestens einen Monat** lang konsequent in die Tat umzusetzen, um davon zu profitieren. Halten Sie die Auswirkungen Ihrer Schlafhygiene-Maßnahmen in einem **Schlaftagebuch** fest.

Auf Seite 282 und 283 haben wir für Sie die zehn wichtigsten Grundregeln der Schlafhygiene zusammengestellt. Sie werden sehen, wie Ihnen schon kleine Änderungen von Gewohnheiten das Ein- und Durchschlafen erleichtern.

Warum das Bett nur zum Schlafen da sein sollte

Zusätzlich zu diesen Regeln ist es wichtig, dass Sie auch Ihr Verhalten im Bett kontrollieren und positiv verändern. Dabei ist das oberste Gebot: Gehen Sie nur zum Schlafen und zum Sex ins Bett!

Sie sollten im Bett auf keinen Fall
- fernsehen,
- essen,
- lesen,
- telefonieren,
- grübeln.

Durch diese Tätigkeiten und Verhaltensweisen verknüpft Ihr Gehirn das Bett mit etwas Aktivem. Ihr Körper wird dann nach einiger Zeit so reagieren, dass es schon beim Anblick des Bettes zu einem leichten Blutdruckanstieg statt zu einem schlaffördernden

Blutdruckabfall kommt. Die Technik, das Bett wieder zu einem Ort der Ruhe zu machen, wird **Stimuluskontrolle** genannt. Die Prinzipien dieser Technik finden Sie im Kasten unten.

Schon das Beherzigen von 4 Regeln verbessert Ihren Schlaf

Wie wirkungsvoll die Umsetzung der Schlafhygiene ist, zeigte eine Studie der Universität von Pittsburgh im US-Bundesstaat Pennsylvania aus dem Jahr 2010. 79 chronisch schlafgestörte Senioren erhielten eine ausführliche Unterweisung in den vier wichtigsten Regeln:

1. Nur bei Müdigkeit ins Bett gehen.
2. Die Liegezeiten im Bett einschränken.
3. Unabhängig von der Schlafdauer immer zur selben Zeit aufstehen.
4. Das Bett ausschließlich zum Schlafen nutzen.

Einer Kontrollgruppe wurde lediglich Informationsmaterial zur Schlafhygiene und Stimuluskontrolle ausgehändigt. Vier Wochen später gaben **67 %** der Studienteilnehmer eine **Besserung** ihrer Schlafprobleme an; **55 %** waren durch die Maßnahmen vollkommen von ihren Schlafstörungen **geheilt**. In der Kontrollgruppe zeigten nur 25 % eine Besserung, und 13 % hatten hier Ihre Schlafstörungen überwunden.

Stimuluskontrolle: So wird Ihr Bett wieder zu einem Ort der Ruhe

- Gehen Sie erst dann ins Bett, wenn Sie wirklich müde sind und das Bedürfnis zu schlafen haben.
- Nutzen Sie Ihr Bett ausschließlich zum Schlafen und für sexuelle Aktivitäten.
- Löschen Sie sofort das Licht, wenn Sie ins Bett gehen.
- Stehen Sie wieder auf, wenn Sie nach 15 Minuten nicht einschlafen können.
- Wiederholen Sie das Aufstehen jedes Mal, wenn Sie länger als 15 Minuten wach im Bett liegen.

Stehen Sie wieder auf, wenn Sie nicht einschlafen können

Falls Sie nach gefühlten 15 Minuten nicht in den Schlaf finden, sollten Sie das Bett wieder verlassen. Gehen Sie dann in einen anderen Raum, und beschäftigen Sie sich mit etwas Ruhigem (z. B. Stricken oder Blumengießen).

Das Wiederaufstehen hat den Vorteil, dass quälende nächtliche Grübeleien unterbunden werden. Für viele Schlafgestörte ist das schon eine deutliche Entlastung. Allerdings erfordert die Methode von Ihnen viel Disziplin und kann den gesamten Schlaf-Wach-Rhythmus für ein paar Tage empfindlich durcheinanderbringen.

Bei schweren oder schon lange bestehenden Schlafstörungen sollten Sie die strenge Stimuluskontrolle mit wiederholtem Aufstehen aus dem Bett nur mit the-

Bewährte Teerezepte

Schlaffördernder Gute-Nacht-Tee

- 1 TL getrocknete Melissenblätter
- 1 TL getrockneter Hopfen
- 1 TL pulverisierte Baldrianwurzel
- ½ TL Honig

Überbrühen Sie die Mischung mit 150 ml kochendem Wasser, und lassen Sie den Tee vor dem Abseihen zehn Minuten lang ziehen. Süßen Sie nach Belieben mit etwas Honig.

Nervenberuhigender Einschlaftee:

- 1 TL getrocknete Melissenblätter
- 1 TL getrockneter Lavendel

Übergießen Sie die Kräuter mit 150 ml kochendem Wasser, lassen Sie den Mix fünf Minuten ziehen, und trinken Sie den Tee nach dem Abseihen eine Stunde vor dem Schlafengehen. Auch diesen Tee können Sie bei Bedarf leicht mit Honig süßen.

Fertigpräparate aus Heilpflanzen-Extrakten

Baldrian-Monopräparate: Baldriparan® stark für die Nacht, 30 Dragees ab 7 €; Baldrian Dispert® Nacht, 50 Tabletten ab 9 €; Baldrian Tinktur Hetterich®, 100 ml ab 3 €

Kombinationspräparate: Euvegal®, 25 Tabletten ab 11 €; Allupret®, 25 Tabletten ab 4 €; Sedariston® Tropfen für die Nacht, 50 ml ab 11 €; Hafesan® Baldrian Hopfen Melisse, 60 Kapseln ab 16,90 €

rapeutischer Begleitung durchführen, da es zu Beginn zu depressiven Verstimmungen und Konzentrationsproblemen kommen kann. Die ausschließliche Nutzung des Bettes zum Schlafen und die konsequente Umsetzung der Schlafhygiene sind jedoch auch ohne Therapeuten für jedermann der Garant einer verbesserten Schlafqualität.

Schlafrituale erleichtern Ihnen das Einschlafen

Wenn Sie jeden Abend vor dem Zubettgehen die gleichen Dinge tun, signalisieren Sie Ihrem Gehirn, dass es sich jetzt auf den Schlaf vorbereiten muss. Auf diese Weise programmieren Sie sich regelrecht auf Nachtruhe und verknüpfen die Rituale mit dem Umschalten in den „Schlafmodus".

Gewöhnen Sie Ihren Körper an allabendliche Wiederholungen

Zur Vorbereitung auf die Nacht ist es wichtig, dass Sie von der Hektik und Anspannung des Tages zur Ruhe kommen. Das gelingt Ihnen am besten, wenn Sie jeden Abend durch wiederkehrende Handlungen ein sogenanntes Schlafritual entwickeln. Dabei gibt es nicht „das" optimale Ritual – wichtig ist nur, dass Ihnen die Tätigkeit angenehm ist und Sie sie jeden Abend zur selben Zeit wiederholen.

Diese Tätigkeiten helfen Ihnen, den Schlaf vorzubereiten:
- Legen Sie die Kleidung für den nächsten Tag zurecht.
- Gönnen Sie Ihrem Gesicht Pflege für die Nacht.
- Nehmen Sie einen Schlummertrunk (z. B. warme Milch mit Honig oder Lavendeltee).
- Machen Sie Ihre Wohnung „nachtbereit", indem Sie die Haustür abschließen, die Rollläden herunterlassen und/oder die Balkontür schließen.

Schlafritual Tagebuch

Schreiben Sie jeden Abend die Geschehnisse des Tages auf, damit Sie sie als erledigt abhaken können.

Vermeiden Sie dagegen Computer- oder Videospiele kurz vor dem Schlafengehen, da durch deren Lichtreize die Einschlafbereitschaft eher vermindert wird.

Ebenso sollten Sie nicht direkt nach einem spannenden Fernsehfilm ins Bett gehen, sondern erst eine kleine Ruhepause einlegen, in der Sie vielleicht Musik hören, eine kleine Rückschau auf den Tag halten oder einfach nur aus dem Fenster sehen.

Verabschieden Sie sich innerlich von dem Tag

Sorgen, Kummer und Gedanken an unerledigte Arbeiten sollten Sie auf keinen Fall mit ins Bett nehmen. Lassen Sie dazu Ihren Tag noch einmal Revue passieren, und sagen Sie sich: „Für heute habe ich alles getan, was ich konnte. Morgen gehe ich wieder mit frischem Elan an meine Aufgaben."

Hilfreich ist es auch, ein **Tagebuch** zu führen. Wenn Sie am Abend alles niederschreiben, was Sie tagsüber bewegt hat, legen Sie hier die vielleicht nicht so positiven Dinge ab. Dadurch machen Sie den Weg für einen entspannten Schlaf frei.

Besser als Schäfchen zählen: Ein kurzer Spaziergang

Für Hundebesitzer ist er sowieso selbstverständlich: ein letzter Spaziergang vor dem Schlafengehen. Auch wenn Sie keinen Hund haben, sollten Sie es einmal ausprobieren. Drehen Sie nach dem Fernsehen noch eine kleine Runde um den Block, und lassen Sie dabei Ihre Gedanken schweifen. Auf diese Weise erhalten Sie noch mal eine Extraportion Sauerstoff für die Nacht und bauen durch die Bewegung eventuell noch im Blut vorhandene Stresshormone ab.

Ayurveda Stirnguss

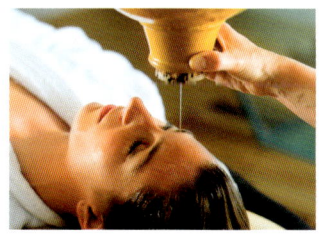

Beim ayurvedischen Stirnguss fließt aus etwa 8 bis 10 Zentimetern Höhe 20 bis 30 Minuten lang ein kontinuierlicher Strahl warmen Öls direkt auf Ihre Stirnmitte. Durch diesen ununterbrochenen Fluss wird ein entspannender Impuls auf die Nervenzellen ausgelöst, zudem werden Stresshormone wie Adrenalin abgebaut.

Ein Stirnguss kann unter anderem auch wirken bei

- Migräne,
- nervöser Anspannung,
- Schlafstörungen.
- stressbedingtem Bluthochdruck,
- Tinnitus,

Bei einer solchen Behandlung, für die Sie etwa 60 € bezahlen müssen, fließen Unruhe und Stress förmlich von Ihnen ab, und Sie geraten in einen Zustand tiefer Entspannung. Wenn Sie allerdings unter einem niedrigen Blutdruck leiden, ist ein Stirn-Ölguss für Sie nicht geeignet, da der Blutdruck dadurch noch tiefer sinken würde.

Die 10 wichtigsten Grundregeln der Schlafhygiene

Besser als Schäfchen zählen: Mit den nachfolgenden Spielregeln verbessern Sie Ihren Schlaf.

1. Halten Sie geregelte Schlafzeiten ein.
Gehen Sie immer zur gleichen Zeit ins Bett und stehen Sie jeden Tag zur gleichen Zeit auf. Auch am Wochenende darf die Abweichung nicht mehr als 30 Minuten betragen. Dadurch finden Sie leichter in einen biologischen Rhythmus.

2. Nehmen Sie Ihre Sorgen nicht mit ins Bett.
Gewöhnen Sie sich an, vor dem Schlafengehen den Tag noch einmal zu überdenken und Belastendes in einem Tagebuch „abzulegen".

3. Schränken Sie die Zeit ein, die Sie im Bett liegen.
Wählen Sie bei länger bestehenden Schlafstörungen Ihre Zubettgeh- und Aufstehzeiten so, dass die Liegezeit im Bett nicht länger als sieben Stunden beträgt. Zu lange Liegezeiten erhöhen das Risiko, wach zu bleiben.

4. Verzichten Sie auf den Mittagsschlaf.
Wenn Sie tagsüber schlafen, vermindern Sie Ihren Schlafdruck und begünstigen so Schlafstörungen in der Nacht. Falls Sie auf ein Nickerchen nicht verzichten möchten, sollte es – durch einen Wecker kontrolliert – nicht länger als 15 Minuten dauern und auf keinen Fall nach 15 Uhr stattfinden.

5. Nehmen Sie vor dem Schlafengehen keine Genussmittel zu sich.
Zwei Stunden vor dem Schlafengehen sollten Sie keinen Alkohol mehr trinken. Alkohol erleichtert zwar das Einschlafen, greift aber in den Schlafrhythmus ein und führt zu Durchschlafstörungen. Die schlafstörende Wirkung von Kaffee kann

bei empfindlichen Menschen acht bis 14 Stunden anhalten. Beschränken Sie Ihren Kaffeekonsum daher auf die Morgenstunden.

6. Vermeiden Sie körperliche Anstrengungen am Abend.

Nach 18 Uhr sollten Sie keine sportlichen Aktivitäten mehr ausüben. Das vom Willen nicht beeinflussbare (vegetative) Nervensystem würde dadurch zu sehr aktiviert. Sport und Bewegung am Tag fördern dagegen die Schlafbereitschaft.

7. Nehmen Sie Ihre letzte Mahlzeit spätestens drei Stunden vor dem Schlafengehen zu sich.

Wenn Sie spät abends noch ausgiebig essen, benötigt Ihr Körper Energie für die Verdauung und kann daher nicht in den „Ruhemodus" umschalten. Ein kleiner Snack wie etwa eine Banane oder ein Stückchen Schokolade kann dagegen durch das darin enthaltene L-Tryptophan den Schlaf fördern.

8. Essen Sie nichts, wenn Sie nachts wach werden.

Wenn Sie in der Nacht zum Kühlschrank gehen und sich daraus bedienen, macht Ihr Körper eine unbewusste Lernerfahrung: Er verknüpft „Wachwerden" mit „Belohnung" durch Essen. Dadurch begünstigen Sie Durchschlafstörungen und nächtliches Aufwachen.

9. Sehen Sie nachts nicht auf die Uhr.

Der Blick auf die Uhr setzt Sie unnötig unter Stress. Wenn Sie beispielsweise um 4 Uhr morgens wach werden, stellen sich dann automatisch Gedanken wie „Ich werde morgen wieder todmüde sein" ein. Drehen Sie den Wecker daher lieber so, dass Sie die Uhrzeit nicht sehen.

10. Vermeiden Sie helles Licht.

Wenn Sie nachts zur Toilette müssen, sollten Sie – falls notwendig – nur ein schwaches Licht anmachen. Helligkeit ist ein Wachmacher, der das schlaffördernde Hormon Melatonin verdrängt und die Wachhormone (z. B. Serotonin) aktiviert.

Sodbrennen

Wirkt vorbeugend und reizlindernd: Leinsamen

Löschen Sie das Feuer hinter dem Brustbein auf natürliche Weise

Jeder dritte Deutsche leidet mindestens einmal im Monat an einem unangenehmen Brennen oberhalb des Magens, das manchmal mit saurem Aufstoßen verbunden ist. Warum Sie dann nicht zu Säureblockern greifen sollten, wenn auch Sie davon betroffen sind, und wie Sie den brennenden Schmerz mit natürlichen Maßnahmen lindern, lesen Sie hier.

Magensäure in der Speiseröhre löst das Brennen aus

Sodbrennen entsteht, wenn Magensäure in die Speiseröhre gelangt. Mediziner sprechen dann von einem Reflux (lateinisch: Rückfluss). Normalerweise wird dieses Zurückfließen des Magensaftes in Richtung Rachen durch den Schließmuskel zwischen Mageneingang und Speiseröhre (Ösophagus-Sphinkter) verhindert. Gleichzeitig sorgt die Muskulatur der Speiseröhre dafür, dass ein leichter Magensaft-Rückfluss, der vollkommen normal ist, sofort wieder aus der Speiseröhre entfernt und in den Magen zurückbefördert wird.

Sind der Schließmuskel oder die Speiseröhrenmuskulatur jedoch erschlafft beziehungsweise geschwächt, kann Magensaft in die Speiseröhre gelangen. Hier verursacht die Säure dann ein heftiges Brennen, da die Wand der Speiseröhre anders als der Magen keine Schutzschicht hat.

Neben dem typischen Brennen in Magen und Speiseröhre kann die aufsteigende Magensäure auch eher untypische Beschwerden wie **Husten** und **Heiserkeit** verursachen. Wird die Säure eingeatmet, kann das sogar einen Asthmaanfall auslösen.

Meistens ist der persönliche Lebensstil schuld

Die Ursache für den brennenden Magensaftrückfluss sind meistens eine falsche **Ernährung**, der Konsum von Genussmitteln oder **Stress** und seelische Belastungen.

Häufige Auslöser von Sodbrennen sind:

- fettes Essen
- koffeinhaltige Getränke
- Äpfel
- Alkohol

- scharfe Gewürze
- Schokolade und andere Süßigkeiten
- Zitrusfrüchte
- Rauchen

All diese Nahrungs- und Genussmittel erhöhen die Säureproduktion im Magen. Alkohol und Nikotin lassen ebenso wie einige **Medikamente** (z. B. Psychopharmaka, Rheuma- und Schmerzmittel) die Muskulatur in der Speiseröhre erschlaffen. Kaffee und fettes Essen aktivieren ein Hormon (Cholecystokinin), das ebenfalls den Schließmuskel der Speiseröhre schwächt.

Bei seelischer Belastung und Stress werden Stresshormone (z. B. Adrenalin, Kortisol) ausgeschüttet, die dazu führen, dass sich die Verdauung verlangsamt. Dadurch bleibt das Essen länger im Magen liegen und drückt auf den Schließmuskel.

Diese natürlichen Anwendungen sorgen für rasche Linderung

Kartoffelsaft wirkt stark basisch und bindet die Säure. Sie können den Saft (z. B. von Schoenenberger® oder Biotta®) im Reformhaus fertig kaufen oder auch frisch aus rohen Kartoffeln pressen. Trinken Sie vor Ihren Mahlzeiten jeweils 150 ml davon.

Leinsamenschleim wirkt reizlindernd und schützend auf die Schleimhaut von Speiseröhre und Magen. Übergießen Sie einen Esslöffel geschroteten Leinsamen mit 250 ml Wasser und lassen Sie die Mixtur 30 Minuten kochen. Seihen Sie den Schleim ab, und trinken Sie ihn über den Tag verteilt.

Heilerdetrunk ist in der Lage, Säure zu binden, und wirkt gleichzeitig entzündungshemmend. Schwemmen Sie einen Teelöffel Heilerde zur innerlichen Anwendung in einem Glas warmem Wasser auf, und trinken Sie die Mischung nach den Mahlzeiten in kleinen Schlucken.

Begünstigt wird der Säurerückfluss auch durch **Druckerhöhungen im Bauchraum** (z. B. durch Übergewicht oder Blähungen).

Chronisches Sodbrennen kann Ihre Speiseröhre schädigen

In der Regel ist gelegentliches Sodbrennen zwar sehr unangenehm, aber vollkommen harmlos. Seltener steckt dahinter eine Erkrankung wie etwa ein Zwerchfellbruch oder ein Magengeschwür. Diese muss natürlich behandelt werden, um dem Sodbrennen den Nährboden zu entziehen.

Wenn Sie allerdings regelmäßig Sodbrennen haben und Ihre Speiseröhre immer wieder mit der ätzenden Säure in Kontakt kommt, kann sich daraus eine **Speiseröhrenentzündung** entwickeln.

In einigen Fällen kommt es auch zu Geschwüren in der Schleimhaut (**Erosionen**) oder einer Verengung im unteren Ösophagusteil (Barett-Ösophagus), die als Vorstufe von **Speiseröhrenkrebs** gilt. Nehmen Sie chronisches Sodbrennen daher nicht auf die leichte Schulter und werden Sie aktiv. Fast immer verordnet Ihnen der Arzt dann Medikamente zur Verminderung der Magensäure.

Alles andere als harmlos: Säureblocker

Die neueste Generation der Säureblocker, die sogenannten **Protonenpumpen-Inhibitoren** (PPI), wird zurzeit am häufigsten gegen Sodbrennen verordnet. Doch so sicher die alle auf „-prazol" endenden Medikamente (z. B. Omeprazol, Pantoprazol, Esomeprazol) auch wirken, so bedenklich ist ihre langfristige Einnahme.

Denn anders als ihre Vorgänger, die Antazida (z. B. Maaloxan®), binden sie nicht die Magensäure, sondern verhindern deren Produktion. Dadurch kommt es **nach Absetzen** des Mittels als Gegenregulation zu einer **verstärkten Säureproduktion**. Eine Studie der Universität Kopenhagen/Dänemark konnte schon im Jahr 2009 nachweisen, dass die „Prazole" Sodbrennen geradezu auslösen. 120 völlig gesunde Probanden erhielten entweder acht Wochen lang Esomeprazol oder ein Placebo. Nach Absetzen der Medikamente klagten in der Esomeprazol-Gruppe 44 % über Sodbrennen und saures Aufstoßen, in der Kontrollgruppe waren es nur 15 %.

Außerdem konnten Untersuchungen nachweisen, dass es bei langfristiger Einnahme von PPI drei- bis viermal so häufig zu Magen-Darm-Entzündungen kommt, da die

Magensäurebarriere gegen eindringende Keime geschwächt wird. Wir raten Ihnen daher, diese Medikamente nur kurzfristig einzunehmen sowie die Beschwerden lieber mit einer Änderung Ihres Lebensstils und natürlichen Methoden in den Griff zu bekommen.

Der erste Therapieschritt: Änderung Ihres Lebensstils!

Beginnen Sie damit, ein paar einfache Spielregeln bei Ihrer Ernährung einzuhalten.

Das sollten Sie bei Ihrer Ernährung beachten:
- Vermeiden Sie opulente Mahlzeiten, und essen Sie lieber vier bis sechs kleine Portionen pro Tag.
- Schränken Sie den Verzehr von Speisen, die zu einer erhöhten Säureproduktion führen, ein.
- Nehmen Sie die letzte Mahlzeit am Abend spätestens vier Stunden vor dem Schlafengehen zu sich.
- Essen Sie bevorzugt basische Lebensmittel wie Kartoffeln, Brokkoli, Feldsalat und/oder Sojaprodukte.

Wie Sie mit einer leicht selbst zubereiteten Brühe Ihren Magen entsäuern, erfahren Sie im folgenden Kasten. Das Rauchen sollten Sie ganz aufgeben und Alkohol nur in geringen Mengen trinken. Tragen Sie keine engen Gürtel oder den Bauch einengende Bekleidung und bauen Sie eventuelles Übergewicht ab, um Druckerhöhungen

Der Geheimtipp: Kü-Ka-Lei-Wa-Suppe

Diese nach den Anfangsbuchstaben ihrer Zutaten benannte Suppe geht auf den Ernährungswissenschaftler Are Waerland (1876 bis 1955) zurück. Sie wirkt sowohl entsäuernd als auch schleimhautpflegend und entblähend.

Zutaten:
- 1 TL Kümmel
- 1 TL nicht gemahlener Leinsamen
- 1 mittelgroße Kartoffel
- 1 Liter Wasser

So wird's gemacht:
Schneiden Sie die ungeschälte Kartoffel in kleine Würfel, und kochen Sie alle Zutaten 20 Minuten lang. Seihen Sie die Suppe ab, und füllen Sie die Brühe in eine Thermoskanne. Trinken Sie davon über den Tag verteilt mehrmals in kleinen Schlucken. Die ersten Schlucke sollten Sie schon morgens vor dem Frühstück nehmen.

im Bauchraum zu verhindern. Gegen nächtliches Sodbrennen hilft es, wenn Sie mit leicht erhöhtem Kopf schlafen.

Basenpulver puffert die Magensäure ab

Falls Sie trotz der beschriebenen Anpassung Ihrer Ernährung und vorbeugender Maßnahmen noch einmal ein Säurebrennen verspüren, ist ein Basenpulver ein wunderbarer Soforthelfer. Zwar können Sie fertige Basenpräparate auch in der Apotheke oder im Drogeriemarkt kaufen, ebenso wirkungsvoll, aber deutlich günstiger ist jedoch ein selbst gemischtes Pulver.

Das benötigen Sie für Ihr Basenpulver

- 10 g Natrium phosphoricum
- 100 g Calcium carbonicum
- 10 g Kalium bicarbonicum
- 80 g Natrium bicarbonicum

Vermischen Sie die basischen Mineralien, die Sie in der Apotheke erhalten, in einer Schale, und bewahren Sie das Pulver in einem dunkeln Gefäß auf. Lösen Sie bei Bedarf einen Teelöffel davon in einem Glas warmem Wasser auf, und trinken Sie die Mischung in kleinen Schlucken. Welche homöopathischen Mittel und naturheilkundlichen Anwendungen Sodbrennen lindern, lesen Sie im folgenden Kasten.

Die besten homöopathischen Helfer gegen Sodbrennen

Überlegen Sie, was der Grund für Ihre Beschwerden sein könnte, und suchen Sie dann das dazu passende Mittel aus. Legen Sie davon einmal täglich drei Kügelchen in der Potenz C6 trocken unter die Zunge.

- **Acidum sulfuricum** hilft bei starkem Sodbrennen, das von saurem Aufstoßen begleitet wird. Die Ursache ist hier oft ein zu hoher Alkoholkonsum.
- **Nux vomica** ist angezeigt, wenn die Beschwerden durch Stress oder zu reichliches Essen und Tabakmissbrauch ausgelöst werden.
- **Lycopodium** ist ein gutes Mittel, wenn der Bauch aufgetrieben und gebläht sowie empfindlich gegen Berührung und enge Kleidung ist.
- **Natrium phosphoricum** kann Ihnen helfen, wenn das Sodbrennen die Folge von fettem Essen, saurer Nahrung wie Früchten und Essig oder von Süßigkeiten ist.

Tinnitus

Wenn Ohrgeräusche zum ständigen Begleiter werden

Jeder vierte Deutsche hat schon einmal – wenn vielleicht auch nur vorübergehend – Ohrgeräusche gehabt. Wenn das Brummen, Rauschen oder Pfeifen allerdings anhält, kann es zur nervtötenden Qual werden.

Tinnitus ist keine Krankheit

Die subjektive Wahrnehmung von Tönen oder Geräuschen, für die es keine äußere Schallquelle gibt, nennen Mediziner Tinnitus. Dabei kann die Art der Geräusche vollkommen unterschiedlich sein. Von Brummen über Pfeifen bis hin zu Klingeln und Rauschen sind alle Geräuschvariationen möglich.

Manche Patienten hören beispielsweise Geräusche, die einem vorbeifahrenden Zug gleichen, andere Töne hören sich an wie eine Bohrmaschine. Auch ein Ohrensausen, wie Sie es vielleicht von einer drohenden Ohnmacht her kennen, gehört zu den möglichen Tinnitus-Geräuschen. Ein Tinnitus kann akut auftreten und verschwindet dann spätestens nach drei Monaten wieder. Dieser akute Tinnitus entsteht meistens im Zusammenhang mit einer Ohrerkrankung. Bei chronischen Formen bleiben die Ohrgeräusche über ein Jahr lang – oft trotz Behandlung – bestehen. An dieser chronischen Tinnitus-Form leiden zurzeit etwa 3 Millionen Deutsche.

Genau genommen sind die nur von den Betroffenen gehörten Geräusche – ähnlich wie Schmerzen – keine Krankheit. Allerdings können Sie genau wie Schmerzen ein Warnsignal des Körpers sein, um auf eine sich dahinter verbergende Krankheit aufmerksam zu machen.

Ohrgeräusche können viele Ursachen haben

Neben Erkrankungen, die das Ohr selbst betreffen, wie z. B. eine Mittelohrentzündung, Gehörgangentzündungen, Trommelfellverletzungen oder simple Ohrenschmalzpfropfen, können viele körperliche Krankheiten sowie seelische und äußerliche Belastungen anhaltende Ohrgeräusche auslösen.

Die wichtigsten Ursachen für einen Tinnitus sind:
- Hörsturz
- Menière-Krankheit
- Lärmeinwirkung
- Bluthochdruck, niedriger Blutdruck
- Blutarmut
- Diabetes
- Halswirbelsäulenprobleme
- Dauerstress
- Depressionen
- Angststörungen
- Medikamente (z. B. Acetylsalicylsäure, Antibiotika, Blutdrucksenker, Entwässerungsmittel)

Als Hauptursache gilt heute allerdings Stress. Denn bei anhaltendem Stress wird vermehrt Kortisol ausgeschüttet, das auf die Blutgefäße verengend wirkt. So kann es in den kleinen Gefäßen (Kapillaren) des Innenohrs zu Gefäßverschlüssen kommen, die mitunter subjektive Geräuschwahrnehmungen zur Folge haben.

Das können Sie selbst gegen die quälenden Geräusche tun

- **Lenken Sie sich ab**, und konzentrieren Sie sich nicht auf die Ohrgeräusche.
- Stellen Sie einen **Zimmerbrunnen** auf, dessen leises Plätschern Sie von den Ohrgeräuschen ablenkt.
- Nehmen Sie täglich 300 mg **Magnesium** ein, da der Vitalstoff die Blutgefäße und das Nervensystem entspannt.
- **Meiden Sie absolute Stille**, damit die Ohrgeräusche nicht in den Vordergrund treten.
- Hören Sie über einen CD-Player, der sich automatisch abschaltet, spezielle **Einschlafmusik**, wenn Sie die Ohrgeräusche am Einschlafen hindern.
- Verzichten Sie möglichst auf **Kaffee, Alkohol** und **chininhaltige Getränke**.

Die Geräusche können im Hörnerv oder im Gehirn entstehen

Außer durch den Einfluss der Stresshormone kann ein Tinnitus auch im Hörnerv selbst oder direkt im Hörzentrum des Gehirns entstehen.

Grundsätzlich werden alle von außen kommenden Schallwellen im Gehörgang über verschiedene Stationen zum Innenohr geleitet, wo die Hörsinneszellen sie so umwandeln, dass der Hörnerv sie als elektrische Signale empfangen kann. Diese Signale leitet der Nerv an das Hörzentrum im Gehirn weiter, wo die Sinneseindrücke dann verarbeitet werden.

Schon die kleinste Störung innerhalb dieses komplexen Systems kann zu Veränderungen der Geräuschwahrnehmung führen. So kann das Gehirn die ankommenden elektrischen Impulse beispielsweise falsch interpretieren und daraufhin selbst Geräusche entstehen lassen.

Die genauen Mechanismen sind allerdings bis heute noch nicht erforscht.

Achtung! Gehen Sie unbedingt zum Arzt, wenn Sie länger als einen Tag Ohrgeräusche haben. Eine akute Erkrankung wie etwa ein Hörsturz muss dann ausgeschlossen werden.

Frühzeitige Therapie ist wichtig

Die Behandlung des Tinnitus richtet sich vor allem danach, wie lange er schon besteht. Natürlich müssen eventuelle Grunderkrankungen behandelt werden – die Ohrgeräusche selbst haben jedoch unabhängig von ihrer Ursache die besten Heilungschancen innerhalb der ersten 24 Stunden nach ihrem erstmaligen Auftreten. Beginnen Sie dann in Absprache mit Ihrem Arzt sofort mit den im Folgenden beschriebenen natürlichen Methoden.

Die früher verabreichten Infusionen, die neben blutverdünnenden Mitteln auch Glukokortikoide zur Entzündungshemmung enthielten, werden heute gemäß der aktuellen Leitlinie der HNO-Ärzte nicht mehr eingesetzt.

Einige Ärzte arbeiten mit der sogenannten **hyperbaren Sauerstofftherapie**. Dabei atmen Sie in einer Überdruckkammer über eine Atemmaske Sauerstoff ein. Durch den erhöhten Druck werden das Blut und das Innenohr besser mit Sauerstoff versorgt. Diese Therapie wird allerdings nicht von den Krankenkassen erstattet und kann auch nur bei einem akuten Tinnitus helfen.

Bei chronischen Formen setzen Ärzte auf Entspannungstechniken

Wenn Sie länger als drei Monate unter Ohrgeräuschen leiden, ist das Ziel der Behandlung, Ihre Aufmerksamkeit von den Ohrgeräuschen abzulenken und Stress abzubauen. Das gelingt häufig mit Hilfe von Entspannungstechniken wie **autogenem Training, Yoga oder progressiver Muskelentspannung**. Diese Verfahren sind auch Bestandteil eines speziellen Trainingsprogramms, das im Laufe von zwölf bis 24 Monaten dazu führen soll, dass Sie die Ohrgeräusche nicht mehr wahrnehmen.

Lernen Sie, den Tinnitus einfach zu vergessen

Gegen chronische Ohrgeräusche empfehlen Experten zurzeit besonders die **Tinnitus Retraining Therapie** (TRT). Dieses Verfahren basiert auf dem neurophysiologischen Modell nach dem amerikanischen Wissenschaftler Prof. Pawel Jastreboff. Dabei wird davon ausgegangen, dass sich die subjektiven Töne durch einen Lernprozess verfestigt haben und daher auch ebenso wieder verlernt werden können.

Diese homöopathischen Mittel sind einen Versuch wert

Lassen Sie von dem zu Ihren Beschwerden passenden Mittel einmal täglich **drei Globuli** in der **Potenz D6** langsam im Mund zergehen.

- **Phosphorus** hilft Ihnen, wenn die eigenen Worte wie ein Echo im Ohr klingen und gleichzeitig Ohrgeräusche bestehen.
- **Lycopodium** hat sich bei rechtsseitigen Ohrgeräuschen bewährt, wenn Stress und Überforderung die Ursache sind.
- **China** nehmen Sie gegen Sausen und Klingen in den Ohren bei gleichzeitiger Überempfindlichkeit des Gehörs und allgemeiner Nervosität.
- **Nux vomica** hilft bei Sausen, Brummen oder Rauschen in den Ohren aufgrund von zu viel Stress und Genussmitteln wie Kaffee, Alkohol oder Nikotin.

Aus diesen Komponenten besteht die TRT:

- Beratung
- psychischer Betreuung
- Entspannungstechniken
- Rauschgeräte

Bei dieser Behandlungsmethode werden Sie meistens von einem Hals-Nasen-Ohrenarzt, einem Psychologen und einem Hörgeräteakustiker gemeinsam betreut. Durch die kleinen Rauschgeräte, die hinter dem Ohr angebracht werden, wird ein ständiges Rauschen erzeugt, das vom Tinnitus ablenkt. So kommt es zu einem Gewöhnungseffekt, durch den das Gehirn wieder eine normale Reaktion auf Geräusche erlernt.

Kleine Geräuschquellen

Rauschgeräte tragen Sie wie ein Hörgerät unauffällig hinter dem Ohr.

Natürliche Verfahren unterstützen die Heilung

Mit den Methoden der Naturheilkunde können Sie sowohl die Durchblutung der feinen Gefäße im Ohr verbessern als auch das vegetative (nicht vom Willen beeinflussbare) Nervensystem ausgleichen.

Diese Naturheilverfahren haben sich bei Tinnitus bewährt:

- Akupunktur
- Ohrakupunktur
- Musiktherapie
- Homöopathie
- Phytotherapie
- Vitalstofftherapie
- Entspannungstechniken

Ohrakupunktur leitet Impulse direkt zum Gehirn

Ähnlich wie bei der klassischen Akupunktur der Traditionellen Chinesischen Medizin werden bei der Ohrakupunktur ausgewählte Punkte genadelt, die über Energiebahnen mit anderen Organen und Körperstrukturen in Verbindung stehen. Das Beson-

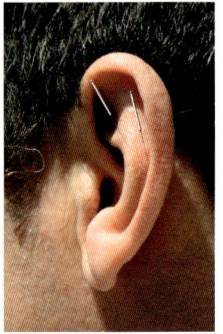

dere bei der Ohrakupunktur ist jedoch, dass das Ohr von Nerven versorgt wird, die im Hirnstamm entspringen, und dadurch eine direkte Beziehung zum Gehirn besteht. Deshalb können mit diesem Verfahren die falsch geleiteten elektrischen Impulse im Hörzentrum direkt beeinflusst werden.

Eine Ohrakupunkturbehandlung kostet etwa 40 €, die Sie selbst bezahlen müssen. Häufig reichen jedoch schon wenige Sitzungen aus, um die Quälgeister im Ohr zum Schweigen zu bringen.

Ginkgo verbessert die Fließeigenschaften des Blutes

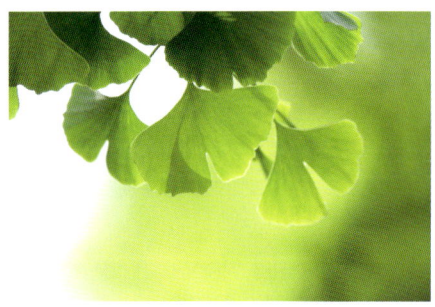

Zu den am häufigsten verordneten Medikamenten bei Tinnitus gehören Präparate mit **Ginkgo biloba**. Sie sollen sich günstig auf die Ohrgeräusche auswirken, da sie die Durchblutung und damit auch die Sauerstoffversorgung der feinen Kapillaren im Innenohr verbessern. Allerdings ist die Studienlage hier nicht eindeutig; der Nutzen von Ginkgo hat sich teilweise als nicht größer erwiesen als der eines Scheinmedikaments (Placebo). Viele Betroffene berichten jedoch von einer Besserung ihrer Beschwerden durch Ginkgo. Ein Versuch mit einem entsprechenden Präparat (z. B. Tebonin® intens, 120 Tabletten ab 69 €; Rökan® novo, 120 Tabletten ab 62 €; Gingium® intens, 60 Tabletten ab 36 €) kann Ihnen in jedem Fall nicht schaden und in vielen Fällen sogar helfen.

Probieren Sie es einmal mit Musiktherapie

Eine Musiktherapie ist besonders wirkungsvoll, wenn die Ohrtöne einem Pfeifen oder Piepsen ähneln. Das konnten Studien des Deutschen Zentrums für Musiktherapieforschung in Zusammenarbeit mit der Universität Heidelberg eindeutig belegen. 80 % der untersuchten Patienten sprachen auf die Therapie an und zeigten eine **deutliche Besserung** oder sogar Heilung.

Bei dieser Therapie muss der Betroffene zunächst einen gehörten Ton so genau wie möglich nachsingen. Ein spezielles Gerät zeichnet dann die Frequenz des Tons nach.

Anschließend werden die Schwingungen des Tons halbiert und ein neuer, ähnlicher Ton aufgezeichnet. Dieser neue Ton wird nun auch wieder nachgesungen. Diese und ähnliche Resonanzübungen werden 50 Minuten lang praktiziert. Ein kompletter Therapiezyklus umfasst zwölf Trainingseinheiten. Therapeuten, die mit dieser Methode arbeiten, finden Sie im Internet unter www.therapeuten.de.

Lassen Sie Ohrgeräusche so früh wie möglich behandeln, da Sie dann die besten Heilungschancen haben. Doch auch wenn Sie bereits unter einem chronischen Tinnitus leiden, sollten Sie die Hoffnung auf Besserung nicht aufgeben. Lernen Sie, mit den Geräuschen zu leben, und lassen Sie nicht zu, dass sie Ihr Leben bestimmen. Mit dieser Einstellung werden die Töne im Ohr im Laufe der Zeit in den Hintergrund treten und möglicherweise sogar ganz verschwinden.

Adressen

Arthrose

Ärzteverbände:

Deutsche Gesellschaft für Orthopädie
und Unfallchirurgie e.v
Straße des 17. Juni 106–108
10623 Berlin
Tel.: 030/3 40 60 36 00
Fax: 030/3 40 60 36 01

Deutsche Gesellschaft für
Rheumatologie e. V.
Köpenicker Straße 48/49
10179 Berlin
Tel.: 030/24 04 84 70
Fax: 030/24 04 84 79
www.dgrh.de

Zentralverband der Ärzte
für Naturheilverfahren
Am Promenadenplatz 1
72250 Freudenstadt
Tel.: 07441/9 18 58-0
Fax: 07441/9 18 58-22
www.zaen.org

Deutscher Zentralverein
homöopathischer Ärzte e. V.
Hauptstadtbüro Komplementärmedizin
Axel-Springer-Str. 54 B
10117 Berlin
Tel.: 030/3 25 97 34-0
Fax: 030/3 25 97 34-19

Selbsthilfegruppen:
Deutsche Arthrose-Hilfe e. V.
Postfach 110551
60040 Frankfurt am Main
Tel.: 06831/9 46 67-7
Fax: 06831/9 46 67-8
www.arthrose.de

Deutsche Arthrose-Stiftung
Kopernikusallee 56
75175 Pforzheim
Tel.: 07231/28 00 05
www.deutsche-arthrose-stiftung.de

Deutsche Rheuma-Liga
Maximilianstr. 14
53111 Bonn
Tel.: 0228/7 66 06-0
Fax: 0228/7 66 06-20
www.rheuma-liga.de

Bluthochdruck

Allgemeine Informationen:

Deutsche Hochdruckliga e. V.
Berliner Str. 46
69120 Heidelberg
Tel.: 06221/5 88 55-0
Fax: 06221/5 88 55-25
www.hochdruckliga.de

Deutsche Herzstiftung e. V.
Vogtstr. 50
60322 Frankfurt am Main
Tel.: 069/95 51 28-0; Fax: -313
www.herzstiftung.de

Deutsche Gesellschaft zur Prävention und Rehabilitation von Herz-Kreislauf-Krankheiten (DGPR)
Friedrich-Ebert-Ring 38
56068 Koblenz
Tel.: 0261/3 09 23-1
Fax: 0261/3 09 23-2
www.dgpr.de

Deutsches Grünes Kreuz e. V.
Biegenstraße 6
35037 Marburg
Tel.: 06421/2 93-0
Fax: 06421/2 93-1 87
www.dgk.de

Therapien:

Zentralverband der Ärzte für Naturheilverfahren und Regulationsmedizin e. V. (ZAEN)
Am Promenadenplatz 1
72250 Freudenstadt
Tel.: 07441/9 18 58-0
Fax: 07441/9 18 58-22
www.zaen.org

Diabetes

Deutsche Diabetes-Gesellschaft (DDG)
Reinhardtstr. 31
10117 Berlin
Tel.: 030/3 11 69 37-0; Fax: -20
www.ddg.info

Deutsche Diabetes-Stiftung
Staffelseestr. 6
81477 München
Tel.: 089/57 95 79-0
Fax: 089/57 95 79-19
www.diabetesstiftung.de

Arbeitsgemeinschaft niedergelassener diabetologisch tätiger Ärzte (AND) e. V.
Wilhelminenstr. 22
46537 Dinslaken
Tel.: 02064/3 64 64
Fax: 02064/18 77
www.deutsche-diabetes-gesellschaft.de

Deutscher Diabetiker-Bund
Käthe-Niederkirchner-Str. 16
10407 Berlin
Tel.: 030/42 08 24 98-0
Fax: 030/42 08 24 98-20

Arbeitsgemeinschaft Diabetes & Sport der DDG e. V.
Okenstr. 290c
77652 Offenburg
Tel.: 0781/3 20 54
Fax: 0781/9 26 78 74
www.diabetes-sport.de

Fibromyalgie

**Deutsche Fibromyalgie-
Vereinigung (DFV) e. V.**
Waidachshofer Str. 25
74743 Seckach
Tel.: 06292/92 87 50
Fax: 06292/92 87 61
www.fibromyalgie-fms.de

**Deutsche Fibromyalgie
Selbsthilfe e. V.**
Narupstr. 4
49084 Osnabrück
Tel.: 0541/70 74 64
www.d-f-s.de

Herzerkrankungen

Deutsche Herzstiftung e. V.
Vogtstr. 50
60322 Frankfurt am Main
Tel.: 068/95 51 28-0
Fax: 069/95 51 28-313
www.herzstiftung.de

**Deutsche Gesellschaft zur Prävention
und Rehabilitation von Herz-Kreislauf-Krankheiten (DGPR)**
Friedrich-Ebert-Ring 38
56068 Koblenz
Tel.: 0261/3 09 23-1
Fax: 0261/3 09 23-2
www.dgpr.de

**Deutsche Gesellschaft zur Bekämpfung
von Fettstoffwechselstörungen/Lipid-
Liga e. V.**
Mörfelder Landstraße 7
260598 Frankfurt am Main
Tel.: 069/96 36 52 11
Fax: 069/96 36 52 15
www.lipid-liga.de

Deutsche Hochdruckliga e. V.
Berliner Str. 46
69120 Heidelberg
Tel.: 06221/5 88 55-0
Fax: 06221/5 88 55-25
www.hochdruckliga.de

**Deutsche Gesellschaft für Angiologie –
Gesellschaft für Gefäßmedizin e. V.**
Luisenstr. 58/59
10117 Berlin
Tel.: 030/53 14 85 82-0
Fax: 030/53 14 85 82-9
www.dga-gefaessmedizin.de

**Deutsche Gesellschaft für Kardiologie
– Herz- und Kreislaufforschung e. V.**
Grafenberger Allee 100
40237 Düsseldorf
Tel.: 0211/60 06 92-0
Fax: 0211/60 06 92-10
www.dgk.org

Deutsche Gesellschaft für
Orthomolekulare Medizin e. V.
Friedrich-Hinsen-Str. 11
41542 Dormagen
Tel.: 0211/58 00 26 46
www.dgom.de

Harninkontinenz

Inkontinenz Selbsthilfe e. V.
Steinbacher Straße 12
35415 Pohlheim
www.inkontinenz-selbsthilfe.com

Osteoporose

Ärztegesellschaften:
Deutscher Orthopäden-Verband
Heinrich-Barth-Str. 28
66115 Saarbrücken
Tel.: 0681/96 76-75 55
Fax: 0681/96 76-75 56
www.dov-online.de

Dachverband Osteologie
Salinenstr. 13 b
55543 Bad Kreuznach
www.dv-osteologie.de

Selbsthilfegruppen:
Bundesselbsthilfeverband
für Osteoporose
Kirchfeldstr. 149
40215 Düsseldorf
Tel.: 0221/30 13 14-0
Fax: 0221/30 13 14-10
www.osteoporose-deutschland.de

OSD – Osteoporose Selbsthilfegruppen
Dachverband
Hohe Str. 38
99867 Gotha
Tel.: 03621/5 12 58-1; Fax -2
www.osd-ev.org

Netzwerk Osteoporose
Ludwigstr. 22
33098 Paderborn
Tel. und Fax: 05251/28 05 86
www.netzwerk-osteoporose.de

Osteoporose-Sportgruppen:
RehaSport vor Ort
Gustav-Mahler-Str. 28
40885 Ratingen
Tel.: 02102/1 02 61 65
www.rehasport-vor-ort.de

Allgemeine Informationen:
Kuratorium Knochengesundheit
Leipziger Str. 6
74889 Sinsheim
Tel.: 07261/9 21 70
www.osteoporose.org

Deutsches Grünes Kreuz
Nikolaistr. 3
35037 Marburg
Tel.: 06421/2 93-0; Fax: -1 87
www.dgk.de

Informationen im Internet:
www.osteoporose-portal.de
www.osteoporose.de
www.frauenaerzte-im-netz.de

Restless Legs

Deutsche Restless Legs Vereinigung
Schäufeleinstr. 35
80687 München
Tel.: 089/5 50 28 88-0; Fax: -1
www.restless-legs.org

Schlafstörungen

Ärztegesellschaften:
Deutsche Gesellschaft für Schlafforschung und Schlafmedizin (DGSM)
Schimmelpfengstr. 6
34613 Schwalmstadt-Treysa
Tel.: 06691/27 33, Fax: 06691/28 23
www.charite.de/dgsm/dgsm

Deutsche Gesellschaft
Zahnärztliche Schlafmedizin e. V.
Alte Jakobstr. 77
10179 Berlin
Tel.: 030/2 84 49 93-0, Fax: -1
www.dgzs.de

Deutsche Akademie für Gesundheit
und Schlaf (DAGS)
Bahnhofstraße 9
21465 Reinbek
Tel.: 040/72 81 15 18
www.dags.de

Selbsthilfegruppen:
Bundesverband Schlafapnoe und
Schlafstörungen Deutschland (BSD)
Panoramastr. 6
73760 Ostfildern
Tel.: 0176/36 86 89 66

Fax: 0711/4 59 94 95
www.bsd-selbsthilfe.de

Therapien und Verfahren:
Bundesverband der Geopathologen
und Baubiologen
Hellweg 5
34292 Ahnatal
Tel.: 05609/8 06 56, Fax: 65 78
www.geopathologie.de

Berufsverband für Feng Shui
und Geomantie
Friedenstr. 20
97072 Würzburg
Tel.: 0931/8 80 65 56-8
Fax: 0931/8 80 65 56-9
www.fengshui-verband.eu

Allgemeine Informationen:
Deutsches Grünes Kreuz
Nikolaistr. 3
35037 Marburg
Tel.: 06421/29 30, Fax: 29 31 87
www.dgk.de

Informationen im Internet:
www.schlaf.de
www.schlafgestoert.de

Tinnitus

Deutsche Tinnitus-Liga
Am Lohsiepen 18
42369 Wuppertal
Tel.: 0202/2 46 52-0
Fax: 0202/2 46 52-20
www.tinnitus-liga.de

Für Ihre Notizen